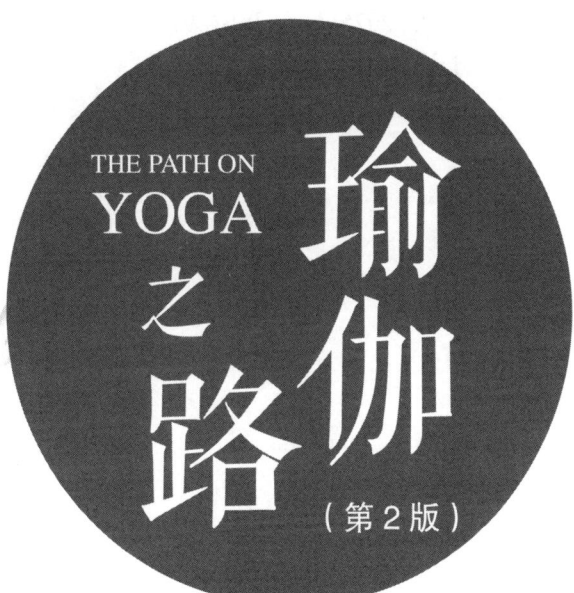

THE PATH ON
YOGA

瑜伽
之
路

（第2版）

刘宏伟 著

当代中国出版社
Contemporary China Publishing House

图书在版编目(CIP)数据

瑜伽之路 / 刘宏伟著 . -- 2 版 . -- 北京：当代中
国出版社 , 2025. 5. -- ISBN 978-7-5154-1526-0

Ⅰ . R161.1

中国国家版本馆 CIP 数据核字第 2025E8J085 号

出 版 人	蔡继辉
责任编辑	焦晓萍
责任校对	贾云华　康　莹
印刷监制	刘艳平
封面设计	宋　涛　鲁　娟
出版发行	当代中国出版社
地　　址	北京市地安门西大街旌勇里 8 号
网　　址	http://www.ddzg.net
邮政编码	100009
编 辑 部	(010) 66572264
市 场 部	(010) 66572281　66572157
印　　刷	中国电影出版社印刷厂
开　　本	710 毫米 × 1000 毫米　1/16
印　　张	17.75 印张　1 插页　295 千字
版　　次	2025 年 5 月第 2 版
印　　次	2025 年 5 月第 1 次印刷
定　　价	88.00 元

自 序

每个人的一生都是另一个自己的折射面。我们彼此乃至万物在这个蔚蓝的星球上，并没有多大的区别。本书以我的瑜伽探索之路为起点，将与你分享那些在体式习练后不为人知的另一面，在自我探索中照见的生命历程。期待这些文字能成为读者探寻自我之路的一束微光！我叫刘宏伟。

我小时候是一个不折不扣的病猫，自从看了电影《少林寺》，同那时的孩子们一样，开始做起了功夫梦。我很幸运，没到少林寺，就拜了一位武林高手为师。

我的师父王天印长得面容慈善，像义薄云天的关羽关云长，看起来就让人崇拜，并且有一身好武艺，十八般兵器样样精通，头能开砖，胸口能碎大石，一个空翻能跃起一人来高。师父带了许多徒弟，却从不收费，对自己的功夫也从不保留。我这个病猫跟了师父不久，身体就强壮起来了。

后来我看到电视上开始教瑜伽，听说学瑜伽能让人心想事成，天真的我就信以为真，坚持练了起来，虽然没有心想事成，但练就了一个柔软的身体，而且发现瑜伽跟师父教的硬气功的呼吸方法同出一辙。当时还以为瑜伽也是源于少林寺，后来才知少林拳的鼻祖达摩禅师来自印度。

时间进入 20 世纪 90 年代，霹雳舞像电流一样传遍了中国。每当放学后，年轻人就会拿着八个喇叭的录音机，在公园的空地上聚集比舞。美国电影《霹雳舞》在中国上映后，霹雳舞更是火得不得了。我为了录下《霹雳舞》电影的原声音乐，找到了沈阳老东北电影院的总经理，说明来意，没想到老总慷慨地同意了，写了个批条，以后我看电影一直都免费。我反复在电影院里琢磨霹雳舞的动作，舞蹈也大有长进。

那时的我有个天真的愿望，就是加入中国最专业的舞蹈团队之一——沈阳军区前进歌舞团。我像愣头青一样径直走了进去，说要参加前进歌舞团。一位面容慈祥、目光炯炯的军人让我表演了一段舞蹈，看后用温和鼓励的语气对我说：跳得很好！但这是部队团体，跳的都是民族舞，如果喜欢舞蹈可以来这里练功。

当时我并不知道，这个批准我在前进歌舞团排练场练功的，竟然是当时的团长门文元——中国舞蹈界的大艺术家。那时我这个穷小子业余舞蹈班都上不起，每天却可以不花一分钱在前进歌舞团专业的训练场练功，再也不用在野地上像流浪猫一样满地打滚。

后来，我加入了沈阳歌舞团。那时的沈阳歌舞团有如今的大明星那英，还有艾敬，但在演出宣传时可能没有她们的名字，而我这个霹雳舞星，宣传时必须上头条。无论走到哪里，只要主持人一报幕："下一个节目是霹雳舞。"全场马上沸腾起来。可好景不长，没多久我的霹雳舞梦就做到了尽头：霹雳舞不流行了。

霹雳舞不流行，我就模仿起了杰克逊。我融合了瑜伽功夫的杰克逊舞，所到之处依然掌声不断，演出场次安排得满满的，每天与我的小舞伴——中央电视台少儿频道的主持人哆来咪，乐此不疲地奔波。

没多久，杰克逊梦之旅又告一段落，我不得不再次面对现实，摇身一变，成了DJ，依然活跃于文艺圈。那时只要一提DJ，青年人就非常兴奋，所以我做起了DJ培训。

我凭着瑜伽功夫做DJ，可以把腿搬到头上搓碟，单手把身体撑起来在唱机上旋转，经常在电视媒体以及大型活动上露一手。辽宁广播电视报《电视朋友》杂志首刊就报道，称我是时尚的"领头羊"。

我的瑜伽功夫DJ吸引了大批学员，甚至一个孩子中学没念完就非要跟我学DJ。这个孩子就是在全国青少年中家喻户晓的中国电音之王王绎龙，连林俊杰都找他制作过混音。

一年又一年过去了，我一直不知疲倦地演出，终于大病一场。医院大夫告诉我的家人做好后事准备，估计病情没多大希望好转。我又成了一只病猫，每天拖着虚弱的身体垂死挣扎。有一天，我突然想起来，据说瑜伽能让人"起死回生"，这回开始真正地去练习瑜伽，而不是像之前那样，只是为了争名得利。

回想走过的路，瑜伽虽不能让我立刻心想事成，这么多年下来，瑜伽却让我实现了一个个愿望。只是在一个个愿望实现后，我看到的都是金钱名利，走着走着，就感觉没有了力气，失去了最初那股对兴趣执着追逐的热情，在金钱欲望的驱动下，思想开始变得越来越复杂。

我自以为已经实现了梦想，所以没了梦想也就没有了动力，被当时小小的成功带来的蝇头小利冲昏了头脑，过于看重眼前的金钱利益，丧失了陷入人生低谷时再次让我站起来的动力——爱。

我师父教我武功没收我一分钱的学费，我在电影院反复琢磨霹雳舞动作也没交一分钱，全中国最著名的舞蹈编导艺术家指导我，为我提供训练场地，也没收我一分钱。只是因为我对兴趣爱好的执着追求中怀揣着满满的单纯的爱，所以才会遇到那么多有爱的人。

我这只病猫真是有九条命，大夫虽给我判了死刑，可我又活了，依然在原来的旅途上，试图把在病榻上失去的时间弥补回来。我出院后没有忘记在病床上的反思，为实现学生的梦想也没少付出努力。

我喜欢做梦，也喜欢帮别人造梦，当我的学生通过自己的努力站在他们梦想的 DJ 台上，每天无数的人随他们放的音乐一起摇摆，他们有了可观的收入时，我也感到欣慰。可是时间也常常会让人不知所措，我一直引以为傲的事情，也有让我迷惑的时候。每当我听到曾经培训过的那些学生中谁像我当年一样，因不规律的生活而收到医院下达的死亡通知书，或者看着他们在丰裕的物质生活中沉沦堕落时，我就会感到愧疚。

我开始反思，是不是不应该教 DJ。可是我不再教 DJ，DJ 依然是一个热门的行业，这个世界疯狂依旧。不知是如今的物质太丰富，还是我们穷惯了，不能适应富裕的生活，一时间精神卫生中心的大楼越盖越大，医院看病的队伍越排越长。

这时我再次想起了瑜伽，因为瑜伽能够帮助人们改变现状，我练了三十年的瑜伽终于有了用武之地。但是我不会为了挤进"大师"的队伍去捡起儿时练就的所谓"神功"。我知道那样会对自己的身体造成怎样的伤害，没必要装神弄鬼，我已经尝试过风光的生活，那不过就是一种疯狂的生活模式罢了。

也许你会问我为什么对陌生的读者如此关心，这并不难解释。别人的生命确实与我无关，我的生命也与他人无关，可却有人帮助我，我自然也想把陌生人的帮助回报给陌生人。

每个人都得到过别人的帮助，也都希望帮助别人。这就是所谓的善良本性，但其中也包含着欲望、冲动，因为它可以让人获得成就感、快乐，甚至得到好处与回报。所以说，善良也会让人迷失自己、失去本性。就像有时我们也会帮朋友去打架，却卷入纠纷，甚至锒铛入狱。

虽然没人希望自己成为一个对世界有害的人，可在思想混乱时，善良、激情、愚昧很难辨别。我也经常在混乱的思绪中迷失，于是就做了副扑克牌，随时随地警示自己，让内心平和。

　　每个人都希望这个美丽的世界用它甘甜的乳汁来疗愈内心。然而，当我们剥开世界的外壳，流淌出来的却是苦涩的汁液，难以下咽。正因如此，我们才有必要去了解——这苦涩里藏着怎样的深意，又为何要坦然接受。当我们酣畅淋漓地饮下这剂汤药，才会被治愈。惊觉生命的馈赠包裹在美丽的外壳之中，渗出令人皱眉的苦汁。唯有在尝尽这被五味杂陈浸透的苦涩后，仍心怀希望，真诚地活着、深刻地感悟着，并将这份对世界的理解与善意传递出去，才能让自己成为照亮他人、温暖世界的那束微光。

刘宏伟

2024 年 10 月 18 日

目　录

第一篇　改写你那个小世界

第三篇　收获喜悦

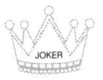

第 2 版前言　瑜伽与生活

　　我们的生活之中，除了瑜伽，尚有那科技之光，其闪耀之势远胜瑜伽之光。我们每个人都在不经意间被新世界的狂欢腌入了味，卷入这个仿若迷宫、绚丽多彩的梦幻世界。这个世界的美妙常令人不由自主地屏息凝神，情不自禁地为之驻足流连，沉浸其中，难以自拔。但我也时常深刻体悟到，瑜伽与呼吸同等重要，而瑜伽本身即为呼吸。我们是何等需要这样一个喘息之机，去获取那须臾的宁静，这着实是太不可思议了！在过往的岁月中，瑜伽在中国已然成为备受追捧的一种时尚潮流。尽人皆知，所有的时尚都仿若昙花一现般稍纵即逝。不过，反观古老的印度瑜伽，之所以能够流传至今，历久弥坚、长盛不衰，其中必然有着其微妙玄通、深不可识的奥义。瑜伽被应用于"硅谷秘籍"当中，成为诸如史蒂夫•乔布斯等事业有成人士的点金石。众多学业有成之人将其视作"敲门砖"，文艺创作者将其视为寻找灵感的途径。健身爱好者们将其当作塑身之道，渴望健康的人们将其视为有益身心的养生之术，更多寻求心灵自由宁静的人将其当作指引方向的指南针，而在忙碌中迷失方向、跌跌撞撞的人们，则将其视为人生旅途的向导，那些探索生命之源的人更是将其当作开启智慧之门的一把金钥匙……曾经，人们仅仅把瑜伽当作一种健身方法，如今，它已逐渐深入人们的生活，成了一种追求健康、平和、心灵自由的生活方式。无论是谁，都能够在瑜伽当中找寻到属于自己的一方天地。

　　人的一生跌跌撞撞、磕磕绊绊在所难免。心灵难免像身体一样留下一处处伤疤，而心灵留下的裂痕却不容易像身体一样很快就能修复。瑜伽的疗愈过程就像治疗伤口，需要先洁净清理创伤，去除腐烂的地方，然后再把伤口包扎起来，经历一个漫长的等待，伤口就会渐渐修复。瑜伽就是一个不断洁净心灵身体环境，然后包扎伤口的过程，通过瑜伽体式、呼吸来调养生息，最终得以恢复一个良好的状态。正如 B.K.S 艾扬格所深刻阐述的那样："瑜伽是一盏灯，一旦点亮，它就不会变暗。练习得越好，火焰就越亮。"瑜伽的修习，宛如一盏璀璨的明灯，能够照亮我们心灵那深邃且漫长的旅程。

心灵，恰似身体一般，无可避免地会遗留下一处处或浅或深、或显或隐的伤疤。然而，心灵所遭受的裂痕，却无法如同身体的伤口那样迅疾地得以愈合与修复。"瑜伽的本质是将意识之光照到身体最黑暗的角落。"正如瑜伽老师杰森·克兰德尔精准地指出，瑜伽的疗愈过程仿若治疗身体的创伤。首先，必须要对创伤进行细致入微且持之以恒的洁净清理，坚决而持续地剔除那些已然腐朽、溃烂的部分，就如 Sri Dharma Mittra 所恳切讲述的："每天移动关节。你必须找到自己的节奏。把你的思想埋在心底，看着身体自己运动。"而后，再谨小慎微地将伤口妥帖地包扎起来，接下来则是需要经历一段漫长的等待时光。

瑜伽，究其根源是一个绵延不绝地洁净心灵与身体所处环境的进程。而那包扎伤口的关键举措，便是借助瑜伽的体式以及呼吸之法来调养身心、休养生息，最终使人能够回归到一个优良且和谐平衡的状态。Aadil Palkhivala 也曾深情地说过："真正的瑜伽与你的身体形态无关，而与你的生活形式紧密相连。请勿将瑜伽当作表演，瑜伽是一种真实的生活方式。瑜伽并不在意你的过往种种。瑜伽关注的是你正在蜕变成为什么样的人。瑜伽是为了广阔而深远的目标所精心设计的，要真正被冠以瑜伽之名，就必须淋漓尽致地体现其本质内涵。"

通过冥想这一深邃的修行，我们能够学会让内心归于平静，如理查德·弗里曼所言："瑜伽从聆听开始。当我们倾听时，我们为存在的事物留出了广阔的空间。"在体式的练习当中，我们学会珍视每一次呼吸，珍视我们体内的每一个细胞，因为"我们在垫子上度过的时间就是行动中的爱"，这是罗尔夫·盖茨的深刻感悟。而当我们直面困难的姿势时，应当铭记"你最讨厌的瑜伽姿势，恰好是你最需要的姿势"。

瑜伽能够有效地协助我们把控内心世界，恰似"你可能无法掌控整个世界，但你可以通过瑜伽学会控制自己的内心世界"这般的真谛。它引领我们重新发觉生活的整体感，使我们明晰，我们并非始终在徒劳地试图将支离破碎的碎片拼凑起来，正如艾扬格所揭示的："瑜伽让你重新发现生活的整体感，在这种感觉中，你不会觉得自己一直在试图将碎片拼凑起来。"

在瑜伽的广袤世界里，我们持续不断地探索自我，就如杰森·克兰德尔所抒发的，"瑜伽是一个绝佳的契机，让你对自己究竟是谁充满好奇"。同时，我们也在切实地践行着"瑜伽是自我的旅程，通过自我，到达自我"这一源自《薄伽梵歌》的深邃智慧。在这个充满探索与觉醒的过程中，我们学会接纳自己，因为"瑜伽与自我完善无关。它是关于自我接纳"，古尔穆克·考尔·哈尔萨这般诚挚地告诉我们。

没有人能够了解瑜伽，我们在瑜伽的世界中永远都仿若盲人摸象，就像一个人，倘若不勇敢地迈出门槛走出家门，永远都无从知晓外面的世界是何等的精彩绚烂。所以一个人要静下心来，深入地了解瑜伽；一个人也要积极地动起来，正如 Sakyong Mipham 的这句名言所提醒我们的："身体受益于运动，而思想受益于静止。"唯有如此，在瑜伽的练习中，身心才能够获得全方位的滋养和疗愈。当我们在瑜伽的世界里不断前行时，便能逐渐真切地感受到内心的平和与力量，从而更加从容、坚定地面对生活中的种种挑战和重重困难。

让我们果敢地踏上瑜伽的疗愈之旅，去感受它赋予我们的身心蜕变，去寻觅那个愈发美好、完整的自己。切记，"现在永远是最恰当的时候"，即刻开启独属于你的瑜伽时光吧。

第 1 版前言　瑜伽之路

我所理解的瑜伽

我所理解的瑜伽，不仅仅是体式、技巧，更是一种生活。这是一本让你一眼就能看得懂的瑜伽书，就像与你聊天一样，聊瑜伽谈生活。

最早的瑜伽就是一个人在雪山上看见一只猴子在打坐，发现能避寒。之后，许多人认识到静坐可以静心，调节身体各大腺体平衡，增强免疫力。一些姿势有助于静坐，所以有了瑜伽体式。传统瑜伽不是在某个健身房修炼的，瑜伽的动作也不是教出来的。瑜伽的动作、体式只是一种辅助手段，它们统统为了静心，指向生活。到后来，越来越多的人听说并相信，瑜伽能让人与众不同，甚至得到超能力，就纷纷去印度探索瑜伽的奥秘。印度人发现瑜伽可以带动经济发展，就有了瑜伽课程。现在关于瑜伽的思想、观点、修炼方式等越来越多、越来越离奇，都自称能改变人的命运，试图抓住人的眼球，可也越来越偏离生活之道。就像我们不注重饮食习惯，却去追捧用营养液来维持健康，其结果不言自明。

我所理解的瑜伽，是每个人天生就具有的一种本色生活。瑜伽需要自己去领悟，而不是跟着学。瑜伽是人的本色生活，如果你不透彻地去了解、去领悟，而只是盲目地去跟老师学习，或者依靠舞蹈、杂技的功底去当教练，这样会不可避免地遇到各种问题，甚至会因此得病。瑜伽不是学来的，就像拉玛那·马哈希所说："你就是觉悟的人，既然觉悟了就不需要培养。"这就好比，我们都知道自己从哪儿来，而内心中顽皮的小孩在外玩野了，却不想踏上回家的路。我若送你，就回不了自己的家；你若跟着我，就到了我家。正因如此，所谓的导师也只能劝人回家。

我所理解的瑜伽，是生活中唾手可得的事情，因为越复杂越玄妙的事物其本质越简单。这些非常简单的事情、道理，往往能轻而易举地解决生活中遇到的难题和难以医治的疾病。在你看过这本书后，就会知道原来那些繁复艰深、故弄玄虚的事情、道理，其本质竟是如此简单。

我所理解的瑜伽，会告诉我们人为什么迷失。瑜伽故事讲，首神因陀罗由于灵魂不慎落入猪圈而变成了猪，并与母猪生下小猪。天神发现后，告诉因陀罗他是天上的众神之首，劝他返回天庭。但他已经适应了猪的生活，就真以为自己是一头猪，完全不听众神的劝说。直到有一天，屠夫把他宰了，天神们把他带回天庭。首神因陀罗恢复了元神，如梦初醒，明白自己只因适应猪的习性而迷失了本性。

因陀罗的故事虽是神话，但如果人适应不良的生活习性，习惯错误的思维，就会难辨是非。就是这样，你认为你是块臭豆腐，你就是块臭豆腐；你想象自己能飞，有一天真的就会飞起来。在生活中，我们时常是自己所想象的样子，就像心理放松大师保罗·麦肯纳所说："我们想象在海边度假，神经系统就会认为真的在海边，身体就放松了。神经系统无法辨别实际发生和意念中的情景，你认为自己幸福就会感觉到幸福，你认为自己患上了失眠症就会睡不着觉。"任何时候，通过不断肯定自我，我们都可以发生转变，即便这个转化的过程是缓慢的。只要你相信自己的愿望是真实的，愿望就会实现。

我所理解的瑜伽，能教人找回自信、找回自己。现在流行一句话："我们什么都明白，却依然活不明白。"实际上，许多事我们都心知肚明，却不愿像个孩子一样坦诚，看到"大师"为皇帝做的新衣而默不作声。皇帝的新衣好似"大师"告诉我们的话，什么都没有，都是我们自己知道的，而我们却说，他说得太好了。"大师"华丽的语言似乎让我们的思想有了美丽的外套，不再裸奔；而在无数追捧的目光中，我们自己和所有人都知道，我们依然一丝不挂地在人前炫耀。因为自卑，因为思想的惰性、习惯的思维模式，才有了对"大师"的依赖。只有从"大师"的嘴里说出来，我们才确信无疑。

我们千辛万苦来到这个世界，面对仅有一次的人生，怎能沉浸在别人给出的答案里，而不肯自己思考问题。瑜伽就是让我们找回自信、找回自己，因发现自己的无知而学习，学习的同时不囤积知识，不允许任何知识、偶像在心中逗留，不被任何思想束缚，不断放空自己。空能装载一切，要达到空的状态，就要没有"大师"，没有我，也没有你，只有包容和无时无刻无选择的觉知。

我所理解的瑜伽，归根到底是一种生活，它拥有平和的心态、平淡的人生，是平凡的生活。瑜伽是平凡的生活、是有规律的生活，它拒绝一切的混乱、失衡、疾病；瑜伽是平凡的生活、是顺应自然的生活，它时刻提醒我们，我们来自大自然，也要归于大自然，终极目标是天人合一。

玩转命运的 54 张扑克牌

瑜伽是一种生活。生活是人生的三万多天，是三万多天里的磕磕碰碰、喜怒哀乐。人生不过三万多天，却有相当多的时间，在等候中度过。因为等候，所以要消磨时间，于是有了扑克牌。三万多天里的磕磕碰碰、喜怒哀乐，也像扑克牌一样复杂多变。这本书用 54 张扑克牌的架构写下了瑜伽生活的内容，写下了生活的磕磕碰碰、喜怒哀乐。

有人喜欢说牌如人生，有人喜欢用牌来占卜算命。这本书既不是塔罗牌，也不是算命的书。它只是写下了平和的心态、平淡的人生、平凡的生活。

内容上，这本书强调瑜伽是一种与生活连接的智慧，平和的心态、平淡的人生、平凡的生活，源自瑜伽的智慧。本书开篇便让人了解生活中所要遇到的磕磕碰碰，如果不是这样，带着怨气去练瑜伽，这种怨气会越结越深，甚至会走火入魔。而瑜伽练习的每个步骤都是非常重要的，所以紧接着，本书以瑜伽八支分法为主线，一环扣一环，依次介绍瑜伽八支分法的含义、练习方法，以及在生活中的运用。让情绪平和下来，达到天人合一之境，则是本书一以贯之的隐线和最终指向。

结构上，这本书由 54 张扑克牌架构而成。首先，扑克牌有黑有红。本书原则上以黑牌寓意负面思想，红牌寓意正面思想，以黑桃、梅花、红桃、方块的顺序依次排列黑牌和红牌。黑牌依次记下了生活中不可避免的磕磕碰碰，它们是来自环境和内心的噪声，是污染、懒惰、偏执、烦恼的情绪，等等；而红牌就是对应黑牌的排忧解难的方法。虽然黑牌设计得就像人灰色的心情，但总能被人内心与生俱来的阳光给蒸发。以"红"制"黑"，其目的是化解内心的矛盾，达到思想的统一，实现对自我觉知的完善与转变。其次，扑克牌有大有小。本书以 3 到 K、1 到 2、小王到大王的顺序排列扑克牌的大小，同数字的 4 张牌下安排同数字的节数。以数字 3 为例，同数字的扑克牌分别是黑桃 3、梅花 3、红桃 3、方块 3，黑桃 3、梅花 3、红桃 3、方块 3 下各写了 3 小节内容。排序增加内容也在增加，就这样由浅入深写到黑桃 K，在 K 这组牌中，黑桃 K、梅花 K、红桃 K、方块 K 之下各有 13 小节内容。

如何使用本书

建议一：不要急于读完此书，每次 3 分钟至 30 分钟的阅读更有益。相当于挤出点儿玩牌的时间，翻阅此书。"众智之所为，则无不成也"。这本书就像瑜伽的本义"连接"一样，把瑜伽修炼的技巧和诸多生活的智慧用扑克牌的顺序贯穿整合在一起，这并不是创意而是寓意，希望读者能以一种轻松的方式来阅读。

建议二：把瑜伽八支分法的每一个步骤以及书中的关键词，做成卡片，放在身旁，随时翻阅。提醒自己让正念深入潜意识中，从内向外开发潜能，转变内心。随时审视带来的转变，也许不能转变你的命运、观念，但至少会给你带来片刻的休息或是一点好心情，当一点汇聚成一滴，当快乐被一点一滴地积累起来，身体就会健康。

建议三：把自己的缺点、优点写在一副扑克牌上，自己动手做一副可以玩的魔法牌：黑桃是自己的缺点（负面思想），红桃是自己的优点（正面思想）。先知先觉，慢慢地幸福就来了；无知无觉，幸福慢慢就走了。成功的人不仅仅有优点，也有缺点。只是成功的人善于发挥优点，了解缺点。

建议四：困惑时把这本书当作一个智慧锦囊。随手翻阅本书的任意一页，也许就会找到正适合你、与你的处境相呼应的答案。有钱没钱一样吗？为什么两个人做同样一件事，却有人哭有人笑？聪明、漂亮、学历高、付出多、人品好，命运就会好吗？为什么命运总喜欢与人开玩笑？人生总是有太多的疑问无法解释。命运与我们开再大的玩笑，也不过是玩笑罢了。一笑而过，一切都没什么大不了的。我们为何如此不安？实际上，常常是我们自己的固执和无知愚弄了自己，却总认为别人或者是命运与我们开玩笑。

其实，生命、生活、生死，乃至这个世界，都像一副扑克牌。有红有黑，有大有小，有好有坏。无论什么牌，在游戏中都是必不可少的，只要发挥正面思考的力量，每一张牌都是一样的精彩。

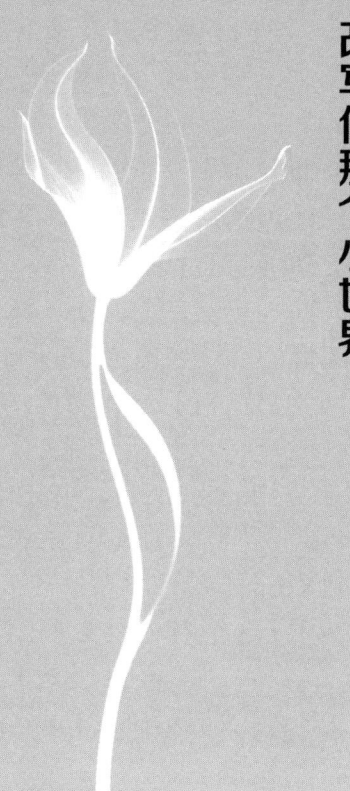

第一篇

改写你那个小世界

序章
梦中人——一个人的神奇梦境

1. 春

　　故事从一个梦幻般的春天、一个早晨、一个少年开始。这都是人世间最美的时光。少年唯一的爱好就是上网，网名叫真真，真是真实的真，只是真真的每一天都沉醉在虚拟的网络世界里。

　　这是一个阳光明媚的早晨，就像往常一样，每个人都不知道接下来的这一天里将会有什么事情发生。晨练的人们在大自然中尽情地享受着生活的美好，而真真却沉迷于网络世界，对于这个世界的一切美好都无动于衷。

　　真真在网吧沉迷多日，今天终于感觉身体有些支撑不住了。之前也有过因过度上网而导致身体严重透支的经历，可每次稍微休息一下也都无大碍，只是这次身体不适的感觉异常强烈。真真内心充满矛盾，心里眷恋着网络世界，同时由于身体的不适又不得不离开他深爱的网吧。

　　街上的监控录下了这个少年急匆匆地迈着大步走在回家的路上，走着走着，头重脚轻，一头栽倒在地，再也没有起来。也许他自己都不知道发生了什么，这一切又是为什么？少年美好的时光永远停留在了那个美丽的早晨、那个风和日丽的春天。

2. 夏

　　这是一个酷热的夏天，中午的太阳把大地烤得炙热、发烫，这时吹来一股清爽的凉风，人的心里不知有多舒畅。一个中年人喝得酩酊大醉，躺在人来人往的大街上，被这股沁人心脾的凉风吹醒。

　　这个中年人觉得脑子里一团糨糊，这种感觉就像做梦，但又比梦真实。他的第一直觉以为自己已经死了，只是浑身的酒气在提醒他，他还活着。

　　蒙眬中他回想起刚刚做过的梦，脸上露出一丝惬意的笑容。因为他做了个噩梦，梦到他成了一个少年，因沉迷网络而猝死街头。这个中年人的名字叫真真，真是真实的真。

　　每天抽烟、喝酒就是真真最快乐的事。虽然他也曾因酒后闹事、交通违章，受过处罚；因喝酒影响工作、健康、家庭，等等。但真真一直认为，人活一世就应该花天酒地享受生活，唯有喝酒可以交到知己，摘下虚伪的面具，活得潇洒。

　　KTV、酒吧、迪吧、夜总会，到处都留下了真真潇洒的身影。伴随着迷幻的灯光、领舞女郎狂放的舞姿，真真深深地陷入了虚无缥缈的音乐陷阱之中，醉生梦死。

　　昨天是真真的生日，狂欢了一夜，他记不起前一晚将车停在哪儿了。满身酒气的真真摇摇晃晃地在大街上招呼着出租车，可受够了酒气的司机没一个愿意停下来。他走着走着就睡在了街头，一觉醒来就到了第二天这个炎热的中午。

　　真真一生都是幸运的，财源不断，步步高升，娶到了漂亮的老婆，有个可爱的孩子，不管喝酒醉成什么样子都有惊无险，似乎慷慨豪爽的真真有着上天神佛的护佑。

　　炎热的夏天少不了狂风暴雨，忽然刮起的阵阵凉风，卷积着乌云，把晴朗的天空遮挡得犹如黑夜。真真被风一吹，酒醒了一半。昏昏沉沉的真真看看乌云密布的天空，踉踉跄跄地朝着家的方向走了几步，觉得实在是走不动了，又坐了下来。

　　这一回虽然不是真真喝得最多的一次，但却感觉头部特别不适。这绝不是好的征兆，他有些恐惧了，立刻拨通了 120 急救中心的电话。但是还没等急救车赶到，真真就躺在瓢泼大雨中什么也感觉不到了……

3. 秋

　　这是一个宁静的秋夜，在酒店豪华的房间里，透过窗帘的缝隙，一线月光仿佛在窥视着什么。躺在床上的男人被女人酣睡的呼噜声从梦中吵醒，半睡半醒地坐起，点燃一根香烟，回想着刚刚做过的一个可怕的噩梦。这个男人名字叫真真，刚刚梦到自己醉死在街头。

　　真真觉得梦中的一幕幕是那么真实，不禁有些害怕，一种不祥的感觉莫名地涌起。真真回忆着少年、青年到如今不惑之年的种种，觉得自己都在糊里糊涂地过着每一天。

昨天在真真的床上依偎着结发夫妻，明天身旁又换成一个陌生的女人，有时醒来自己都不确定同眠共枕的是哪一位女子。老婆不停地责骂，孩子一年年长大，一点点学会了抱怨，也跟着一天天堕落。

在生活条件不好时，真真每天只知道努力；如今生活富裕了，反倒意志消沉，活腻了似的生活着，玩着命地疯狂。真真不明白为什么要不停地寻找新欢？是生活的压力，还是物质过于丰裕，抑或虚荣心作祟？

真真站起来走到窗前，一口接一口不停地抽着香烟，回想这么多年内心的困惑，反思着……现在依然活得不明不白，是因为缺少爱，还是欲火焚心导致了自己的空虚堕落？

真真凝视着窗外，手里的香烟不知是有心还是无意，触到了柔软的窗帘。大火瞬间升腾，熊熊烈焰托起高高挂在天上的那轮皎洁明月。

这突如其来的大火与辉映夜空的皎月所组成的画面，深深地吸引着真真，他仿佛看到了自己迷失已久的那颗苍白的心。此情此景让真真把这一生看得明明白白、真真切切，他恍然大悟，是欲火摧毁了他的人生。

大火吞噬了真真，女人声嘶力竭的尖叫与酒店里慌忙逃窜的人们的哭喊声交织在一起，划破了宁静的月夜。消防车刺耳的长鸣声从远处传来，越来越近……

4. 冬

这是一个寒冷的冬季。医院外漫天飞舞着雪花，远处教堂传来阵阵清澈悦耳、欢庆圣诞的钟声；医院内的一间重症监护室里，一位老人紧闭着双眼，躺在病榻上，他的名字叫真真。

真真在昏迷中一会儿梦到自己是一个网迷，一会儿梦到自己是一个醉鬼，当梦到自己葬身火海时，隐隐约约地听到耳边一个纯真的声音，在不停地呼唤："爷爷！爷爷！醒醒！爷爷！加油！"

真真被小女孩银铃般的声音从梦中唤醒。此刻已分不清梦和现实，究竟哪个是真实的，人生到底是梦，抑或梦才是人生？暮年的老真真努力睁开双眼，看到床边围满了亲人，都焦急地注视着他。

真真可爱的小孙女两只小手紧紧地握在一起，祈祷疼爱他的爷爷能走过这个本该欢乐的平安夜，希望来年春暖花开时，爷爷还能领着她放风筝，在花丛中追赶小蝴蝶。真真的小孙女眼泪汪汪，不停地呼唤他，天籁般的声音唤醒了糊涂一生的老真真，还有他的内心。

真真感觉这一生都没有像现在这样清醒，此刻完完全全地醒过来了，明白了如今躺在病床上受着疾病百般折磨的老真真，以及梦到的少年、青年、中年人，都是他的梦中人。到头来，万境归空，皆为一梦，唯有他的生命是真实的！

真真平静地看着家人，有许多话想要告诉他们，可是却什么也没有说，他知道空气中的风、草丛中的虫、树上的蝉，会告诉他们他要说的话。

真真看看家里所有的人，微笑着闭上双眼，两行泪慢慢地流了下来，感觉耳旁小孙女的呼唤声、家人的哭声，渐渐地越来越模糊……

此刻就像梦魇一样，真真无论怎么努力地想睁开双眼也无能为力，却能清楚地听到周围的哭声、嘈杂的人声、脚步声乱作一团，同时身体经受着强烈的电击，却一点也感觉不到疼痛，渐渐所有杂乱的声音都慢慢消失了……

5. 人生是无常的醒来

此刻是故事开始时的情景，真真梦中那个如梦如幻的春天，那个早晨，一个少年迈着急匆匆的脚步，正向着网吧的方向走去。

真真认出那个少年正是梦中的自己，他想紧紧地抱住那个少年，拦住他那急匆匆的脚步，告诉他停下来，好好看看这个春有百花秋有月、夏有凉风冬有雪的美丽世界。但真真什么也没有做，他知道，没经历过他所做的梦，没人会明白他要说的话。他想对那个少年说的话，也是他在临终前想告诉家人的话。

人生正是这样，如果不能及时警醒，放弃奢淫的活法，每一天都会做真真那样挥之不去的噩梦，待到明天醒来，即便明白了真真临终的话，也只能为后人留下一个真实的故事。

这就是生活，生活就像我讲的梦一样，人不断地在一个个梦境中醒来，又陷入一个个梦境中去。所以，瑜伽把这一个接一个的梦，称为睡梦瑜伽。

6. 这个世界是不是一个梦？

你在我的世界里就是个梦中人，我在你的世界也大抵如此，我们对于这个世界也不过如此。但是我们醒来，依然会看到现在这个世界，因为日有所思，夜有所梦，许多时候晚上梦到的都是白天曾见到的情景。

人生如梦，我们所见的人或物，此情此景虽然如同梦一般，但在你觉醒时，你的梦中人还会在你身边，只是更真实。也许你梦到你死去了，当你醒来，窗外的鸟儿依然会像往常一样，在清明的晨曦中欢愉鸣唱；房间外依然会传来家人走来走去、忙着收拾的亲切声音。

正是这样，你觉悟时与你内心没有觉悟时似乎一样，外在的生活没什么不同，只是我们从内心更加珍惜周围的一切。虽然人生每一刻都如同梦一般，但随时都在觉醒。就如同每一天清晨，一抹阳光都会照在我们的脸上。从梦中醒来，恍惚之中，一切都那么美，又那么清晰。觉醒时便没有了恐惧、忧虑，只有内心中流动的喜悦。

人生就像梦一样，这个世界是不是一个人的梦境？这个人睡了多久，我们在这个梦中重复出现了多少次，在我们死去时这个人会不会自我苏醒？就像我昨天做了个梦，明明梦到自己已经死去了，可是睁开双眼，原来是场梦。

7. 生命是做梦的人，而不是梦

我们只有在深睡眠中才能与喜欢做梦的自己相知相聚。我们在梦中无数次死去，但只要我们睁开双眼，就会意识到一切都是梦。然后我们又开始做梦，再一次醒来。人生从一个梦境走出来，又进入另一个梦境，每段人生都是一个个不同的梦。

人生如梦。梦若真实，此刻醒来，梦境又去哪儿了？梦若真实，这个此刻就不真实了。此刻若真实，可稍后却成了如同梦一样的回忆，那么什么才是真实呢？什么事情都不必较真，许多悲剧都是较真惹的祸。你若较真，永远也找不到真实。就是这样，一切烦心事都是庸人自扰。

你所意识到的一切都是你的看法。你认为真，它就真；你认为不重要，它就不重要。所以你的意识也并不真实，梦不过是你身体潜意识中的一部分。

真实是超越你意识的意识，这个意识只有在你平静时可以接近它。但是没有人能达到平静的极限，真实的意识就是一种空寂的状态，也就是空。

一切都是你认同的样子，事实却又是另一回事，就像我们看不明白自己一样，永远看不清真相。人没有必要把一切看得那么清，在你什么都不看、虚怀若谷的那一刻，就能看清一切。

> 知道事实意味着你是以旧有的眼睛在看，因此你根本不知道事实的真相是什么。……把所有的真相都放下，而又不抗拒，不暗自渴望自由，才能真正达到自由。
>
> ——【印度】克里希那穆提

8. 真实的智性

看这个世界的，是透过你双眼去发现一切的意识，并不是你的眼睛。你的眼睛就像是一个万花筒、望远镜，你的意识才是那个看万花筒、望远镜的人。控制你意识的超意识、你的智性，才是真实的。

你的智性就是空性中流露出来的智慧，你的主观意识越多，即你的思想越复杂，意识越难以控制，就越混乱疯狂。真实的你既不是你的意识，也不是你的身体，抛开身体和意识就剩下智性。智性就是一个凌驾于你肉体之上的观察者、观自在的超意识空性。

放空自己，平静下来，才能体会到身体与内心、内心与大自然的息息相关，它们依靠呼吸连在一起。不信你现在就屏住呼吸，感觉一下，不要喘气，观察你会怎么样？只有这时你才会发现真实。

此刻我假如捂住你的嘴，不让你呼吸，对于你一切都不重要了，除非你麻木不仁，没有了生的欲望，否则你最渴望的一定是能喘口气。当你喘不过气来时，才会意识到最需要的就是这一口气。这一口气来自大自然，你不能离开大自然，你是大自然的一部分。可你从不相信，总是感觉自己一无所有，又想把一切据为己有，因此才变得贪婪、焦虑、恐惧、抱怨。

9. 生命因你而精彩

你离不开大自然，因为一切都是从它那里借来的，身体只是来自大自然的生命之气的载体。大自然的一切都是由各种元素暂时假合而成的相，但是，一切都充满生命之气，整个宇宙都存在于生命之气中。

这个世界上生命是真实的。你的身体是生命的一部分，所以你的环境也是生命，你要爱惜你的身体、环境、大自然。身体与环境和谐地在一起，在身心相合的那一刻，个体意识本身仿佛溶解了，消逝在无边无际的存在之中，你就成了主宰这个宇宙的灵魂。

主宰宇宙的法则，只有爱。这个世界上快乐是真实的，自由是真实的，爱是真实的。我讲的一切并不是让你成为什么样的人，只是提醒你在奔波中不要忘了自己，不要忘了爱自己。

一切都并不重要，最重要的是你的一呼一吸，时刻保持呼吸均匀，意识才会清醒，才能体会到真实的快乐。因为有了你，生命才会更加精彩。

第一章
梦一样的生活

3♠　跪拜于女神脚下的男人不为人知的故事

　　导读：谁人面前不说人，谁人背后无人说。人只要活着，就会有流言蜚语。它重要吗？与无常的生死相比，它微不足道。

1. 道可道，非常道

> 道可道，非常道，心可领悟玄中妙。
>
> 即非五伦与治国，化现天地窍中窍。
>
> 名可名，非常名，依文解字若梦行。
>
> 虚玄道体无一物，解悟圣心是真经。
>
> 有非有，无非无，有无源自同一炉。
>
> 识得炉中妙湛趣，超凡入圣无古今。
>
> ——【中国】《道德经偈颂解》

　　网络时代即使有图也不一定有真相，就像人们对它的称呼一样，不过是一个虚拟世界，生活在这个世界的人们似乎更易于捏造事实、散布谣言。对付谣言的妙方就是不要回应，它们在事实面前常会不攻自破，很难自圆其说。

2000 年在沈阳某电影首映式上，一位年轻男士三次跪在一位女神级国际影视巨星脚下，顶礼膜拜。第二天全国各大娱乐媒体的头条铺天盖地地报道了此事，让我感触颇深。生活中每个人都难免遭遇闲言碎语，娱乐记者把这件事炒得沸沸扬扬、云里雾里，而他们根本就不知道跪拜于女神脚下的男人有怎样鲜为人知的故事。

2. 坐在自行车后笑的女孩

跪拜门的男主角是我的一个朋友，他为何见到女神情绪会如此激动？这还要从张曼玉与黎明主演的电影《甜蜜蜜》上映的那年说起。那年他走桃花运，认识了一个女孩子，长得酷似他三次跪拜的女神。

每天他们就像电影《甜蜜蜜》中张曼玉与黎明饰演的那对情侣一样，男主人公骑着二八自行车带着他的女友，那个浪漫情景，让人看了不知有多忌妒。

当年长得酷似女神的那个女孩，坐在他的自行车后座，荡悠着双腿，哼着那一年最流行的小曲《得意的笑》，比"坐在宝马车里哭"的女孩子不知要幸福多少倍，可谁承想在人前快乐的她，背后又有多少不为人知的辛酸。

3. 一转身就是一辈子

她从小父亲因病去世，母亲含辛茹苦地带着她和弟弟生活在一个十几平方米的小平房里。弟弟到处惹是生非，有一次半夜三更，弟弟在睡梦中就被警察给抓走了。后来弟弟在抢摩托车逃跑时掉到坑里，摔死了。

她的母亲只剩下这么一个漂亮懂事的女儿，又怎希望看着她每天坐在一个男孩的破自行车后面得意地笑呢？说她懂事，是因为她非常有上进心，没钱念大学，就边上班边读夜大。

父亲去世后，每年她都带着弟弟去看望奶奶，后来弟弟死了，她自己一个人去看奶奶。每次奶奶问起弟弟，她就说："弟弟长大了，在外地打工，让我把这些好吃的给您带来，明年他一定会来看您的。"那些年，家家都没电话，就这样她一年一个理由，哄得奶奶很开心。

人常说，一转身就是一辈子。这一年，她带着男友去看奶奶，临走时，奶奶试图多看大孙女一眼，步履蹒跚地追赶着孙女渐行渐远、越来越模糊的背影，奶奶得意地抿着嘴，酸楚地微笑着，心里不知有多高兴，也不知有多凄凉。奶奶仍年年盼着孙子孙女来看她，可从那年起，却再也没等来……

那次同男友看过奶奶后不久，在母亲的反对下，他们分手了。有一次，前男友骑着那辆已经很破的自行车，在街上偶遇了她，可不知那时前男友是没从失恋的情绪里走出来，还是越穷越爱耍酷，头也没回就离开了，却不承想，这一转身就是一辈子……

分手后不久，母亲就托人为她介绍了一个家境很好的人家，每天的生活也好像有了奔头，并开始为女儿张罗嫁妆。这一天同往常一样，女儿急急忙忙赶着去上班，母亲得意地抿着嘴，微笑着嘱咐："女儿别太累了，早点回家吃饭！"却不承想，这一转身就是一辈子……

一个貌美如花的漂亮女孩，承载着满满的希望，在那一年那一天，离开了这个世界，只留下奶奶的等待、妈妈的期盼。她死后，无论谁看到她的妈妈都会感到辛酸，唯独她的妈妈看到谁都是抿着嘴幸福地微笑着。记忆依然停留在女儿出门的那一刻，每当看到与女儿年龄相仿的女孩，妈妈就重复最后与女儿道别时叮嘱的那句话："女儿别太累了，早点回家吃饭！"她一直不相信，发生在她身上的这一切是真实的。对于她，一切都像梦一样，她多么希望一觉醒来，这一切从来都没有发生过。

言归正传，我讲完这个故事，你再看我的朋友三次跪拜女神的事情，也就不足为怪了吧。何谓触景生情？即使 N 年过去了，当年那个男孩如今看到面前的女神，一张似曾相识、留给他太多回忆的面孔，又怎能控制得了情绪。

3 ♣ 生命就像天空的云彩

导读：生命就像天空的云彩，时聚时散。死并不是生命的终点，而只是轮回的节点。

人生无常，多少次不经意的转身，却发现竟然一辈子过去了。过去的永远过去了，但一切从未离开。只是我们再次相聚时只记得彼此初识的模样，已认不出如今的对方。因为一切都变了，只有微笑依然挂在脸上，还有那颗心依然等待当初离开的你归来。

1. 不同的命运，一样的结局

生活中许多看似相同的人和事，有着截然不同的命运，实际却也没什么不同。甚至这个宇宙与天空的云彩也都没什么不同，都在无限中时聚时散。只是我们的生命太短暂了，感觉不到而已。

生死不过一瞬间。人生所经历的一切，相较于浩瀚的宇宙，如同什么都没发生过。人世间与生命无关的事都不值得在意。人没有必要与人争论谁是谁非，更不必在乎人世间的流言蜚语。

死神往往在人们以为它根本不存在时，悄然而至。在物质世界里所有的一切，无论是存在了多少亿年，还是刚刚来到这个世上，在它逝去时，就像我们轻轻按了下手中的电视遥控器，再精彩的节目也瞬间就看不到了。

2. 湿婆的舞姿

宇宙中除了生命，一切都是空无的，人世间的一切都是生命幻化出来的虚境。在肉体终止的那一刻，我们所在乎的一切，就像关掉电视的一刹那，一切景象都将悄无声息地不复存在。

死神的动作犹如瑜伽故事中毁灭之王湿婆的舞姿，那么轻盈，那么优雅，美得让人透不过气来。渺小的人类在死神面前只能赞美、只能歌唱，其他什么也做不了。

死就像耶稣被钉在十字架上的那一刻，令芸芸众生为之动容，唤醒人内心深处的爱；像佛陀涅槃的那一刻，神圣得让人感觉到内心的平静安详；像中国古代神话故事中描述的那些神仙驾鹤西行的那一刻，令人陶醉而心驰神往。

3. 夫物芸芸，各归其根

老子曰："致虚极，守静笃。万物并作，吾以观复。夫物芸芸，各复归其根。归根曰静，静曰复命。复命曰常，知常曰明。不知常，妄作凶。知常容，容乃公，公乃全，全乃天，天乃道，道乃久，没身不殆。"这段话是中国五千年文化的根源，是道教鼻祖老子所著《道德经》五千字的精髓，老子用最精练的话诠释了生命之道。

人毕生最重要的就是遵守自然规律，谨守生命之道，因为那是生命的根。其他的红尘琐事，如同花枝落叶，终要归根。只要下一刻没有到来，就没有人知道自己的命运将会怎样。

在死亡来临之际，对于守道之人，既无生也无死，死即是生，生即是死。无论生死，他们都能欣然接受，无论死亡以何种形式到来，他们都能保持平静。远离颠倒与梦想，仿若安然入梦。

死亡并不恐怖，只是人们在无尽的因果轮回中，忘记了自己经历过的生死历程。万物同一。当我们看到秋天里纷纷扬扬飘零的树叶时，就会了悟死亡不过是生命暂告一段落，并不是生命的终点，就像一段唯美戏剧落幕。当精神达到了与死去的肉体一样平静的状态，也就与宇宙中最高的能量结合在一起，达到了天人合一的境界。

在小我回归于大我的宇宙意识之际，在生命再一次苏醒之时，也就到了美丽的春天。人生就是这样，在不断觉醒之中，在对生命的热爱中，借用现在的肉体，觉知到智性，找回真实的自我。

3 ♥ 无忧无虑的梦

> 导读：瑜伽故事说，生死只是一场梦，既然是梦又何必执着你我他的分别，追究过去和未来的遗恨、期许与意义，活在"现在"就好。

瑜伽故事中有个传说：宇宙只是大神梵天的一个梦，当梵天醒来宇宙就不见了。这个传说与"庄生晓梦迷蝴蝶"很相似：古时，睿智的庄周梦到自己变成了蝴蝶，醒来是蝶，还是庄周，自己也分不清。这样混乱的意识，如同梦一样，让人分不清现实与虚幻。

1. 梦中无我

人生若是一场梦，又有谁能阻止自己做梦？梦就是梦，又何必在意梦到什么。人每天会做不同的梦，但你要相信，总有一天会做到世界上最美的梦。

所有我们认为真实的一切，在时间之流中每时每刻被不断刷新，终将化为梦境。我们在梦的意识中无限循环，一切都犹如梦幻泡影，根本就没有我的存在。

2. 无我无忧

在你真正领悟到这个世界根本就无我之后，还有什么烦恼呢？如果你非要拟定一个我，这个我就是此时此刻的我、是梦中的我、是永远在做梦的我。现在这个我处于无的状态，即每时每刻都保持无忧无虑，就像每天达到深睡眠的状态，第二天醒来内心必然清醒、喜悦。

内心觉醒时，对生命自身才能彻底有所感悟。梦醒时分，忆起梦境，或喜或忧。但不会沉迷在虚幻中，为梦到什么而担心。就如同肯·威尔伯（Ken Wilber）所说："假如你正在做梦，而你认为是真实的，那么，这场梦若是噩梦就可能变得惊人。你一旦知道那只是一场梦，你就玩得起，不再惧怕死亡，也就不再害怕活着。"

3. 现在充满生机

人生如梦，过去和未来，都如同死亡，并没有生命，只有现在充满生机。我们总以为道士能掐会算，但作为道教始祖的老子并不主张算命。老子曰："前识者，道之华，而愚之始。"人总想知道将来如何，这是对现在的否定，是一种丧失信心、不确定的心理。

任何大事件都不曾被预料，也不可能预料到结果。只有治愈好奇心、过分的谨慎心，才能拥有信心。悔之当初，担心未来，只能失去现在。胡乱猜疑，妄自有为，必将自毁前程。

3 ♦ 美美地活着

导读：活在"现在"，就是不胡思乱想；静候收获；如果非要想，就往好了想。

> 我们知道有许多人，他们在平安顺利的时候，从来不会奏出优美的人生音乐来；但是一遭遇了狂风暴雨，就奏出了悠扬绝伦的音乐。
>
> ——【美国】考门夫人

1. 生活无须胡思乱想

内心平静，就可以去做任何你想做的事情。比如徒手攀岩，专业的攀岩高手攀登高峰，每个动作都是清醒的头脑与敏捷的身体的完美配合，是潜意识超常发挥的杰作。

头脑清醒，并不是思考的结果，而是平静时最自然的状态。思考就像做梦，人类自从有了思想便没停止过思考，从想着每顿要吃什么到领悟生命，人类无时无刻不是在思考的煎熬中度过。在思考中，伟大的思想家们最终得出结论：生命无须思考。

浩瀚的宇宙、点点的星光都是生命，生命无处不在，无论你怎么思考，也无法想象出生命的全部。停止狭隘的思考，当你认识到你与宇宙是同一个完整的生命体，你的生命也就成了一个伟大的生命。

2. 静候收获

相信自我之中存在着非凡的自然力量、取之不竭的创造力，全然地处在所经历的每件事情中，情绪不增不减，任由它飘来飘去，混乱的思绪也终将飘得无影无踪。反之，执迷于思想，混乱的思绪就会同迷雾一般越聚越多。

混乱是一切新生事物的开端，在混乱中才会产生秩序。春天里的农夫，把大地翻得凌乱才能播种，到了秋天才会有满山遍野金灿灿的麦田。

"命运对耐心等待的人，必定会给予双倍的奖赏。"这早已是诸多成功人士洞悉且身体力行、默默践行的深刻秘密法则；还是许多人深陷困境、被无奈与迷茫重重包围之际，用以慰藉自己心灵的一碗"鸡汤"。然而，无论它扮演着何种角色，当我们尝试从反面去深入探寻、去细细思量时，便会惊觉其沉甸甸的分量与深刻内涵。

想象一下，当我们置身于纷繁世事之中，面对诸多棘手之事时，若无法克制内心的浮躁，最终只能无奈地承受冲动的惩罚。或许是一次仓促的投资决策，让财富瞬间化为泡影；或许是不假思索的言语冲撞，破坏了珍贵的人际关系。而正是在这些追悔莫及的时刻，我们方能真切且深刻地领悟到"命运对耐心等待的人，必定会给予双倍的奖赏"这句话所蕴含的深远意义。

在耐心等待的漫长岁月里，世间万物都宛如虔诚的修行者，默默蛰伏、蓄力以待。它们不慌不忙，静静地等待着破晓时分那第一缕阳光刺破云层、洒向大地的神圣时刻。而那些在等待中懂得沉淀自我、积蓄力量的人，亦如同获得了大自然赋予的神奇力量，当曙光降临，便能凭借着这份厚积薄发的磅礴能量，在人生之路走得更远，拥抱那无尽的可能与美好。

总而言之，耐心等待不是什么都不干、消耗时间，它里面藏着很深的处世智慧。若懂了这个道理，就能在人生的舞台上，稳稳当当地演好自己的角色，走出精彩的路。

3. 一切皆美

世界上没有完美，想通了一切皆美。正因为这个世界不完美，所以才有更多的希望、快乐，更多的爱。心里有爱，看什么都美。就像李连杰所说的那样："这个世界美不美，在于你看世界的那颗心。"

人生有太多错过，不可能十全十美。人生如同写书，不断修改才有可能创作出接近完美的作品。如果一日无错可改，也就一日无步可进。每日向前一步，才有可能因有错可改而接近完美。

外在的美大多是被自我创造的快乐所包围着的假象。在内心找到宇宙的深层意识、最原始的宁静力量，消除了混乱的意识，将内在变得平静，才是真正的美。

在你内心真正平静下来之后，做你想做的事情才是最安全的。就像练习瑜伽，你若带着怨气练习，这种怨气只能被无限地放大。以下我将用很大的篇幅先消除人的怨气和混乱的思绪，调整生活习惯，然后再进入瑜伽的主题。所以请你一定别急，慢慢地看下去。

第二章
从心开始

4♠　从心定义瑜伽

　　导读：瑜伽不是时尚，而是心与身、身与宇宙的连接，它就存在于日常生活中。

1. 时尚与混乱

　　现在一些人练瑜伽是为了追求时尚，很少有人把瑜伽当成一种活着的方式。混乱的生活状态也多与时尚有关。时尚与混乱之间，只有毫厘之差。一定要谨慎地审视那些正在流行着的浅薄乐趣，那里暗藏着忧患与黑暗。无论外表多么光鲜，也只能把人卷入黑暗、潮湿的人间炼狱。

　　欲望常被混乱俘虏。任何对健康有害的生活倾向，都是"催老剂"，不单思想会很快变老，身体也会随之衰老。追求时尚不是随风飘向一个没有幸福可言的地方。盲目地跟风，就好似看书只看开头不看结局，又怎能解读他们的一生。

　　一些人花钱讲求实用，而另一些人花钱则是在追求时尚。这里说的消费观念的差异，体现了人心理对物质欲望的满足度与心理成熟度之间的关系。

　　心理成熟指数的衡量标准通常包括以下几个方面。

（1）情绪管理能力：能有效地识别、理解和控制自己的情绪，在面对压力和挫折时保持冷静和理智，不轻易被情绪左右。

（2）自我认知：对自己的优点、缺点、价值观、兴趣和能力有清晰和客观的认识，能够接受自己的不完美，并不断自我改进。

（3）独立思考和决策能力：在面对问题和选择时，能够独立思考，分析各种可能性和后果，做出明智、负责任的决策，而不依赖他人的意见。

（4）应对压力和挫折：能够以积极的心态应对生活中的困难和挫折，将其视为成长和学习的机会，不轻易放弃或陷入消极情绪。

（5）人际关系处理：善于与他人建立和维持健康、良好的关系，懂得换位思考，尊重他人的观点和感受，具备有效的沟通和解决冲突的能力。

（6）责任感：对自己的行为和决策负责，履行自己的义务和承诺，对家庭、工作和社会有一定的担当。

（7）适应性和灵活性：能够迅速适应新的环境和变化，调整自己的思维和行为方式，具有一定的应变能力。

（8）长远规划和目标设定：能够为自己的未来制定明确、合理的目标，并制定相应的计划去实现这些目标，具备一定的前瞻性和战略眼光。

需要注意的是，心理成熟是一个相对的概念，而且每个人在不同方面的发展程度可能不同。这些标准也并非绝对，会受到文化、社会背景等多种因素的影响。最重要的是如何提高心理成熟指数。譬如自我反思：定期回顾自己的行为、决策和情绪反应，思考其中的优点和不足，总结经验教训。如果与瑜伽的思想结合起来，就是通过自我反思与冥想，来提升认知。

瑜伽中的冥想练习可以帮助我们深入内心，观察自己的思维、情感和行为模式。通过定期的冥想，我们能够更好地进行自我反思，提高自我认知和情绪管理能力。

通过阅读瑜伽经典著作来拓展思维视野，阅读与学习蕴含着丰富智慧的瑜伽哲学，加深对自我和世界的理解。同时，学习瑜伽的理论和实践知识，也有助于提升心理成熟指数。

瑜伽体式的练习需要不断挑战身体的极限，在练习中培养坚韧和毅力。面对困难的体式，我们学会调整呼吸、保持平静，以积极的心态应对挑战，这种应对压力和挫折的能力也可以应用到生活中。

学习情绪管理的方法，瑜伽的呼吸法是控制情绪的有效工具。通过深呼吸和有意识的呼吸控制，我们可以平静内心，缓解焦虑和紧张，增强情绪的稳定性。

也可以参与瑜伽社群，与他人分享练习经验，互相支持和鼓励。在这个过程中，我们学会理解他人的观点和感受，培养同理心和良好的人际关系处理能力。

瑜伽修行强调自律和自我约束。在练习中，我们承担起对自己身体和心灵的责任，这种责任感也会延伸到生活的其他方面。

我们可以为瑜伽练习设定明确的目标和计划。如同制定生活目标一样，通过有计划地练习，逐步提高自己的方方面面技能和水平，实现身心的成长和进步。

还要适当的学会独处与瑜伽静修，让我们远离喧嚣和干扰，与自己的内心对话。在独处中，我们可以更好地认识自我，培养独立思考和自我成长的能力。偶尔参加一些瑜伽旅行或瑜伽静修营，不仅可以丰富人生阅历，还能结识不同的人，拓宽视野。这种跨文化的交流和体验有助于提升心理成熟度。

在瑜伽练习中，接受导师的指导和批评是成长的重要环节。以开放的心态对待他人的建议，将其视为改进和提升的机会，从而不断完善自己。

通过将瑜伽思想与提高心理成熟度的方法相结合，我们可以在锻炼身体的同时，培养内心的平静、坚韧和智慧，实现身心的和谐与成长。然而，需要注意的是，瑜伽是一种个人修行，每个人的体验和收获可能会有所不同。在实践中，应根据自己的情况和需求，灵活运用这些方法，并在专业导师的指导下进行。总之，提高心理成熟指数需要长期的努力和不断的自我修炼，是一个渐进的过程。

2. 身与心的连接即瑜伽

瑜伽来源于印度，梵文"Yoga"的基本意思是心与身、身与宇宙的连接。我们似乎很了解身体，但对于漫无边际的心灵和宇宙，每个人都只有独自的认识，只能依靠想象力去猜测。

想象力是科学家们成功的秘密，有想象力才有创造力。什么事都是从无到有，相信你的想象力，就能给你带来无限的发展空间。这个空间就是心灵和宇宙之间的连接。

你的内心哪怕与一块石头连接在一起，石头都仿佛拥有了生命。在你精心的设计下，从赋予它活力的那一刻起，这块石头就变成了令人瞩目的艺术品。

内心与身体连接在一起，身体就会充满力量；内心与你所处的空间连接在一起，这个空间就有了生机，你的生活环境也随之繁荣起来。找到生命重心，把万事万物的能量联系在一起，流动起来服务于整体，就能让生命的活力显露出来，而这种连接就是瑜伽。

3. 瑜伽就是觉察与调整生活

当身心与宇宙无限的自然力量联系在一起时，就会具有非凡的能力。有些人不仅用瑜伽养生塑身，还希望具有超能力。人凭借丰富的想象力什么都能实现，但是无论什么都是物极必反，要拥有所谓的超能力必然要突破极限、破坏平衡。

某方面有所增，其他方面必定会有所失。这是自然平衡的法则。故老子曰："物或损之而益，或益之而损"。不断地调和自己与生活的环境，达到一种和谐，才是瑜伽的真谛。否则，你即使是孙悟空，想打破自然的平衡法则，也只有被压在五行山下这一个结果。

自然界中神奇的现象无论是否巧合，都不过是如同魔术一样的把戏。在物质层面上的事物都离不开大自然的范畴，真实成熟的思想能看懂一切物质层面的现象。

俗话说："智者足不出户便知天下事。"真正的老师就是自己。如果你的观察力下降，你自由的空间每一天都会变窄，依靠其他人学习就会生活在别人的想象力中不能自拔。

4. 生活就是瑜伽

瑜伽从微观上讲是一种自我素养的提升，通过生活中点滴的真相来察觉能量的变化，使人更舒坦地活着。觉察自己的能量、身体狭隘的精神、头脑的奴性。对各种人、事的依赖有所察觉就会从洞察中产生能量，看清一切事物的本来面目：万物皆无一物。

生活中的一切，每本书、每个人、每件事，都能从中找到我们想知道的答案。从自身能看到一切，同时在别人身上也能看到自己。从少年可以看到从前，从老年可以看到未来。每个人都如同一面镜子，能照见自己真实的样子。这些都是连接。

生活就是瑜伽。瑜伽不是时尚，也不是宗教。真正的瑜伽导师从不与人争辩论道。因为他懂得太多，也就觉得世界之大自己知道得太少，往往知识越渊博的人越是谦卑。

世上但凡能说出来的就不是道。道无处不在，微妙玄通，深不可识，无法用言传，只能用心领会。用心体会生活，聆听身体和这个世界的声音，方能悟到万物之间的联系，所以也只能从心里给瑜伽一个定义。

从体式中认识瑜伽可能会给身体带来明显的改变，甚至得到来自他人的肯定，但从心里认识瑜伽肯定会让生活更加轻松，从而使心情变得愉悦。

从心里往外去认识瑜伽，说起来很抽象，做起来却很简单，就是觉察，如果你充分了解觉察就能了解瑜伽，就像练习体式就是在通过觉察身体状态，来培养觉察的习惯，渐渐这种觉察力就会融会贯通在生活的方方面面。

就像牛顿在苹果砸到脑袋时觉察到万有引力。就这样不经意间的觉察，往往会给人以巨大的启示。这也是瑜伽能让人成功的密码。

觉察就是一种智慧，智慧是爱的前提，没有智慧只谈爱，那是丧失理智的爱，是一种很危险的信号。

在爱与被爱的过程中，我们是否真正地觉察过自己和对方的内心需求？我们是否因为盲目的爱而忽略了自己的价值和幸福？

希望这个问题能引发人们的思考，让我们一起在瑜伽的道路上，不断探索内心，追求真正的爱与智慧，获得更好的生活。

4♣ 持戒

导读：瑜伽八支分法的第一支是持戒。这一节通过人对思想的了解来分析为什么要持戒，让你知道持戒不是被束缚。

这一刻我们开始对瑜伽进行深入探讨。了解瑜伽必须知道瑜伽的八支分法：持戒、精进、体式、呼吸、摄心、专注、冥想、三摩地。无论哪一种流派的瑜伽都离不开这八个步骤。所有练习瑜伽的人都认为，生活中若是能坚持做到这些，你的命运也将因此改变，与胡作非为的生活方式带来的结果截然不同。

1. 持戒与运气

持戒，就是不伤害、不欺骗、不偷盗、不放纵、不贪婪，管理好自己，是尊重生命的敬畏之心，是维持生存秩序的最基本条件。持戒如同交通守则，为你的生命之旅保驾护航，既不伤害别人，也不受伤害。

持戒不是制约而是一种规范。规范就像医生开出的良方，能疗愈身心。所有成功都从对自我的约束力中得到力量，约束力是通往自由之路的轨道，自由是人生的终极目标。所有信仰的力量都是通过对小我的约束来获得真正的自由，最终回到大我之中。

我有个朋友可以说是非常幸运。他的事业蒸蒸日上。然而，有一件事情让我感到费解，那就是他走路的时候从不把安全当回事，却毫发无损，让人不禁为他捏一把汗。我常常想，他这么多年这样走路，得消耗他多少运气啊！如果他能更加注意安全，他的事业肯定会比现在还要好。

我们很多时候都是在不经意间就把自己的好运白白浪费掉了。我们总是觉得自己很幸运，不会遇到什么危险，所以就不注意一些细节，比如走路不看车、不遵守交通规则，等等。但是，我们不知道的是，这些看似微不足道的小事，可能会在某个时候给我们带来意想不到的后果。

恰当的约束不仅仅关乎安全，还会影响人的运气。气也是能量，一个人的能量决定了一个人的能力。我们主观反应是有限的，更多的时候都是依靠潜意识或者说是下意识地躲过了许多潜在的风险！

虽说人的潜能是无限的，但事实证明人的潜在能量还是有上限的，不能低估人的潜能，但更不能高估自己的潜能，去发挥在无畏的努力上面。

如果我们在不知觉的情况下，把自己的能量都用在抵抗潜在的危害上，那么我们就会莫名其妙地感到无精打采，甚至觉得自己的运气不佳。身体的消耗很容易恢复，但是我们对自己用来抵抗潜在危害的能量消耗既没必要又危险。

我们不能总是依靠个人的运气和造化，让自己常常立于危墙之下。我们应该学会恰当地约束自己的言行举止，这样才能大大提高我们的好运。比如，我们可以遵守交通规则，注意自己的言行举止，不做危险的事情，等等。这些看似简单的事情，却能够让我们的生活更加安全和美好。

我曾经听说有一个人非常幸运，他总是能够在抽奖中获得大奖。但是，他却不懂得珍惜自己的好运，经常把钱花在一些不必要的地方，甚至还赌博。结果，他很快就把自己的钱都输光了，还欠下了巨额债务。他的好运就这样被他自己用没了。

这件事告诉我们，好运并不是永远存在的，如果我们不懂得珍惜和利用它，它就会离我们而去。学会用正确的方式来对待好运，让它成为我们前进的动力，而不是让它成为我们放纵自己的借口。

还有一个人平时运气非常好，赚了点钱，就跟驴友一起爬野山放松一下心情，路遇湍急的溪谷，虽然看上去不是那么险恶的环境，就铤而走险，但她万万没想到，她平时的好运用的都差不多了，这次无意间赌上的确是什么都换不回的一条命。什么都是有限的，好运更是如此！就这样许多人把好运都无意间用在既没有必要，又危险的地方了！

总之，我们不能把好运都用没了。我们要学会恰当地约束自己，蓄积运气，比起投入什么储蓄或保险都更加安全可靠。在这基础上，我们可以练习瑜伽培养觉知力，这样我们的好运也会越来越多。

2. 了解思想

思想只是帮助人去理解并相信约束力，而不是约束本身。理智的约束是为了解放自我、放下思想，从此不再被自我创造出的各种观念俘虏，不再任由观念主宰命运。

思想本身就是一个空洞的想法，你的想象力不停它就永无止境。思想与宇宙一样无边无际，思来想去还是从原点再回到原点。若不约束思想，思想多了，路也多了，就迷路了。每个人都在找寻通向内心安宁的一条路，却从没有想到路就在脚下。

放下思想，思路宽了，心也宽了，路也宽了。虽然听着很拗口，但这就是思想。凡是思想都是自相矛盾的，因为所有事物都是矛盾的统一体，有了思想就会有不同的对立的观点。

思想可以用来武装头脑、炒作、创造、包装自己。赋予一块石头思想，它就有了价值；给这块石头编个故事，讲个神奇的传说，它就成了无价之宝。

思想如同文凭一样，会得到别人的承认、赞同、追捧。人有了思想似乎生命就有了意义，觉得幸福，有了激情、动力、干劲。思想有了矛盾，就有了纷争。思想能创造财富，也能增加负担。思想让人快乐，也会让人痛苦。它是慈悲的，也是残酷的。

3. 放下思想

思想与金钱一样，不会让人永远幸福，思想并不是生命的必需品。寻找到平静的信仰才会得到你所期望的一切。平静时大脑会分泌快乐的化学元素，但在寻找时就会又有了思想，想法越多烦恼越多。所以，只有你快乐地活在每一刻，才能真正地平静下来。

没有情绪波动地倾听、学习，既不否定也不认同，内心就会归于平静。宁静的爱是宇宙的本质，放下空洞的思想、善恶的观念、语言、文字，就放下了思想负担，内心就会得到平静。

内心平和、宁静、安详是人类一直在追求的精神世界。人是因为放不下，才会有争斗、困惑，人若拿得起放得下，就什么都拥有了。人因有了思想才能树立起伟大的品格，但是极端的思想也能毁了人的一生。

人可以一无所有，但是不可以没有思想。一切物质都是有价的，唯有思想是无价的。有思想不去行动，思想就是无价值的。有思想又有行动，最终被思想束缚，放不下思想，思想就会贬值。

少思寡欲能让人平静下来，有益身心。身心健康是实现梦想的唯一资本，恰当的运动，合理的饮食，有规律的生活，轻松自在地活着，没有思想包袱，神清气爽，管理好自己的能量，必能厚积薄发，心想事成。

4. 瑜伽即平衡

善恶、快乐、痛苦、疾病都是生命的一部分。厚德载物，无选择地觉察一切，就是瑜伽。万物有高有低、有黑有白、有凹有凸、有好有坏、有阴有阳才完整。包罗万象的完美才能称之为瑜伽。瑜伽是平衡之道，是大自然万物之间不可或缺的连接。

人们都说地球病了，染上了一种超级病毒。我说是人病了，染上了贪欲，更有甚者把灭绝人性的皮草当作时尚。贪婪招致水灾，愤怒招致火灾，愚痴招致风灾。

全球气候是一个高度敏感的系统，一只蝴蝶在巴西扇动翅膀，微弱的气流就可能在美国得克萨斯州引起一场龙卷风，这个叫蝴蝶效应。同样，一个人的恶念也能卷起一场具有毁灭性的风暴。

思想家詹姆斯·艾伦（James Allen）认为："一切苦难都是理所当然的，因为这一切全是我们的无知、谬误和不当的行为所带来的结果。"

自然界也不是越强壮的物种越适合生存，食物链最顶端的物种更容易灭绝。无论人怎样抱怨，大自然仍会用优胜劣汰的法则，努力调节这个世界的平衡，维持生命的秩序，繁衍生息。

打破规律的后果是灾难性的，一旦失衡就彻底失去了翻盘的机会。人生孰能无过，如何才能不再重复众人之过，就是这本书所要展示的神奇力量。

无论好人还是坏人，都有遭遇灾难的可能，自然灾害就像生死，无人能掌控得了。人生于世，生存贵在修德，德让人得以安身立命，让我们在世间行走免于危险；而成功之径，则依赖于对世间规律的深刻洞察与精准把握，此所谓"道"，让我们能够顺应潮流，抓住事物发展的关键，从而事半功倍地实现自己的目标；至于能够看破世间万物的得失取舍，那便需要智，真正拥有大智慧者，则是大智若愚，他们内心往往平静如水，早已超脱了世俗对于"德"与"道"的狭隘评判标准。恰似那练习瑜伽达到高深境界之人，能够与万物融为一体，在生活这根看似危险的钢丝上如履平地，无论面对何种纷繁复杂、变幻莫测的情况，都能尽显从容与淡定，仿佛世间的一切都在他们的掌控之中，却又不刻意为之，尽显自然与和谐之美。

4♥　精进

导读：瑜伽八支分法的第二支是精进，精进的生活就是：清理行囊，轻盈漫步；精进不是跟风、追求时尚，或者自我催眠，而是要深入潜意识，找回最初的力量。

> 当你形成不断自我激励，始终向着更高境界前进的习惯时，身上所有的不良品质和坏习惯都会逐渐消失，你的全身会散发迷人的魅力，那就是成功者的气质。
>
> ——【美国】皮尔·菲尔

精进，是进取心，是持戒的延伸，是人的成长阶段。每一天都要管理好自己，保持身体内外清洁的行为、良好的生活习惯，不断地调节自我，让呼吸顺畅、耳聪目明、皮肤光泽、语言洁净、意识更清醒。

1. 清理行囊，轻盈漫步

每个人都有一颗向善的心，但不是每个人都能经得起诱惑。内心平静，意志力增强，也就没有什么诱惑能撼动人的意识。找到了那颗迷失的平静的心才能踏上通往内心安宁的路。踏上觉醒之旅就要有改变的决心，做好行动前的准备。

清理一下行囊，把过去的陋习、过失，统统都拿出来晒一晒（这是认识自己的一个过程，并不是让你把缺点展示给旁人看），减少心理负担，修复良知。

我们在重新审视自己时，会看到自己的内心藏满了污垢。但千万不要因此厌恶自己，试着找出自己身上某个不为人知的缺点，不与自我对抗，渐渐修复良知，这就是重新塑造自己的开始。

若是对以往的过失、过错懊悔，也许会导致旧伤未愈又添新伤。尤其是缺点越多，内在的矛盾就越强烈，意志力也会越脆弱，过于抵抗只能加重伤害，徒劳地增加心理负担，如同雪上加霜。

改变要掌握好放松的技巧。但是，运用技巧就会耗费能量，所以放松就要做到自然平静，既不放纵，也没有抵触的情绪。在快节奏的生活中享受轻快的调调。慢慢读书，慢慢欣赏，慢慢去爱，慢慢吃饭，慢慢体会生活。就这么简单，你就会重新振作起来。如果你慢不下来，说你很忙，只能说明你的心忙，自控力在下降，也许这时练习瑜伽会对你有所帮助。

2. 不盲目跟风

我听过这么一句话："如今谁没有点抑郁症，在别人面前都抬不起头。"这话正符合这个快节奏的时代。这个时代，少数狂妄自大的时尚达人，漫无目的地奔跑，却能吸引来一群粉丝的疯狂效仿。

疯狂的粉丝追随疯狂的时尚达人，好似一个盲人领着一群盲人四处乱跑。每刮起一次时尚风暴，都会给一些追随者留下创伤。而一种时尚消散，另一种新的潮流又席卷而来。

在每次刮起的风暴中，无论你盲目追求的是什么，即便是当今流行的养生，如果不能保持头脑清醒，也会受伤。呼声再高也要保持平静，有知觉地去做每一件事，不但在风暴中能得到锻炼，而且在风暴过后会更加完美。

内心无数次地抱怨，脸上还依然面带笑容的人，独自一人时又怎能不暗自落泪？打鸡血式的努力生活看起来干劲十足，却只是白白地浪费精力，没有精力就没有能力。正如詹姆斯·艾伦所说："越是宁静的地方，越是蕴藏着力量的地方。镇静是力量、有素养、有耐心、有原则的体现。"

3. 深入潜意识

如果你能感到自己的内心受到很深的伤害或者无法控制自己的神经，就应当避免在这种状态下和他人会面，最好等待情绪安定下来之后再说。在无法安定下来的情况下，就要像动物生病时，会本能地去做的那样，把自己关起来。然而，现代人却正是在这时不请自去，跑到别人那里去寻求安慰，但对方实际上没有办法帮助他们。

——【瑞士】卡尔·希尔逊

混乱的生活如同平静的海面泛起的波涛，生命之舟稍有不慎便会卷入旋涡。心智的混沌正是现代人所有精神疾困的根源。应对混乱离不开"宁静致远"的那种静。要彻底摆脱混乱的困境，就要学习思考、选择、放弃，不同的选择会给人生带来完全不同的结局。

人生到底思考什么，选择、放弃什么？唯有平静，才能感应到心底最深处微弱的声音，这个声音就是知觉。你的意识越平静，听得越清晰，越接近潜意识，心灵对宇宙神秘力量的暗示感应越强，你的知觉选择就越准确。

潜意识中包含着无限的意识，是宇宙之魂、内心中神秘的力量。据说婴儿都具备一些超前的预知力，就是因为人在婴儿期，行为都是潜意识的反应。保持婴儿的先天状态，内心清静，觉知力才会更强。

不断简化复杂的自我意识，投入全部的精力转向合理单一的目标，就可以深入潜意识中心，支配这种力量，发挥无限的潜能。就像哲学家巴尔塔沙·葛拉西安在《智慧书》中写到的那样："保存你的能量，集中在最强的一点上，找出最丰富的矿藏，然后深入挖掘，比起蜻蜓点水的东挖西掘，收获会更多。"简单地说，少思寡欲，平心静气，精力专注在呼吸上，才会感受到神奇的内在力量。

4. 找回最初的力量

最近时髦男女喜欢在手腕上戴手串，瑜伽修行者称之为念珠。据说有些明星每年花在这上面的钱要数百万元，由此可见它不仅适合佩戴，而且有很高的收藏价值。更多的人则相信它蕴含着一种神秘的力量。就像人们喜欢念瑜伽语音"噢姆""哈瑞""奎斯那"一样。

瑜伽语音"噢姆""奎斯那"是流传于远古时代的信息符号，蕴藏着大自然中最原始平静的力量。就像中国人喜欢在家里摆放一些古董当作镇宅之宝。因为在这些古董中会感觉到岁月深沉、凝重的气息，让人更加沉稳。

人接触到久远的文化艺术，会更接近万古自然，得到心灵最深处的宁静。如果你能保持一颗初心，也就是平常心，把情绪调整到极其平静的自然状态，即使不诵经念咒，顺其自然，依靠大自然的力量，一样会得到与大自然同样强大的创造力。

混乱不仅来自无知，更因为过度追求所谓时尚，疏远了单纯的生活。混乱是心志最软弱之处，也是命运的转折点，运转之时的选择极为重要，近朱者赤，近墨者黑。

混乱时，最好结交善良谨慎之人。若是辨不清黑白，就要做到不说、不做、不听、不看，以退为守，高挂免战牌，以免一错再错。对待混乱最安全的方法，就是把问题简化再简化，重新回到起点归零，让昨天成为今天的起跑线。

无论老少，人生的起跑点都是一样的，没有太早和太晚，每个起跑点都是你想跑的那一刻。人出生时什么也没有，现在即使你再懦弱，也比出生时强大；你再一无所有，也比出生时富有。所以，当你把心理状态归零，就会孕育新的希望和力量，在简洁纯朴的生活方式中找回初而为人的本性。

生活需要创新，但不能脱离自然的轨道，幼稚得太过离谱。不特立独行，更不能随声附和。无论流行的是什么，只要你跟在别人后面，就已落伍了。从与生俱来的纯朴中找到平衡，才不至于失去重心，迷失自我。

4♦ 青春与生命

导读：这一节是关于生命教育的小课题。珍爱生命，敬畏生命是人一生都要学习的课题。通过瑜伽调整身心，可以帮助我们适应不同的生命阶段。运用瑜伽的视角理解亲子关系，找回教育最初的意义。

1. 生命是唯一不能失去的东西

现在最容易被人忽略的就是"生命"二字，更有甚者，拿生命当儿戏。有些孩子都不知道生命为何物，从未心平气和地想过生命是什么。

人常常认为"生死有命"，所以，要么一辈子忙忙碌碌，要么肆意妄为，似乎生命与生活毫无关联。盲目地崇拜金钱、名利、偶像，却不曾想过，我们所追求的信仰以及一切，难道不是因为生命而存在的吗？

什么时尚、流行，都是一些华而不实虚幻的泡沫。而即使做梦也是一个真实存在的实体在做梦，否则哪里来的梦？所以，我们一生所经历的一切，也都是生命本体中潜意识里映现出来的景象。

我们追求的流行、时尚只是虚荣心在作祟，只是为了向世人证明自己的存在。但是，随着时间飞逝，看到你的人和你看到的人，很快都不存在了，我们辛辛苦苦为之炫耀的一切，就如同站在镜子面前的自我欣赏，独自高兴一下，别的什么也留不下。

笛卡儿曾说："我思故我在。"我思，故我在恐惧、忧虑、贪婪、疑惑之中；我无思，我又有何患。我应是手里握着万花筒好奇观望的孩子，并不知什么是流行、时尚，在无忧无虑中，在快乐和自由中，看着多姿多彩的生命，每一刻不停地在变化着。

生命是自由的、永恒的，永恒的自由就在此刻，在充满仁慈、善意和有知觉的爱中，在健康的身心中，在真实、自然、纯朴的自由意识中。除了这些，任何流行风暴都将是一场灾难。

人生乃是一场认知生命的历程，一切教育皆不应偏离生命这一主题。若教育舍弃或遗漏此主题，即便接受了高等教育亦如竹篮打水，一场空！

时刻朝气蓬勃、活力四射的生命，唯有一个前提，即以爱支撑生活中所需面对的一切。如此，一切便似无压力与阻力，拥有势不可当之力量，一切困难挫折皆可迎刃而解。

现今频发的霸凌事件，引发社会极大关注。其根源，一些人认为是对霸凌者惩处力度不足，方致霸凌事件屡禁不止，无形之中推动了网络暴力。

网络暴力和霸凌不仅存在于学校，还有家庭、工作岗位……社会之各个角落，它们犹如汹涌而来之洪水猛兽，泛滥成灾。究其根源，乃在于教育中缺失敬畏生命这一至关重要的科目。

有的人恨不得将自己武装至牙齿，时刻准备对任何攻击予以反击，以保护自己。此种过度之自我保护，愈演愈烈，终成伤害自己最大的导火索。

残暴本身即为物种之间优胜劣汰、适者生存、弱肉强食之自然法则，系天性，无需培养与训练，只需具备贪嗔痴恨此因素，每个人皆可用最无耻阴险之方式毒害比老虎更强大的一方。反之，爱乃需后天教育与培养之品格。

最廉价之爱即为等价交换、人情世故、礼尚往来，稍有不对称的后果即为反目成仇。而最高级的爱则为敢于拥抱敌人，具此高度的姿态，需有足够强大的力量。

瑜伽通过强化爱的意识、平衡心理状态与敏锐的觉知力，忽略对我们无法构成实质性伤害之事，或避开生活中随时可能遭遇的攻击，以强大自己。

一个人敞开心扉即为巨人，若处处考虑保护自己，唯唯诺诺、小心翼翼地生活，力量将逐渐削减，处处结怨，最终可能陷入抑郁的深渊。

爱生命，当然首先要爱自己，妥善保护自己。爱才是对自己最好的保护盾牌，否则处处与人对立去防范，最终可能树敌无数，反倒惹众怒。遇到任何问题都从自身寻找原因，才是解决问题、化解矛盾的根本。

爱和恨只在一念之间。爱和恨都跟大脑里的化学物质有关，但如果仅仅把它们简单归结为激素分泌可能也有点儿片面。比如，爱这种感情，涉及大脑的多个区域和多种神经递质，像是多巴胺和催产素这些。它们能让人感觉到幸福和亲密。

而恨呢，可能是因为某些不愉快的经历或者压力，导致大脑释放出应激的激素，比如肾上腺素。但别忘了，爱和恨是复杂的情感，不仅仅由激素决定，我们的经历、文化背景和个人价值观都有影响。

日常用瑜伽哲学或者文化来开导自己的人生，用瑜伽体式来调节内分泌，瑜伽的生活方式来调整习惯，尽管生命可能不完美，但看问题与解决问题的方式会渐渐变得完整。

2. 当青春期遇到更年期

无论什么年代的年轻人都会追捧一些新鲜事物，然后大部分人会随时间将之冷落。每个时代的青年人都喜欢秀一把青春，在岁月之墙上涂鸦一番。这不是叛逆，而是青春的标记。

青春就像海浪，长江后浪推前浪。没有人能阻止青春的热情，也没有人能阻止叛逆。但是，如果在青春散发出的热量里提取到了劣质的能源，就有可能让那些怀揣梦想，原本能飞得更高、能超越理想之巅的懵懂少年，折断羽翼，坠入深渊。

青春期，就像春天阳气的生发，孩子们的身体和智力快速发育。孩子多会有了各自的主见，往往很难接受家长和老师客观地教导，很容易追随属于他们那个时期带有青春符号的思想潮流。

进入青春期的孩子，与进入更年期的家长，常常是格格不入的。两颗不同时期却同样躁动的心碰撞在一起，就会产生刺眼的火花。而激烈的家庭矛盾常导致原本叛逆的心灵就此失衡，甚至走向邪路。

孩子走错了路，告诉他是必须的。但是反复教育无果，就是教育存在问题。有的孩子痴迷网络，你若没有给他一个更好的理由，他就不可能停下来；你若讲道理，他心里其实比你还明白。所以最主要的是，如果你不让他玩游戏，就要找到让他更感兴趣的事。就像一个人迷了路，你只告诉他走错了路，却不告诉他应该怎么走，又有什么用呢？

青春期和更年期都是人生旅程中的重要阶段，身体和心理都会经历一系列的变化。青春期是从少年过渡到青年的阶段，而更年期则是从中年迈向老年的时期。

在这两个阶段，身体会经历激素水平的变化，这可能会对情绪和心态产生影响。青春期的变化可能包括情绪波动、身体发育、性成熟等，因此他们需要适应这些变化并学会管理自己的情绪。

更年期的变化可能包括月经不规律、热潮红、情绪波动等。更年期的女性需要学会适应这些变化并寻求适当的支持和帮助。无论是青春期还是更年期，就像季节交替，气候变化一样，在这个阶段，重要的是要关注自己的身体和心理健康，并采取积极的措施来适应这些变化。如果有任何不适或疑虑，建议咨询专业医生或心理健康专家的意见。

在这两个阶段，即使不喜欢瑜伽，也要适当的休息、运动，通过合理的饮食和规律的生活习惯，帮助保持内心平静和心态平和，以减少更年期和青春期碰撞产生的矛盾。

3. 正确的教育

人常把青春期的堕落与家庭的不幸联系在一起，这完全是偏见。那些从小就失去家庭温暖的孩子像野花一样，在盛开时，是那么艳丽芬芳。他们虽没人照顾，却有着独立自由的自己、强大的内心。

娇惯孩子的家长也许会羡慕野花，想象自己的孩子长大了，就放手让他独自闯荡。可是你能把一个一直在温室生长的花，在成熟时就弃置门外吗？除非它之前就是一朵在自然环境下生长的野花。同理，如果孩子被你从小宠到大，你就有责任对他负责到底！但是，这个孩子在养尊处优条件下滋生的那些欲望越来越臃肿，你又能抱着他走多久？

孩子既要有足够的自由空间，也要有正确的引导，言传身教的引导才是最为重要的教育。每天不要过于紧张地把全部精力都集中在孩子身上，该享受生活就去享受，会享受生活的家长必定会潜移默化地影响孩子。

孩子感觉到家庭的温暖和幸福，就能体会到生命的快乐与自由。然后才能把青春的热量散发在对生活的热爱上，自然而然就知道应该怎样去享受生活，怎样释放青春活力，那时什么也无法左右他们对生命的热爱。因此教育引导的方向对了，家长们所期待的一切，都将水到渠成。

以上内容从瑜伽的视角来理解的话，就是正确的教育，更为注重"育"而非"教"。"育"代表着一种自然生长的状态，"育者"与"被培育者"，通过瑜伽这种平心静气的方式，让二者处于同一个平静祥和的频率，当两者都能够心平气和、顺其自然，如此不管教授什么，自然而然都会有所收获！

选择有必要的学习，去掉那些没用的功夫，这样生活才有质量。人学习是为了使用工具，不是为了变成工具。工具和人的区别就是人有自我更新的能力，也就是有创造力，通过不断创新的工具来提高效率，改善生活。

人有自我调整修复的能力，机器就不行了，用坏了就得修补、维护，最后到废弃。所以说，再智能的机器最后也得被淘汰，有智慧的人才能不断创新发展。

什么是智慧呢？就是视角宽广、长远、敏捷，能够审时度势，知道怎么养精蓄锐，而不是，为了眼前的利益倾尽所有，耗尽所能。

说到这里，那些还在天天逼着自己孩子忙忙碌碌、杂乱无章地学这学那的家长们，你们还没找到应该学习的重点呢！你们和孩子的前程都让人担心，以后可能会面临身体和心理损伤的双重隐患。

教育就是既要教导，又要养育。最正确的教导，就是教导孩子怎么让自己的身心状态一直保持良好，那就得早睡早起，按时吃饭，合理运动。

养育就是让孩子每天都能这样，最后孩子肯定朝气蓬勃，自然就有了支配生活的能力，还有独特的选择力和创造力。创新能力才是学习中最需要培养的首要能力。

正如泰戈尔所说："教育的目的应当是向人传送生命的气息。"我们不仅要传递知识，更要传递生命的意义，让孩子们在爱与关怀中茁壮成长。

4. 童真的内心视界

生命的每一刻都是崭新的。当你认为自己赶在了潮流的前面时，当下已悄然逝去。嘲笑一切旧事物的人，对各种新鲜的事物，常是在狂热追求过后，转瞬间就将它们抛弃。许多所谓潮流也不是什么时尚，而是丧失了自我。

拥有一颗自由童真的内心，才能像一名冲浪高手一样，在狂风卷起的浪潮中嬉戏，玩弄潮流。在无我的倾听中，才能感受到每一个翻滚而来的巨浪带来的力量，感受到每次迎面呼啸而来的风暴是多么完美。

尝试像婴儿一样，用一种崭新的眼光看待这个世界，不去评判，只去看，用明亮的眼睛、纯洁的内心观察世界。从狂热的时尚回归到淳朴的爱中，与万物融为一体。

第三章
瑜伽新概念

5♠   尊重规律

> 导读：自然有自然的规律，生活有生活的规律，在瑜伽八支分法第三支体式的练习中也要遵循规律，才能避免不必要的伤害。

> 只有按照事物的客观规律办事，才能保证绝对的把握性和安全性，才能在生活的暴风骤雨中，在各种突发事件面前保持平静。
>
> ——【英国】詹姆斯·艾伦

1. 一切都脱离不了自然规律的轨迹

虽说世事无常，可事物内在却存在着不可逆转的规律。就像我们的灵魂无论是否情愿，也要穿上现在这身皮囊，生活在地球这个巨大的飞行器上。无论我们去哪儿，都无法改变它的飞行轨迹，而且总有一天，即使我们再不情愿，也要脱下现在的这身皮囊。

当我们现在这身皮囊损毁，我们的灵魂又将去哪儿？将换上一个什么样的新装？这取决于现在积累了多少资本，即生命力；有什么资格，即精神力；受现在所作所为的因果业力等影响。

一切生命都脱离不了自然规律的牵引，踏上一个个新的旅程，接受一个个新的使命。我们并不了解为什么会变成现在这副模样，只是现在的这身皮囊穿久了就不愿意脱下了。所以人在地球上生活久了，待不住了，幻想上天入地，想找一个适合永远穿着这身皮囊生活的地方。

如今我们的许多梦想都成了现实，却始终没有找到另一个更适合现在这身皮囊永远生存的星球。这身皮囊的构造也仅适合在地球生存，而且穿不了多久就会破烂不堪。

2. 天才、蠢材

说起埃隆·马斯克（Elon Musk），想必大家都知晓他有诸多大胆的构想，诸如将人类送至火星等，他仿佛无所不能。那么，他到底是天才还是"疯子"呢？

不置可否，天才与"疯子"确实存在一些相似之处。他们皆具备独特的思维和强大的创造力。然而，二者之间的区别亦是相当显著。

就像爱迪生，他发明了电灯，为全世界带来了光明。这一伟大发明绝非凭空臆想而来，而是历经了无数次的实验和努力。爱迪生的天才之处在于，他不仅拥有独特的想法，还能够将其付诸实践，并通过不断尝试和改进，最终发明了电灯。

与之相反，那些所谓的"疯子"往往会产生一些不切实际的想法。例如，练瑜伽时，有人坚信可以通过念力使身体飞起来，这种想法完全缺乏科学依据。

史蒂夫·乔布斯的创新理念和对产品的极致追求，使苹果成为全球极具影响力的科技公司之一。与那些盲目跟风、不顾实际需求和用户体验的人相较，乔布斯的成功无疑凸显出他的天才特质。

马斯克的某些想法和行为无疑是大胆且创新的，但要界定他属于天才还是"疯子"，着实并非易事。

判断一个人是天才还是"疯子"，需要从多个层面加以考量。首先，其想法是否具备科学性与合理性，是否拥有坚实的理论基础和实践依据。其次，这些想法是否具有实际的可行性，能否在现实中落地实施。最后，还需斟酌这些想法对社会和人类是否具有积极的影响。

综上所述，天才与"疯子"之间的界限并非绝对分明，需要我们运用客观的标准去评判。在这个过程中，我们理应保持理性和客观，既不盲目崇拜所谓的天才，也不轻易将那些看似疯狂的想法全盘否定。

天才的"天"字难道不正代表着大自然赋予人的力量、灵魂深处的灵感吗？天才会追随自己内心的感觉，听从直觉，尊重自身的天赋。而那些自命不凡，或者总是追随他人、人云亦云，拼命想要成为他人的人，则是蠢材。这就如同种树，急切地盼望树成材，违背了自然生长的规律，树就可能变成用来烧火的木柴。当我们不再不切实际地幻想成为天才，不再为了成为天才而拔苗助长，就不会陷入疯狂。

忽视事物的发展规律，将努力视为与命运抗争的资本，最终可能会一败涂地。无谓的努力只会带来压力，而压力最终可能换来病例。任何事情，水到渠成方为最佳！其中的秘诀在于找到事物的规律和本质，就像找到窍门一样！不恰当的努力只会消耗自己，使人心力交瘁。

凡事皆有窍门，如果找不到窍门，一切努力都可能是徒劳的。比如，曾经有两个农民竞争，一个农民起早贪黑，牵着牛辛勤种地；另一个农民则暗地里贷款购买了耕地机。最终，这种降维打击的结果不言而喻！

每个人出生时都处于同一起跑线，之所以会产生差距，是因为一些人是先找钥匙再开门，而另一些人只想徒手撬开那扇坚固如磐石、藏满知识的大门。因此，不要总是被动地思考如何努力，正确的教育打开方式应该是蓄力，积蓄力量，等待时机，一举成功。

蓄力包括体能和知识量的储备，其中蕴含着巨大的窍门。学习就是学习窍门。找到事物的规律和本质，找到窍门，是取得成功的关键。我们应该学会用正确的方式去努力，而不是盲目的努力。只有努力的方向对了，一切才能水到渠成。

真正的天才何尝不是满足于当下的生命，好好地守护当下的生存环境，利用当下这具身躯来提升生命力，使灵魂趋于完美。

自觉遵循生命的秩序，将生活安排得井井有条，掌握生活的规律节奏，即便你并非天才，也会逐渐接近天才。

天才是遵循规律、一步一步将梦想转化为现实的人，"疯子"则常常做一些急于求成、不切实际的事情。天才拥有梦想却不沉溺于幻想，能够把握事物的基本规律，自如地控制幻想，内心强大而平和，在这左右摇摆的梦幻当中，能够随时醒悟，回归现实。

3. 转变命运的魔法

没有良好的生活规律，生活将变得混乱。瑜伽八支分法的第一支持戒，就是要我们不伤害他人，也别让他人伤害到我们。而在我们这个时代，许多伤害都是没有规律的生活导致的，太多既繁杂又无意义的琐事，迫使人们不断地背离正常的生活。

掌握不了事物的规律，就无法了解事物的本质。找不到事物的关联，就不知如何去做，就不能把事情办好。很好地遵循规律，就能很好地掌握命运。

2012年10月16日外媒报道，印度哈里亚纳邦一名96岁老人的妻子生了一个儿子，老人也因此刷新了自己两年前创下的"最年迈父亲"纪录。

据报道，这位名叫拉玛基·拉加夫的农民，在2010年曾生育一子，引起了广泛关注。令人出乎意料的是，2012年10月5日，他又喜添一丁。拉加夫以前一直是单身，直到12年前碰到现任妻子，才组建了家庭。他年轻的时候曾是一名摔跤手，生活极有规律，经常吃一些高卡路里的食物，包括杏仁、酥油和牛奶，以及蔬菜。他坚决践行禁酒的准则，坚持严格的素食主义。有规律的生活所带来的益处，不仅仅只有这一个故事，这里就不一一列举了。

很多百岁老人的长寿秘方，就是长期坚持有节制、规律的生活。所以，节制是有规律地生活的开端。转变命运的魔法，其实说的是循环不息的生命背后那些永恒的自然规律。

长期无规律的生活如同奢侈的浪费，终有一天会耗费掉所有的积蓄。养成好习惯，要循序渐进、持之以恒，如果急于改变，反会有危害，无法让好习惯坚持下去。进入有规律的生活轨迹，就会像钟摆一样自由。

4. 随遇而安

一些人喜欢算命，其实运气好坏都写在自己脸上。古人云："入门休问荣枯事，观看容颜便得知。"占卜、相面的人是因为不了解自己。然而，凡事依靠别人，就会失去觉知。所以不要依赖别人，而是要培养自我的觉察能力。

没有人比你更了解你的生活。有一个故事讲小猴子见到水中的鱼，怕它被淹死，于是把它救到了树上，认为自己做了件大好事。生活也是这样，甲之蜜糖，乙之砒霜。只有自己知道自己都曾做了些什么，只要你认真回想一下，就有可能知道接下来所要发生的一切是因为什么。只有了解自己，才能做到心中有数。

人就应该按照人的方式生活，按照人的行为处事，该吃饭时吃饭，该睡觉时睡觉，没用的事不做，没用的话少说。

现代多数人的生活却是黑白颠倒的。有益于生命的事，似乎都成了无用的。生命仿佛是次要的，虚华的事物反倒备受推崇。但是，遇到危险时，不惜命的人，又会很恐惧，他们恐惧的不是死亡，而是害怕失去他所拥有的一切。

当他们真的一无所有时，甚至宁愿放弃生命，也不愿坚强地活下去。对于他们，名利、地位、金钱、荣誉，外在的一切都比生命重要。

如今一些人的价值观是"生命诚可贵，钻石价更高"。爱财如命已成为许多人的习惯，在生命攸关的时刻，为了保全财产，常常顺手把生命抛之身外。自古人们就知道钱财乃身外之物，而又有几个人能拿得起放得下？

珍惜生命，几乎成为一句响亮的口号，但都是对着别人的耳朵喊个不停，却少有人愿意停下来，静静地聆听自己生命的召唤。

女娲造人时，给人捏了一张嘴、两个耳朵、两个手臂、两条腿，就是让人少说多听，多了解，多去做一些有益于生命的事情。但是人们听多了，想法也多了，渐渐忘了自己是谁，反倒把自己想象成了救世主。

我们每个人都是自己世界的主人，所以不要干预别人的生活，做自己能力范围内的事。生活如此简单，很多人却很难做到，到处充当救世主，最后把所有的事情搞得一团糟，才知道原来连自己都拯救不了自己。总是想着做超越现实的人，其结果，往往事与愿违。

在平凡的生活中，随遇而安才能达到一种超然的境界，实现真正意义上的自我超越。如果像简单的、有规律的生活，这样的小事都做不到，甚至连自己的身体都照顾不好，又何谈超越。任何事一旦越过生命的框架，就只能是对自我的摧残。

5. 瑜伽八支分法之体式

现在的人练瑜伽，似乎都在追求杂技一样的软功，到了瑜伽会馆，首先就问瑜伽老师："我的柔韧性不好，能练瑜伽吗？"我常常回答："瑜伽是缓解压力的一项运动，你的压力再大，也没有必要把你的腿使劲地掰来掰去，因为它既不能抗压，也不扛压。"

瑜伽体式练习的是身体的觉知能力、平衡能力，增加柔韧性、意志力、体力，提高免疫力、身体素质。这个阶段，生命能量犹如种子已长成分枝，有长有短、纵横交错，进入了修剪阶段。通过体式来察觉身体状况，纠正日常的生活方式，如同对生命列车进行检修。

瑜伽体式把人和动物以及大自然千姿百态的姿势融合在一起，带到瑜伽垫上，再从瑜伽垫上走下来，引入生活。在这个过程中，获得知觉，不再沉溺于任何的物质刺激，依靠自身就能时刻保持快乐。瑜伽体式不是艺术表演。即使体式再优美，难度再高，心灵依然迟钝，这种训练也是无益的，甚至会带来危险。

体式训练帮助身体那些退化的部位恢复知觉，与心灵结合重获生命力。瑜伽是体验身体完整的连接过程，不是苦修，若在瑜伽体式中享受不到快乐，一定是体式不正确带来的结果。身体的麻木、颤抖等细微的异常，都在传达一些信息，提醒我们在生活中需要更加关注身体。

通过体式调整来协调身体的各个器官，让身体感到更灵活、舒适，重新认识到身体对于生命是多么宝贵。我们一直努力在外面寻找精彩世界，其实所有的成功、幸福都潜藏在身体里面。比如艾扬格瑜伽的魅力，就是把重点放在对自己身体的关注上。

把身体看作一个协调良好而敏感的仪器，而这仪器的波动就表达了内在的和谐或者不和谐。瑜伽的价值是让人体会到身体的生命力、每块骨骼的正确方向、每次呼吸的正确流动，然后再把这些感受带到生活中。

5 ♣ 呼吸改变命运

> 导读：瑜伽八支分法的第四支是呼吸。呼吸的重要性不言而喻，因为没有呼吸就没有生命。这一节就是介绍如何观察呼吸、调节呼吸、学会呼吸，当通过呼吸达到天人合一的境界，也就找到了幸福。

工作时把注意力集中在你所做的事情上，身体通过你的意识，在一呼一吸间与你所做的事情连接在一起。行走时，无聊的时候，它也通过你的意识，在一呼一吸间与周围的环境连接。

与人交往时，通过控制呼吸，使语调平和，氛围会更轻松温暖；把呼吸调整到与其他人一样的节奏，可以拉近彼此的关系。所有能量都源于大自然，通过呼吸才能与大自然中的一切和谐地交融在一起。

灵魂、能量、意识，尽在一呼一吸之间。瑜伽通过调息，放松身心，完成对呼吸、情绪的控制。身体通过呼吸把意识带到各个部位，让每个细胞都有了灵魂，拥有生命。

1. 调节呼吸

你的呼吸平稳有序，保持在一个深长稳定的频率，就说明你的内心平静。

保持情绪平稳，可以用简单的一呼一吸情绪觉察法。这种方法就是观察一呼一吸，在一个固定时间内，数一下呼吸的次数。如果每次呼吸次数基本相等，就说明你的呼吸平稳。呼吸常常保持在一个频率上，就说明情绪心态都处在稳定状态。

如果呼吸不稳定就用一分钟呼吸调节法。就是在一分钟内试着做几个深呼吸，一呼一吸为一次，试着数一分钟能做几次深呼吸。也可以用更简单的十次数息法：每吸为一次，数十次吸气的次数。如果精力不能集中，数几次就忘记了次数，就重新再从一数起，直到数到十次。这样就可以很快地让注意力集中起来，让呼吸恢复到正常的频率。

这些方法适用于当你感到生气、恐惧、焦灼、紧张等无法把注意力集中在此刻的任何时候。而且不仅只是数呼吸的次数，更重要的是要感觉呼吸时空气中的味道、温度，体会身体的感受，这样才是带着觉知去观呼吸，才能吸收到新鲜的空气，避开污染的环境。

2. 觉察呼吸

想要有效地平衡情绪，提高生活质量、创造力和整体的健康水平，就应该在说话、做事上，在任何的时间、地点，关注自己的呼吸节奏，让呼吸维持在让自己感到自然舒适的频率上。

起初持续地观察呼吸，会感觉很困，有些睡意，这说明你的睡眠质量不好，应该服从身体，放松休息。如果始终无法将注意力集中到呼吸上，也无法集中精力做好每件事，更说明你已经很久没有好好休息了，需要及时调整身心状态，更需要关注呼吸。一个身心健康的人，无论何时体会呼吸，都会感觉全身轻松愉快，不会有困意和心烦的感觉。

刚开始观呼吸，也许不能做到做任何事都能配合呼吸。这很正常，不必为难自己，只要对呼吸有一个认识，想起时就观察一下呼吸，渐渐就会养成无论做任何事都会与呼吸节奏保持一致的习惯。

3. 人的气数一到，一生就活到头了

人的一生呼吸次数是有限的，气数一到，人的一生就结束了，就像机器都有使用年限。调节呼吸，延长呼吸时间，能起到维护身体功能的作用。

慢细、均匀、深长的呼吸，不但能改变性格，还能延长寿命。如果把每次呼吸的时间延长几秒，这几秒积累起来，这一生不知不觉就延长了几十年，甚至是一倍的时间。

呼吸对转变命运太重要了。没有自信，不知所措，最初的表现就是呼吸混乱，失败皆由此所致。这里不想举太多的实例、用一些无用的词来描述呼吸的重要性，只希望通过反复强调呼吸，引起你对呼吸的重视。你在吃饭、说话、做事等任何情况下都要注意你的呼吸，保持呼吸平稳有序的节奏，一定会头脑

清醒，保持平静就会产生强大的觉知力。

4. 天人合一

呼吸不但可以调节情绪，而且还能通过嗅觉器官细微的觉察来躲避危险。在危难之际，惊慌、恐惧都没有任何用处，只有关注呼吸让身体平静下来，才有可能换来一线生机。

如果每时每刻都能做到与呼吸结合在一起，就是达到了天人合一。你的生活质量、幸福指数，必然会一直上升。许多瑜伽书都提到过天人合一，实际生活中我们或许会有那么一瞬，天人合一的感觉与你擦肩而过。

你尽可以回想一下，冬天的早晨，在你起床时一缕暖暖的阳光照在身上；或在你骑车的路上，一股春风迎面吹来，看到满山遍野开满鲜花，完全沉醉在大自然的那一刻，突然感觉不到自己了。深远的平静就是天人合一。只是这个美好的冥想一瞬间就消失了，自我的欲望、想法、琐事又把我们带回到了婆娑世界。

气就是意识，我们握拳时气就到了手上，意识也集中到了手上。人的意识运行于气血中，宇宙的意识则在大自然、空气中。唯有呼吸可以把自然之气与自身的气血合二为一。

所有的琐事都会切断人与自然意识的连接。把精神耗费在无聊的事物上，就切断了与自然能量的连接，就如同切断了生命的能源，日积月累就耗费了所有的生命能量、人的元气。

人间即使有仙境，若放不下欲望的苦受，也依然不会感觉到它的美。只有在放下狭隘的思想，没有思想观念的束缚，用心感知喜悦以及自由的呼吸、自然的空气，仿佛无念、无息、无我时，所有事才能与呼吸保持在一个自然平稳的频率，产生一种心情无比舒畅的感觉。知无所知，觉无所觉，仿佛与大自然是同一个生命体，就是天人合一的境界。

如果你忽然有一天意识到自我已达到了天人合一之境，其实它是又有了自我，就会与自然又一次隔离开。你一旦意识到了这种境界，就又落入了凡尘。

天人合一是在不知不觉中，全身心忘我地融入当下的每个事物中、每时每刻的生活中，是极其自然的与每一瞬间结合在一起的喜悦，并不是盘膝一坐摆个造型，在一个固定的时段就到了天人合一。所以不要故弄玄虚，故意去追求什么天人合一。

天人合一的境界，只能在心和脑变得单纯而清晰时，才会自然而然地降临。当内心顿悟到生命真谛的一刹那，恍惚之间来到天堂，这里既没有佛，也没有上帝，世间喧嚣的观念也都消失了。我依然是我，没有任何改变，依然有喜有怒，依然生活在这个世界上。唯一不同的是无论刮风下雨，我心中时刻都洋溢着春天的滋味。一切都是那么简单、那么美好，这时仿佛没有了我，宛若我就是这个世界，这个世界就是我。

5. 幸福在哪里？

人们常说天人合一就是幸福的感觉。但什么是幸福呢？我们感觉到的幸福就一定是幸福吗？感觉只是记忆里产生的反应，是对不同生活处境的一种对比。如果你认为有了金钱、地位、名声就是幸福，那么没有这些时又会怎样呢？

> 知道什么是幸福，并不是幸福本身。
>
> ——【印度】克里希那穆提

幸福不是我们的感觉，如果你感觉到了天堂，也许是坐在悬崖边上。世事无常，你所感觉到的幸福会稍纵即逝，跌入低谷时会更加痛苦。

幸福更不是苦，苦就是苦，没有必要违心地非要把苦说成是甜。人们可以苦中作乐，却没有人愿意接受——痛苦就是幸福。苦是修行，却不是幸福，除了心理异常者之外，没有人期盼这种幸福。

一个不知道什么是幸福的人，总要对比，可就是因为对比，人们才会感觉到苦。如果没有分别心，即使生活真的很苦，也不会感觉到丝毫的痛苦。就像我小时候尽管每天吃不好、穿不好，却感觉生活得非常好。

对于有分别心的人，幸福就是痛苦之后的喜悦，这些人若没有痛苦，就体会不到喜悦。很多人盲目地四处寻找幸福，转了一大圈，方知此岸即彼岸。

幸福也不只是现在流行的说法"当下"，而是每时每刻感恩地接受生命的现状。它不是止步于当下，而是连续不断的动态反应。

幸福不是谁能教给你的，更不是能培养的；既不是我所说的，也不是别人讲的，更不是你想象的那样子。幸福就是一种纯粹的自然状态。我就是幸福本身，幸福就是真实的我，真实的我就是这个微妙玄通、深不可识的宇宙。

幸福就像我们身体的某一部分，没有受伤、没有触碰某一物体，我们不会感觉到它的存在。我们似乎总是想不通什么是幸福，不断地阐释幸福，希望用最恰当的词给自己一个满意的心理安慰。

幸福不单单是一个词，更不是某一时刻存在于特定的时间、地点、事物之中，它和所谓的心态一样，是永恒的。你若认为可以从外在寻得幸福，那么你就不重要了；如果你找到的已超过了幸福本身，你又迷失了自己。

世界上只有自己离不开自己，其他所有的一切都是生命的附属品。幸福没有起点，也没有终点。持续的觉知状态渐入佳境，进入一种无意识忘我的自然状态，就是幸福。

幸福就是平常心、爱心，是时刻与你周围的一切自然地融合在一起，也就是天人合一，是瑜伽追求的最高境界——宁静。

5♥ 摄心

　　导读：瑜伽八支分法的第五支是摄心，就是控制身体的感官，不要为所欲为，把注意力从身体和外在世界收回到内心与内在。摄心有助于治疗一系列心理疾病。

1. 烂记性

　　"有钱四十称年老，无钱六十逞英雄。"但何谓有钱，何谓没钱？若要攀比，每个人都是穷人。最有钱的常常是债务大亨，没有钱的至少没有外债。如今很多人缺的不是钱，而是缺心。缺少一颗清净心，再多的钱也满足不了人的贪念，填不平缺失的心。

　　即使最富有的人依然有烦恼。失落的人，念了《心经》念《圣经》，拜了关帝拜上帝，祈求幸福。可幸福不过是人们常说的"健康的身体和烂记性"。

　　记忆力总会忘记重要的事，无用的闲事偏偏挥之不去。能把烦恼变成美好、痛苦变成快乐的魔法就是烂记性。虽然记性不好，什么也记不住，内心却像大海、蓝天一样，纯净美好又广阔无垠。好记性利于学习，学别人。但是烂记性更利于创造，做个幸福的自己。

2. 神即精神

　　当我们想起我们全都是疯子，神秘感就消失得无影无踪，生命也解释得通了。

　　　　　　　　　　　　　　　　　　　　　　　　——【美国】马克·吐温

　　人们常把抑郁症归类为精神上的疾病。可精神是无形的，犹如空气，又不是器官，何谈生病。所谓精神上的疾病，本不算病，就如同阴天下雨一样，是在所难免的。所以，精神疾病无药可医，药医得了身，绝对医不了心。

精神上的疾病也无须用药，环境净化了，思想放下了，全身放松下来，精神上的不适就消失了。除非是长期不规律的生活、不好的习惯，导致内分泌失调，身体和神经等出现一系列生理问题，那时就必须及时就医。

神经和精神完全是两回事。神经是有形的，是身体的一部分，很容易生病。所以，幸福从善待自己的身体开始。但是若要身体健康，也必须有一个饱满的精神。

众神之中唯有精神真实存在。如果你不把精神这尊神当回事，为了你的理想努力奋斗、不眠不休，或昼夜狂欢享乐，这尊神对不拿自己身体当回事的人，可从不心慈手软。小则如孙悟空，在铁扇公主的肚子里，翻几个跟头，让你得一点儿小病，警示一下。若还不知悔悟，它定会大闹天宫，让你彻底崩溃，永无安宁。精神如果出现问题，自己常常不易察觉。所以，要经常检查自己的行为。

3. 抑郁

现代人常常把白天当晚上，晚上当白天，黑白颠倒的生活滋长了太多的欲望，导致了血清素下降，而血清素过少会导致抑郁。经常泡吧和在夜场工作的人患抑郁症的概率较高。他们常常以为是某些应激刺激造成的，实际上最主要的原因还是长期过度的欲望，奢侈无度、不规律的生活，不知道怎么爱自己。

抑郁症的成因一种是先天遗传基因导致的血清素不足，另外一种就是不良的生活习惯。改变生活习惯，增加对血清素能神经的锻炼，认真坚持三个月，即使不用服药，抑郁症也会得到改善。

血清素是早上制造的，白天没有制造足够的血清素，晚上就没有足够的褪黑激素，就会导致失眠。

白天激活血清素能神经，晚上关灯睡觉，睡前不要摆弄手机、电视、电脑，就能有足够的褪黑激素产生。正常分泌的褪黑激素，除了安眠，还可以抗衰老。

激活血清素能神经的简单方法就是阳光，日出而作、日落而息的良好生活习惯，以及散步、锻炼。但锻炼也要有度，过度锻炼就会失控。

知道怎么去爱自己，保持平和的性格和运动，通过瑜伽体式、呼吸、冥想等都可以调节血清素。当人懂得了什么是真正的爱，能够平和地看待这个婆娑世界，血清素自然就平衡了。

起居无常，恣意妄为，过度消耗精神，必然会引起早衰，引发身体以及神经系统的诸多问题。防衰老第一步就是规划一个合理的作息，劳逸结合。

4. 摄心

瑜伽八支分法的第五支是摄心，就是控制感官。想象力像一匹狂奔的野马，不控制就会发展成妄想，耗尽你所有能量。观察你的想象力，集中思想，放松身心，奔向你的目标，才可能实现梦想。

持续地观呼吸，简单地自我审视，及时发现自己哪里活得不对劲，哪些地方错位了，及时纠正过来，就是控制感官，自己才能成为感官的主人，就能避免重复犯错。

很多人明知堕落就像滑滑梯，而且知道下滑时刺激带来的快乐感觉过后是什么，却偏要尝试。许多事情都是显而易见的，一些人偏要等到发展到无法挽回的地步，失去了自控力，变得不可收拾之时，才幡然醒悟。这就是在那些不愿意控制感官的人们身上经常发生的事情。

更多的人一旦堕落，只要没有受到伤害，就会变本加厉，更加肆无忌惮地疯狂下去。即使有朝一日受到了可怕的惩罚，若逃过一劫，还会得意忘形，卷土重来，继续曾经疯狂的生活模式。所以不能摄心（控制感官），就无法避免重复犯错。而避免重复犯错，不但要控制感官，而且要专注于生命的真谛，杜绝被繁华的世界所诱惑。

身体是你最好的一个朋友。控制感官，做感官的主人，养好精神，必然会拥有一个好身体。好身体、好心情、好运气紧紧相连，这一切都依靠有规律、有节制的良好生活习惯。这就是摄心。

5. 如何进行摄心——以瑜伽视角探寻内心的平衡

《道德经》有云："圣人不病，以其病病，夫唯病病，是以不病。"意即圣人因正视缺点而无缺点。以瑜伽理念为镜，可洞察自身心理状态是否"正常"，寻得内心和谐安宁。

这里的"正常",并非单纯指符合大众普遍行为模式的那种正常,而是关乎我们内心真正的状态,关乎我们是否能与自己和谐相处。

瑜伽八支分法之一的摄心强调的是控制身体的感官,不让其为所欲为。我们的感官就像脱缰的野马,带着我们在这外在的世界里横冲直撞,眼睛总是被各种绚丽的广告、社交媒体上的花花世界所吸引;耳朵充斥着嘈杂的车水马龙声、无尽的八卦闲谈;嘴巴也常常在满足着对各种美食的欲望,毫无节制地摄入,内心却在这一番折腾下,消耗太多宝贵的能量,让自己感觉愈发疲惫与迷茫。

那么,究竟该如何进行摄心呢?瑜伽冥想是一种极为有效的方法。

选择一个安静、舒适且不受打扰的空间,选择一个合适的坐姿。常见的有莲花坐、至善坐和简易坐。莲花坐是将右脚放在左大腿上,左脚放在右大腿上,双手可放在膝盖上;至善坐是右脚跟抵住会阴部,左脚放在右大腿内侧,双手同样放于膝盖;简易坐则是双腿交叉,自然盘坐,双手放于膝盖上。选择一种让自己感觉舒适且能保持身体稳定的坐姿,这有助于在冥想时集中注意力。

另外,还可以准备一些辅助工具,比如,一块柔软的瑜伽垫,让自己坐得更舒服;或者一条薄毯子,在感觉寒冷时可以披上保暖,避免因身体的不适而分散注意力。

瑜伽冥想的具体步骤如下。

(1)入座并调整呼吸。坐在准备好的位置上,挺直脊背,使身体保持中正。先做几次深呼吸,通过鼻子缓缓吸气,使腹部膨胀,感觉气息充满整个腹部,然后再用嘴巴缓缓呼气,感受腹部收缩,将气息完全吐出。重复这个深呼吸的过程,帮助自己放松身体,平静思绪。

(2)专注于一点。可以选择一个具体的关注点,比如,呼吸、眉心之间的点或者是内心的一个意象。如果选择专注于呼吸,就如同之前深呼吸时那样,持续地感受气息的进出,每一次吸气和呼气的细微变化都要察觉到。若是专注于眉心之间的点,就将目光轻轻内收,仿佛看向眉心内部,把注意力集中在那个虚拟的点上。要是以内心的意象为关注点,如一朵盛开的莲花,就先在脑海中清晰地勾勒出莲花的模样,它的颜色、形状、花瓣的纹理,等等,然后将全部的注意力都放在这个意象上。

(3)排除杂念。在冥想过程中,杂念是不可避免会出现的。当杂念来时,不要刻意去驱赶它们，也不要因为出现杂念而懊恼自责。只需轻轻地将注意力重新拉回到自己选定的关注点上。比如，当你正专注于呼吸，突然想到了今天要做的工作，这时就温柔地把思绪带回，继续感受气息的进出。

（4）保持专注的状态。尽量保持这种专注的状态，并持续一定的时间。对于初学者来说，可以从 5 分钟开始尝试，随着练习的深入，可以逐渐增加到 10 分钟、15 分钟甚至更长时间。在整个过程中，身体可能会出现一些反应，比如感觉某个部位有些痒或者有些麻，这时不要立刻去挠或者调整姿势，先尝试用意识去觉察这种感觉，然后将注意力继续保持在选定的关注点上。

瑜伽冥想的具体功效如下。

（1）瑜伽冥想能有效减轻压力，让身体和大脑从紧张的应激状态中解脱出来。

（2）瑜伽冥想有助于排除杂念的干扰，提高专注力，并将专注力延伸到日常生活和工作中，让我们能够更加高效地完成任务，更深入地学习知识等。

（3）瑜伽冥想对改善睡眠质量有积极作用。很多人饱受失眠或睡眠质量差的困扰，瑜伽冥想可以帮助调节我们的神经系统，使其从兴奋状态逐渐过渡到平静状态。冥想练习有助于调整人体的生物钟，使睡眠周期更加规律。当我们在冥想结束后，身体和大脑都处于一种较为放松的状态，更有利于进入深度睡眠，从而提高睡眠的时长和质量。

（4）瑜伽冥想能够增强自我认知。在冥想的过程中，我们会更加深入地接触自己的内心世界，觉察到自己的情绪、想法以及潜意识中的一些内容。经常进行瑜伽冥想的人对自己的情绪感知更加敏锐，能够更好地了解自己的优点和不足，明白自己的需求和欲望，进而在生活中做出更符合自己内心的选择，实现自我成长和发展。

（5）瑜伽冥想可有效调节我们的情绪。特别是当我们情绪波动，如愤怒、悲伤或焦虑时，通过瑜伽冥想，我们可以回到内心，以一种客观的视角去审视这些情绪，而不是被它们所左右，使我们在情绪受到刺激时能够更加冷静地分析情绪产生的原因，从而采取合适的措施来调节情绪，让自己的情绪状态保持在一个相对稳定的水平。

除了瑜伽冥想，还有专注呼吸法。找一个安静、舒适的地方坐下或躺下，闭上眼睛，将全部的注意力集中在自己的呼吸上。感受空气缓缓地进入鼻腔，凉凉的，然后再缓缓地呼出，暖暖的。不要去刻意控制呼吸的节奏，只是单纯地去觉察每一次呼吸的流动，当杂念出现时，不要慌张，轻轻地将注意力再次拉回到呼吸上。通过这种对呼吸的持续专注，能让我们的心思逐渐沉静下来，从对外在纷繁事物的关注中脱离，回到内心的宁静之中。

感官内收练习也是不错的选择。比如，在日常活动中，当我们行走时，不要被周围的景色、人群等分散太多注意力，而是将注意力放在自己的双脚上，感受脚底与地面接触的感觉，每一步的轻重、节奏等。吃饭时，不要一边吃一边刷手机、闲聊或思考其他事情，而是专注于食物的味道、口感，咀嚼的感觉等。通过这种将感官从外在收回到自身的做法，能更好地控制感官，达到摄心的目的。

摄心，就是要把如浮萍般漂泊在外部世界的注意力，重新拉回到内心。当我们尝试着去控制身体的感官，不再任由它们被外界随意牵引时，我们会发现一个全新的世界——内心的世界。通过摄心，我们能够静下心来聆听自己内心真正的声音，去感受那些被我们忽视的情绪，无论是喜悦、悲伤还是焦虑、恐惧。

这种摄心的过程，对于治疗心理问题有着极大的帮助。在当今社会，心理问题似乎已经成了一个普遍存在却又常常被忽视的"隐形杀手"。很多人表面上看似正常，每天按部就班地工作、生活，但内心可能早已千疮百孔。焦虑症、抑郁症等心理疾病如阴霾般笼罩着不少人的生活。而摄心，就像是一束穿透阴霾的光。

当我们学会摄心，在面对生活中的压力和挫折时，便不会再像以往那样一味地被负面情绪淹没。我们可以通过控制感官，不让那些外界的压力源进一步刺激我们的情绪，然后回到内心，去探寻自己情绪产生的根源，进而找到化解的方法。比如，当我们因为工作上的一次失误而陷入自责和焦虑时，如果能够运用摄心的方法，先让自己从对失误后果的过度担忧以及同事、上司可能的看法等外在因素的关注中抽离出来，回到内心去思考这次失误的原因，以及如何在今后避免类似情况的发生。这样，我们就能以一种更健康、更理性的方式处理心理上的困扰，而不是让心理问题不断滋生、恶化。

所以，回过头来再问问自己："我正常吗？"或许我们都该尝试一下像摄心这样的方式，去关照一下自己的内心，看看在这看似正常的生活表象下，内心是否真的健康、平静。只有当我们的内心真正处于一种和谐、稳定的状态，我们才能说，自己在这个纷繁复杂的世界里，算得上是一种真正意义上的"正常"吧。

5♦ 瑜伽新概念

导读：现在对瑜伽的解释有着太多的误读。瑜伽是身与心、心与自然的连接，它就存在于日常生活中。

1. 认识你自己

我们依靠什么而存在？是我们的肉体吗？我们的意识又来自哪里？我们的意识是自然意识的一部分，它来自大自然。我们的意识集中于我们的肉体，意识与肉体同步，不超前，也不滞后，就是身心合一。我们的意识服从于自然意识，与自然意识同步，就是天人合一。身心合一、天人合一都是通过呼吸实现的，当呼吸平稳、绵长，甚至若有若无之时，就是达到了合一的状态。而瑜伽所追求的终极目标，就是意识与身体、意识与自然的同步，即身与心、心与自然的和谐。

如果想更贴切地理解瑜伽，就请你放松身体坐直，观察你的一呼一吸。想象吸气时能量进入你的身体，意识支配能量到了手部，两个手心朝上，与你所处的空间能量结合在一起，呼气后放松肩背，全身就放松了。再一次吸气时，想象你的意识支配能量到了双脚，与大地的能量结合在一起，达到了天人合一。

2. 真实的瑜伽

关于瑜伽，流传着许许多多的传奇故事，更有着瑜伽医治百病、延年益寿的说法。但是，若只是练瑜伽而不了解真实的瑜伽，不但医不了病，反会损害身心。

盲目练习瑜伽包括：只练体式，不注意饮食；只注重饮食，不注意休息；虽知劳逸结合，但不关注被污染的环境；你言行举止、生活习惯的某一项失去平衡。如果这样练瑜伽，不但不会健体强身，反而会有损身体健康。瑜伽不仅只是体式呼吸，更是全然的冥想觉知。

　　瑜伽的状态是在工作中、学习中、吃饭睡眠中，每时每刻与你所接触的万事万物和谐地在一起。一切都那么自然，稍有偏差就会生病。瑜伽就像调整事物重心的平衡称，不断调整事物与身、心、灵的平衡。

3. 专注

　　瑜伽八支分法的第六支是专注，指的是把持续的观呼吸带入生活，做好每一件事，集中能量，就能不被任何无关的事分心，不被任何事情诱惑。

　　人没必要回避压力、痛苦、孤独。你认为痛苦就是痛苦。与真实直接接触时，才存在自由。处在一个没有边界、完全觉知的状态就是专注。

　　比如一位画家在创作时，他与真实的景象直接接触，通过画笔表达自己对自然美的感受。在这个过程中，他：

　　（1）体验到自由：不受约束地表达自己的创造力和想象力；

　　（2）处于专注状态：全神贯注地观察、感知和描绘眼前的景色，没有边界地沉浸在创作过程中。

　　在这种情况下，画家与真实直接接触，从而体验到创作的自由，并处于一种没有边界、完全觉知的专注状态。他能够全身心地投入绘画中，自由地表达自己的艺术见解。

　　又如一个摄影师在拍摄风景时，他直接面对真实的美景，用心去捕捉每一个瞬间。这时他：

　　（1）感受到自由：可以自由选择角度、光线和构图，以展现自己对美的独特理解；

　　（2）进入专注状态：不受干扰地专注于眼前的景色，完全觉知周围的细节和氛围。

　　摄影师与真实的风景直接接触，从而获得了创作的自由，并处于专注的状态。

　　这些例子都体现了在与真实直接接触时，人们能够体验到自由，并进入一种没有边界、完全觉知的专注状态。

　　如果一个人无法专注，控制情绪、感官，无法改正缺点，更多的是因为受业力或者生活习惯的牵引。在专注当下的呼吸时，要回归宇宙的灵魂之中，那么，无论是因果还是业力，都干扰不了人的灵魂意志。反之，当下所做所想的事情越多，精神越散乱，意志力就越薄弱。

4. 冥想

瑜伽八支分法的第七支是冥想，延长了专注的能力，美化生活，处处感恩。感恩之心把所有的事情都想象得美好，真正做到正念、正思维，时刻保持与周围空间的和谐，与周围的一切合为一体。就像司机跟汽车结合在一起，汽车如同司机的身体一样。想心思专注就必须坚持冥想。

5. 三摩地

瑜伽八支分法的第八支是三摩地，指天人合一的境界、忘我的快乐、自然的生活。但是，如果你认为这是最高境界，那就脱离了真实。因为世界上没有最大，也没有最小的事物。犹如时间永无止境，有的只是上一刻接着下一刻。只有与一切真实地结合在一起时，才能达到超然无我的境地。就像人死后没有知觉一样，因为他与自己在一起，所以什么也感觉不到，这个自己就是大自然。

第四章
生活是最神圣的学习殿堂

6♠　与疾病共处

导读：如果说有什么是与人相伴一生的，那疾病是必然的选项之一。不管是身体的疾病，还是心理的疾病，没有谁的一生是没有得过病的。疾病很大程度上是由坏习惯引起的，改变坏习惯从每一个早晨开始，在日常生活中完成。

健康的本能被培养得越早，就越会被当成顺其自然的事，身体也会越早成为完美的仆人，给你很高的礼遇，而不必让你时时记挂。

——【英国】安妮·佩森·考尔

1. 与疾病共处

瑜伽还有接纳的意思，接纳生活中的一切苦与痛。活着不可能没有疾病，没人指望感冒得到根治，因为都知道稍微不注意就会染上感冒；但人们却希望抑郁症、牛皮癣、高血压、糖尿病、癌症等难治的病得到根治。实际上，没有哪一种病是可以根治的，所有病只能缓解，因为只要人稍有疏忽就会得病。

人孰能无过，又怎能不得病。即使一个人看似身心健康，也不代表没问题。要么没觉察到问题，要么就是能有效地缓解问题。把疾病视为朋友，它会成为人一生的良师，为你画上一道保护线。反之，你越认为自己活得正常，越容易生病。

引起社会问题的，并不是那些接受治疗的患者，而恰恰是那些看似正常或认为自己正常的人。就像德国作家曼弗雷德·吕茨在《疯狂》一书的序言里写的那样："被认为不正常的患者倒显得挺美好，痴呆症患者很纯情，成瘾患者很讲面子，精神分裂症患者有一颗高度敏感的心，抑郁症患者让人动容，狂躁症患者让人着迷。然而，电视中的战争犯、恐怖分子、杀人犯、经济犯、尖嘴猴腮的会计、不要脸的小人都是那些被视为完全正常风风光光的人。"

古人云："夫唯病病，是以不病。圣人不病，以其病病。"把疾病视为敌人，只能徒增烦恼。疾病就像孙悟空头上的金箍，稍偏离本性一点，就会用疼痛提醒人需要调整身心。在没有自控力的情况下，如果丢弃了这个金箍，迟早会惹祸上身。

疾病可以限制愚蠢的念头，让人安静，若身患疾病仍保持疯狂的状态，那将无药可救。无论人怎么抵抗或藐视疾病，都无法疗愈身心上的创伤。只有温和的力量会抚平内心，让身、心、灵得到彻底的治疗。

上帝惩罚一个人就是让他疯狂，上帝拯救一个人就是赐予他温和的力量。古人云："天将救之，以慈卫之。"所以，听人劝者活百年，固执的人老得快，不遵守自然规律会死得早。疾病不过是给人的一个温馨提示，提醒人不要自以为是，要遵守自然规律。

2. 没有医不了的病，没有改不了的坏习惯

人的身体结构、体质状况各不相同，什么事情都要因人而异，凡事都是有过之则不及。每个人都有不同的生活方式，普遍适合的未必适用于每个人。规律还需要根据日常的生活细节，在一些小事中积累经验来确立生活准则。

找到了事物的规律，就找到了开启成功大门的一把金钥匙。如果违背自然

规律反而更健康，这若不是特例，那以后就不必相信科学了。但是你的生活质量、健康状况已经受到不良习惯的危害，如果还保持原有的生活方式，你再不改变生活，生活必将改变你。

"病来如山倒"正是"忧患生于所忽，祸起于细微"的例证。没有一种疾病会毫无征兆地发生。重病都是因无规律的生活，没有察觉到一些看似无关紧要的病兆，忽视了一些生活方面的细节，积累了诸多不良习性，才导致的严重后果。

医学上，有人认为癌症跟遗传有关。其实，这里所说的遗传，更多的是指家族遗留下来的生活方式和生存环境。若没有适合癌细胞生长的环境条件，又如何患癌？所以，患上癌症，只要放下思想负担，重新面对生活，调整饮食、习惯、环境、性格，有规律有节制地生活，了解生活，改变原有不良的生活方式，听从医嘱，就还有康复的可能。

天道酬勤，只要有改变的意识，相信自己，没什么改变不了的。"祸兮福之所倚，福兮祸之所伏。"无论痛苦还是疾病，都不可能夺走人的生命。它们只是一个无声的预警信号，提醒人要做好某些危险和风暴即将来临的防备，让人放慢速度看清路况。真正的不幸是人的无知、固执、傲慢、骄奢淫逸的生活导致的。

3. 记录生活

瑜伽是修行者把每件对生命有益的事情记录下来，编辑而成的智慧。养成记录的习惯，记下你的思想和感觉，记下你对妒忌、羡慕、虚荣、好色、性欲等的各种反应，就能了解你的心理健康状况，及时觉察自己不良的思维习惯。

如果平时生病时能记下最初的身体状态、后续治疗康复的全部过程，以后再遇到相同的病症，就可以尽早发现，自己就能知道怎样预防与治疗。

养成记录生活的习惯，有助于改正不良的习惯，同时不会遗漏那些好习惯，还可以避免因重复犯错而生病。再发生同样的病症时，也便于查阅参考以前的治疗过程，方便自我疗愈；就医时也能提供详细的病历，便于医生诊断、对症下药。

将自然科学规律，与自己的生活环境、身心的健康状态相结合，就能找到适合自己生活习惯的规律，合理安排生活。多听，多看，多学，见多识广，博学多识，当知识像导火索一样，引爆深藏在心灵中的智慧，就会将生活打理得秩序井然。

现在许多人每天忙忙碌碌，总是认为时间不够用，因此无法有规律地生活，无法得到充分的休息。但休息不好的后果，就是工作学习效率降低，甚至导致疾病。所以，对于休息，没有任何借口，必须合理安排作息时间，让身体得到充分放松。

实际上，我们每天的时间并不是不够用，而是因为闲话说得太多，闲事做得太多，闲心操得太多，浪费了时间和精力。每天吃淡点，心淡点，凡事看淡点，就能有足够的时间安排生活。

4. 日常的修炼

> 在月光下耕耘劳作虽不宜，但在阳光下睡觉更羞人。
>
> ——【美国】考门夫人

生活中很少有人考虑如何生活，更没有人遵守什么戒律清规，大多数人只是相信，只要成绩好、工作好、人缘好，生活就圆满美好。或者认为像瑜伽修炼者一样，在洞穴里静坐冥想，生起内在的拙火或将昆达里尼能量沿着脊椎推升，就能达到身、心、灵的平衡。却忽略了，规律的生活是在日常养成的，日常的修炼才是瑜伽的核心。

日常修炼的关键句：

（1）早晨起来，别偷懒。　（2）睡醒下床，莫着急。

（3）天天揉腹，百病除。　（4）辰时如厕，很重要。

（5）清理卫生，喝温水。　（6）调整呼吸，练瑜伽。

（7）听听音乐，念首诗。　（8）先吃水果，后吃饭。

（9）提前出门，慢赶路。　（10）行色匆匆，气不顺。

（11）见人行礼，心和气。　（12）情绪不好，运不佳。

（13）生活规律，应改变。　（14）明察自我，常反思。

（15）多听多看，少闲聊。　（16）没事电话，少打点。

（17）少夸海口，多做做。　（18）言简意赅，人敬仰。

（19）劳逸结合，不妄作。 （20）功成身退，人长寿。

5. 起床运动

有好习惯才能有好生活。早晨醒来立刻下床，或许对身体没有太大影响，可是如果某一天血压不正常，下床过于着急，就可能会有生命危险。但是起床时谁又能知道自己的血压多少？所以，早上起床即使如厕或遇到急事，也应坐在床上活动一下四肢，让血液均匀地流向全身。这样就可以避免血液一股脑涌向头部导致脑出血。

很多保健书都提到按摩肚子，既可养脾胃，又可减肥，一举两得。所以早上起床揉揉肚子，何乐而不为？腹腔就像酝酿生命种子的大地，人类的身体就是在这里诞生，人的生命力就潜藏在腹腔之中。

腹腔在每天 5 时至 7 时气血运行到大肠经时，与大地一同被清晨唤醒。腹部遍布肝、胆、脾、胃、肾等众多经络，早晨起床揉腹部可以催促五脏六腑开始工作。

揉腹时要深呼气，收腹，收缩会阴、肛门、生殖器，屏住呼吸。吸气时双手离开腹部，放松腹部，腹部自然鼓起。反复按揉，由轻慢慢加重。

生活有规律的人都在晨起后排便。粪便积存于腹内不及时排出，浊气就会压迫五脏。经常按摩腹部，早上起床排泄会更顺畅，会让人一整天都感觉精力充沛。

6. 早晨的时间规划

我曾有一段时间早晨恋床，后来詹姆斯·艾伦的一段话让我改变了赖床的习惯。"早起的人比较珍惜时间，也无须匆忙，他总是赶早不赶晚，所以，工作也会越做越好。他有充裕的时间让自己镇静而慎重，将自己手头的一切处理得都很好。"

清晨很安宁，最适合看书学习，现在人们常常希望孩子不要输在起跑线上，实际上生命中每一天都是崭新的开始，每个清晨迎来的都是一个全新的世界，每个清晨都是人生的起跑线。只要你想跑，什么时候都不算晚，只是早一天晨跑就会早一天把恋在床上做的美梦变成现实。最起码早一点起床会美美地吃上一顿早餐。

俗话说得好："早餐要吃得像皇帝，午餐要吃得像平民，晚餐要吃得像乞丐。"因为皇帝起居都有专人侍奉，每天非常注重早餐。早餐吃得好，一天才能够精力充沛，高质量的生活就在于早餐。

俗话说："晨不喝水，到老后悔。"早晨起床养成喝水的好习惯，不但能预防疾病，更能医病。但是，要避免喝千滚水，就是反复烧开的水，早晨更不能喝凉开水或冰水。"早吃姜如参汤，晚吃姜如砒霜。"早上体寒最好喝姜糖水，但是午后就不要再喝姜水了。

我们在肉体里住着，肉体在房子里住着，房子和我们的身体一样需要吸收新鲜的空气。每天起床后除了洗脸刷牙，打扫房间，更要通风换气（换气要注意空气质量，以阳光充足、雾气散开时为宜）。

调整呼吸、运动健身、听音乐、练瑜伽都应该列入早晨的时间规划中。清晨的时间安排得合理有序，不把时间耽误在找东西上，就不必每天行色匆匆地赶路，不会让一天的心情都感到压抑。如果每天做什么都急急忙忙，慢不下来，只能说明你的自控力正在一点点下降。

如果你正因肥胖而烦恼，更应该养成一个好习惯。按时吃饭，定时定量，饭前吃点水果，细嚼慢咽，不摄取过多糖分、脂肪，睡眠充足，勤于劳动，身心放松，就这么简单就能免去吃减肥药的苦恼。既健康有效，又安全无副作用，不易反复。追求速效，后患无穷。有规律地活着就是瑜伽的生活。

6 ♣ 好声音改变命运

导读：疾病的另一个起因是情绪，平时的言语不当，会破坏情绪，很容易使人因气得病，所以瑜伽非常注重瑜伽语音的修炼。我们在生活中把说的每一句话都当作瑜伽语音来念诵，又怎能不健康？生活就是瑜伽，又何必出家。这一节的重点就是：少言；说好听的话；感恩、安慰、鼓励、肯定的语言对人生具有积极意义。

> 每天无聊的闲谈和恶劣的空气一样，对身体衰弱的人的身心都是有害的，反之有益的交往，特别是和睦的交往，是疾病痊愈的重要条件。
>
> ——【瑞士】卡尔·希尔逊

1. 群处守住嘴，独处守住心

无论何时何地都莫论他人的是是非非。当你在背后议论别人时，听的人就会想，你在背后是否也会同样议论他。因为这是你做人的习惯，听者若以讹传讹，还会招来祸患。管不住自己舌头的人，很容易毁掉自己的一生。

少说多听，能学得更多，了解得更全面。没用的话少说，没用的事少做，言简意赅，会得到更多人的尊敬。喜欢倾听的人会有更多的人愿意跟他倾吐心声。不受干扰地倾听即觉知。

为了防止心灵受到不必要的干扰，染上坏习惯，尽量避免不当的交往。经常与脾气暴躁的人在一起，用不了多久，情绪也会变得同他一样。同样，经常听一些怨妇的诉苦、自责、自夸，也会影响情绪。

言多必失，话说多了，听多了，都成了废话，既耗神又浪费时间，更影响健康、运气、友谊、爱情、人际关系，甚至家庭和睦。古人云："立志须存千载想，闲谈无过五分钟。"少夸海口，多做事；劳逸结合，不妄作；功成身退，人长寿。

2. 说话好听的人有福

福从何处来？它就在人的内心，是悦耳甜美的声音，是新年的一句问候，感激的一声谢谢，真诚的一句道歉，温暖的一句安慰。好话不在多，一句足以流露真情。说话好听的人有福，会说话的人有福，说好话的人有福。因为每当你说出一个字都如同在念瑜伽语音。

福音不是随时都能听得到，它如天音，却近在咫尺；它在我们心中，却很容易被杂乱的噪声掩盖，被内心的骚动扰乱。想要听到那平静和谐的福音，就要侧耳细听，调整心弦，当绞紧的心弦不再发出诅咒和怨言时，就能听到喜悦、感恩、赞美的声音。

赞美、嘲笑、安慰、抱怨都是人的本能。我们每说一句话，最先听到的人是自己。赞美别人，最先感受到快乐的是自己。反驳、责骂别人，最先听到的也是自己。谩骂不能展现力量，只能暴露人的恐惧与懦弱。大多数的谩骂都源于忌妒、仇恨和习性，不过是无能为力时发出的咆哮。

人说恶语先是脉搏加快，血压升高，呼吸紊乱，精神紧张，身体器官失常；然后，才情绪失控，滔滔不绝，语出伤人。从这个层面来说，身体好坏、事业成败，都是咎由自取。

如果身心处在四分五裂的状态，很快就会被杂音撕成碎片。"穷勿信命，病勿信鬼。"无论有没有神灵，如果表里如一，每时每刻都能说好话、办好事、做好人，在人前背后都能言行一致，最终受益的是自己。

我们的声音怎样传出去都会像回音壁一样被反射回来。实际我们所说的每一句话，都是说给自己听的。真心去赞美就会受到同样的赞美。

赞美来自懂得欣赏的人，无论何时何地，他们都有敏锐发现的目光，即使处在一个阴暗的角落里也能看清一切。世界上许多奇珍异宝都隐藏在不为人知的角落，这是无须争辩的事实。懂得欣赏的人，不论什么境况都能发自真心赞美，随时随地发掘美好的一切。

每个人、每件事都有值得褒赞学习的一面。夸大其词的赞美就是在嘲笑别人或想让人来赞美自己。若不是发自真心地去赞美别人，不如干脆保持沉默。

赞美更多的人也同样会得到更多人的欢迎，就像在山谷里喊一句"我爱你"，秀丽的群山立刻会回应无数个"我爱你"，欣然接受并给予你赞美。虽说这只是个自然现象，可当你真心去赞美大自然时，你愉悦的心境会给你的生命带来无穷的力量。

瑜伽修行者在饭前会用祷告的方式，赞美大自然赐予的食物。抛开其中的神秘色彩，其实，它也并非没有道理。饭前的赞美，使注意力集中在食物上，情绪、呼吸因此平稳。所以能细嚼慢咽，细细地品味食物。而心情平静，喜悦地就餐，更加有益消化。相反，如果你带着不良的情绪吃饭，即使吃得再有营养，对身体也是有害无益的。

> 即使食物是干净新鲜的素食，吃时带着生气、妒忌和憎恨的情绪，这类食物也不利于健康。
>
> ——【印度】阿密特阿亚

3. 感恩是一种力量

把赞美与祝福送给曾帮助过我们的人，同时也要感谢那些曾让我们受过伤害、苦难的人或环境。因为痛苦比快乐更容易被人记下，正是那些我们所厌恶的人或环境，督促我们纠正了缺点，给了我们动力，让我们把一切做得更好。

无论好坏，每件事对成长都是有益的帮助。我们应放下固执，真心学会感谢。感谢，与喜悦的心情极为接近，如果你失去了感恩的心，痛苦就会永远与你相伴。

每个人在顺境时，都以为自己很有能力，很包容和平和，认为自己无所不能。

如果从来没有身处逆境的经历，将永远看不到自己的弱点，以及真实的样子。茧蛹如果只想睡在温暖的茧丝被里，永远不能变成美丽的蝴蝶。思想不经过碰撞，永远看不到灵感的火花。生活中缺失了坎坷的经历，永远无法创造出杰出的作品。就像作家梅勒说的那样：在写作上最好的训练就是有一个不愉快的童年。

人在经历过无数的苦难后，才能明白为什么之前要受那么多的试探。感谢这些来之不易的训练，还能帮助那些正因训练而受伤的人抚平创伤。

无论经历的是什么，学会感恩就会越来越乐观。把责备转化为感谢，就能把混乱转向和谐，悲伤转向快乐，痛苦转向平静，无知转向智慧，使最糟糕的事也变得有益。

如果没有什么事能消耗你宝贵的能量，随着能量增强、魅力增加，你会越来越有吸引力，生活也会越来越好。所以，感谢让你不开心的事吧！当感谢成为习惯，快乐的性格也就形成了，所有不开心的事也就成了开心的力量。毋庸置疑，感恩是改变命运最重要的生活态度。

4. 世界上最神奇的成功法则

福音是从纯洁的心灵里发出的劝导和鼓励的声音，给我们带来无尽的智慧和勇气。人在犯错、自责、后悔、事业失败、爱情受挫、焦急等待、失落迷茫时，最需要的就是安慰。

一个高考落榜、受人嘲笑、看不到未来的人，几年后，竟念了博士。他的转变，来自他母亲在他沮丧时，对他的安慰、鼓励。对苦难之人的劝慰是一种最具力量的祝福。

> 语言的力量是巨大的，对环境也会产生强烈的影响。语言既可以鼓舞别人，也可以变成毁灭他人的武器。想象一下，健康而慈爱的语言，浸透着奉爱的甘露，其力量该有多大？当你赞美别人，让他们成为你人生的一部分时，你也会从这些优秀的人身上得到巨大的鼓舞，这些美妙的交流将反射到你的意识中，帮助你更好地成为一名灵性卫士。
>
> ——【美国】巴克提·提尔塔·斯瓦米

耶稣十分注重言语，他说，"因凭你的话定你为义，也要凭你的话定你有罪"，"生死在舌头的权下"。世界上最神奇的成功法则就彰显在语言的力量上。

在生活中对人的第一印象，除了衣着打扮，就是语言、声音。比如应聘都是先从谈话开始，通过一个人的语言、语气基本就可以给人的品格、素质、能力下了结论，然后才能得到展现你工作能力的机会。

语言到底有没有魔力，是否真的拥有神奇的力量，更多是源于内在的信心。无论什么时候都要有信心，有信心必然会有奇迹。当我们用信心不断祈愿，就会不知不觉在潜意识中得到积累，通过自身努力遇到时机必然梦想成真。

5. 吹走内心的阴霾

无论什么时候都要有信心，在走过的弯路上做个记号，当你再次经过时只需绕行，没有必要因一个小污点，就停滞不前，错过一生。这些记号就像在丛林中做的标记，能在你迷路时为你指明方向找回幸福。

真心悔改并不是痛苦地自责、埋怨。活在回忆中不能自拔，注意力一直聚焦在错误上，思想会被诱导再次堕落。把曾经犯过的错误解剖在上帝的祭坛上，卸下思想的包袱，心灵越自由，活得越轻松。每个人都会犯错，认识到自我的不完美就是接近完美的开始。

转变命运的思想就是能放下思想负担。在注意力集中于自身时，就不会做出错误的决定或事情。思想洁净了，意志力也就随之强大了。思想与风一样，看似什么也没有，却是一种能量。那些看似内心强大、能驾驭风的人，只是因为他们有一颗温柔的内心，能转化思想，利用迎面袭来的狂风，乘风破浪飞得更高，或者弯下身子避开风浪，在风雨中欣赏自然壮观的美景。所以，显得泰然自若。

思想在头脑里总是没完没了地说个不停，没人能阻止它说什么。若对自己念叨大量消极的词，思想情绪会随之低落。不断鼓励安慰自己，用正面的语言不断冲洗自己的思想，肯定自我，内心就没有空闲再说些无聊的事情，渐渐就消除了消极的自我评价，增强了意志力。

当头脑像周围的空气一样清新、洁净，内心就安静下来了。在一个轻松的气氛中生活是很难有不愉快的事情发生的，拥有一个好心情不可能做出一些不好的事。

6. 好声音改变命运

人生不是苦情戏。重新改写一下你自编自导的剧本，把你的故事多加入一些喜剧元素，主人公的命运也会大不一样。即使我们没有主导自己人生的能力，也要假装无忧无虑的快乐，以快乐的表情环顾周围，并让自己的语言和行动都表现得仿佛很高兴，渐渐地，在不知不觉中就会真正快乐起来。

如果我们很快乐，身边所有人也会感染上快乐的情绪。当我们被快乐的情绪包围，又怎能不快乐呢？快乐简单到做个快乐的表情、嘴角微微向两边一翘，内心立刻就能接收到喜悦的暗示。

微笑给别人带来的是快乐，给自己留下的是幸运。面带微笑说明还有梦想。如果你不会微笑或者你的笑声不够悦耳，你会错过很多成功的机会。

我们的语言同表情一样重要，我们把人生描述成什么样子，命运就是什么样子。我们的姿态是什么样子，性格就是什么样子。

通过改变言行姿态，重新对自我定义，就能改变自己的性格、命运，把你的人生和自我描述得越美，姿态越高，声音越动听，你所勾画的愿望、蓝图越清晰，美好的未来奇迹般展现在你面前的速度也就越快。

你必须训练你的愿望。如果你想要什么，那就先奉献什么。

——【波斯】鲁米

6♥　生活中的冲突

> 导读：生活中的磕磕碰碰在所难免，在与自己相处的过程中，在与人交往中，冲突似乎不可避免。我们为什么会起冲突？一方面是根深蒂固的思维模式，另一方面是不恰当的行为。

我们大多数人都处于冲突中，不仅在外在，而且，也在内在过着一种充满矛盾的生活。如果你绞尽脑汁想化解冲突，这种方式本身就是一种冲突。我们越是靠得很近去观察冲突，越是紧张，冲突越激烈。

——【印度】克里希那穆提

1. 冲突中二元对立的思维

我们呱呱坠地，似乎很不情愿来到这个世界；可是在生命即将结束之际，却流下最后一滴泪，又似乎舍不得离开。人似乎一生都处在自我矛盾和外在的冲突中。反思起因，常常自己都不明白。在事实和观念之间不断地产生分歧，一边要求自己"应该这样"，又认为"不应该那样"。总认为"这样对，那样错"，野心勃勃地想达到种种目的，最终造成大量精神能量的浪费，变得萎靡不振。

思想中充斥着各种矛盾。凡事并不是非对即错，看似对立的观点或情况，其实是可以同时存在的。越是虚伪造作，越会被限定在可怕的二元思维中。破坏了思想的平衡，走向极端，人性中所有的脆弱面会统统被展现出来。所以，如果不及时扫除内心的无知与虚伪，将永远无法获得平静的生活。

2. 分别心导致冲突

通过瑜伽哲学增强自我认知，了解自己的情绪反应模式、价值观和需求，有助于在冲突中理解自己的立场，也能更好地理解他人，促进沟通和相互理解。

冲突一开始，双方常常对事物怀着鲜明的爱憎态度，都企图给所憎恨的另一方迎头痛击。但是，怨恨是相互的，伤害别人的结果往往是自己也将受伤。爱与恨永远不会消失，只能不断互相转化，只要有关系存在，就存在爱和恨。

"以人为镜，可以明得失。"关系就像一面镜子，可以从别人那里看到自己的样子，也可以借别人的成败完善自己。无论何时，只要存在冲突，心智成熟的人都能从自身看到问题。

恨是爱的反面，彼此没有分别心，就没有怨恨心。怨恨是由许多复杂的心情组成的，每种心情都是内心的一部分。只有把它们全部专注在热爱生命这个焦点上，才不会产生恨。

爱不只是彼此的热恋，也不仅是担当，更重要的是关爱彼此的生命，除此之外都是爱的误区。若你爱的是别人的名利、地位、金钱、容貌，那么只会陷入爱情的陷阱，无法自拔。

3. 冲突中的猜忌

真实的内在并没有那么多虚妄的爱、恨和不安。生活中一些喜欢编故事的人，在猜忌中把一些无聊的琐事穿插起来，浮想联翩，产生受迫害的妄想，从而导致了真实冲突的发生。比如怀疑某人在背后说我什么，在做什么对不起我的事，他的举动针对我，就像一部悬疑推理小说，自以为很聪明，可惜用错了地方。

如果你非常喜欢编一些故事，不如多看些优美的故事，把故事编得动听些。至少一个轻松的故事，能改变你的心情，也会改变别人对你的态度。

4. 一切从尊重开始

> 我们应该关爱所有人，尊重他们的存在就意味着不用尖刻的语言攻击他们的生活，我们应当细心体察到这个问题，如此我们就不致因语言而冒犯了他人。
>
> ——【美国】巴克提·提尔塔·斯瓦米

通过瑜伽哲学，践行非暴力原则，强调在言语和行为上避免伤害他人，以和平、友善的方式与他人互动，减少冲突的激化和升级。

无论是语言上还是肢体上的冲突，都是为了得到对方的尊重与赞同，或者合作与帮助而已。

如果你了解对方的意图，尊重对方，能保持温和的态度，进行协商，就可以最大限度地避免冲突。面对再大的分歧也能保持友善的处理态度，是解决冲突最有效的办法。

冲突在很大程度上是由当事人双方的态度引起的。如果任何一方是冷静、有责任心、有爱心的，或者是不在乎谁对谁错、不执着观念、能够谦让的，那么无论如何也不会发生争执。

如果让自己的心变大，理解别人，怜悯咆哮者愤怒背后隐藏的苦衷，尊重对方的意见，从自身寻找产生问题的根源，站在对方的角度处理问题或者问问对方有什么需要帮助的，这样就可能缓解冲突造成的紧张气氛。

尊重别人，庄严的是自己。若能展示你的力量，同时又能保持和气，与人交谈能给予别人足够的尊重，那么，对方会很快平静下来。总之，多一点尊重，就会少一点冲突，多一点快乐。

尊重一个不值得尊重的人，更多的时候是为了让他好自为之。只有先尊重自己才能换来别人的尊重。尊重是一种无穷的力量。不尊重别人却想得到别的尊重是绝对不可能的。所以，尊重别人就是尊重自己。一切从尊重开始，就可以找到改变现实的力量。

5. 冲突中的自我

> 哪里有自我，哪里就有冲突、痛苦和斗争。
>
> ——【印度】克里希那穆提

冲突的产生，常常是因为想的和做的不一致。在意识软弱、混乱、自卑自大、恐惧时，极易挑起事端，加剧冲突。没有抵抗，只是关注，才会觉知冲突的全部过程。比如遇到老虎保持淡定，老虎感觉你对它没威胁，也不会轻易挑衅；若你惊慌喊叫，或转身逃跑，老虎就会把你当成猎物或者因恐惧发起攻击。

通过瑜伽提升专注力，专注力的提升可以使我们更专注于解决冲突本身，而不是被周围无关的因素干扰，提高解决问题的效率。

注意力专注于自身，就与宇宙的力量结合在一起了。而不是专注于自我，把自己和事物分割开。通过不断抗争，激化矛盾，来强化自我，提升优越感，抱着小我的观念不放，只会加剧冲突，在冲突中越陷越深。

相信你能行，把注意力专注在自身，一切问题都可以迎刃而解。身体外的冲突只是内在无意识的投射，都可以从心里找到源头。当内在充满仁慈、善良，外在的生活就没有冲突。

6. 生命在于精：莫让外物占满人生"磁盘"

人生，恰似一张神秘且充满未知的"磁盘"，当生命降生时便悄然开启了存储各类数据的历程。这张"磁盘"的空间，看似广袤无垠，实则颇为有限。我们的生命本身，已然承载着庞大的数据体量，从神秘的遗传密码到丰富多样的成长经历，从细腻的情感体验到深邃的思想感悟，这些皆是生命赋予我们的无价瑰宝。在漫漫人生旅途中，我们时常误将赚钱视为一种至关重要的数据积累方式。我们奋力拼搏，执着地追逐财富，妄图用金钱来填满人生"磁盘"。

然而，我们却未曾警觉，当外在的数据过度占据磁盘空间时，生命自身的数据便会悄然隐匿，我们的生命也因此黯然失色，大打折扣。

生命在于精，绝非在于多，亦非在于少。当我们被无尽的物质欲望所驱使，不断地任由名利肆意占用大量空间时，我们便与生命的本质渐行渐远。生活的真谛，绝非在于拥有堆积如山的财富和物质，而是在于执着追求质量，在于精益求精。精于生活的人，往往深谙在物质与精神层面寻觅平衡之道，要知道，倘若打破了这二者之间的平衡，必然会导致冲突四起。他们绝不会被金钱所奴役，不会为了追逐外在的数据而牺牲自己的健康、情感以及内心的宁静。他们会用心去体悟生活中的每一个璀璨瞬间，珍视与家人和朋友相处的宝贵时光，追寻自己真正热爱的事物。精，意味着专注与纯粹。当我们将精力聚焦于真正重要的事情上时，我们方能充分施展自己的潜力，缔造出富有价值的人生。精于工作，我们能在专业领域铸就卓越成就；精于情感，我们能收获真挚的友谊和炽热的爱情；精于内心的修养，我们能拥有强大的精神力量。

我们要学会筛选，摒弃内外的消耗，保留那些真正能丰富生命、提升生活质量的数据。不要让过多的杂物琐事占据我们的心灵空间，让我们的生命变得沉重而疲惫。

在这个纷繁复杂的世界里，让我们回归生命的本质，追求生活的质量。用一颗纯净的心去感受生命的美好，用智慧去清理人生的"磁盘"，让有限的空间存储最有价值的数据。只有当我们懂得生命在于精的道理时，我们才能真正活出精彩的人生。

6 ♦ 活着必须学习的课程

导读：冲突是生活的一部分，是需要改进、完善的那一部分。面对冲突，我们该怎么办，在生活中，我们就该怎么活。

1. 让情绪平和下来

通过瑜伽的呼吸练习和冥想，培养平静的内心，让人在面对冲突时能保持冷静，不被情绪左右，从而更理智地分析和处理问题。

冲突发生时沉住气，观察呼吸就能察觉情绪的微妙变化。说话前调整一下呼吸，稳定一下情绪，这样的习惯能使你的语调、语速、语气更平和。平和的说话方式，不但有说服力，也更容易让人接受。

俗话说："有理不在声高。"说话语重心长，语言得当，能放下虚伪的面子，如实地看待冲突，在轻松平静的气氛中洞察事实。保持沉默，静下心来观察冲突，轻而易举就能摧毁、清除制造冲突的野心。

专心感受心跳，觉察情绪状态。如果要检测情绪状态或身体状况就选择一个能感到脉搏跳动的身体部位。把手放在胸口、颈部、手腕及其他能感觉心跳的位置，把注意力集中在这些部位上，呼吸数分钟，彻底放松，一会就能觉察身心状态。

无论外在冲突带来的将是什么后果，只要内心不再紧张，心脏就会不断产生新的能量。内在、外在的力量都源于健康的心脏，下决心照顾好心脏，爱护好身体，才会产生更多的能量，让内心恢复平静。

无论遇到冲突还是灾难，如果能把注意力完全专注在身体上，像日本动画人物一休哥一样双手摸摸头顶或放在心脏位置，当注意力由大脑转向心脏，心脏周围的能量向外散发到整个身体，身体会瞬间放松，头脑冷静下来，淡定的气场会使原本紧张的气氛变得平和。

2. 轻松生活

冲突是一种紧张对立，清除紧张的方式就是让自己轻松起来。人是轻松的、快乐的、平和的，便不会再紧张，又怎会有冲突。

（1）放空自己。任何思想、想法、技巧都解决不了冲突，只要有思想就会有观点、有矛盾、有情绪，就无法平静。只有放空自己，没有任何先入为主的思想、观念，没有选择、批判、野心，内心才能达到空寂的状态，才能平和。

（2）保养好你的小心脏。不要遇到一点小事暴跳如雷、手足无措。若要过上没冲突的生活就保养好你的小心脏，保持柔软的心才能拥有一颗强大的心脏。

（3）保持平和。你总与人有矛盾那是因为你们靠得太近。如果有一方强大了，拉开了彼此的距离，就再也不会有磕磕碰碰。少生闲气，与人保持适度的距离，就能减少碰撞。

为人处世就如同熬粥，过热就煳了，火候不到就生了。所以，做任何事情都不能过于僵硬，而是要永远保持温文尔雅、泰然自若的平和。

（4）安静地生活。安静地和自己相处，就能达到百分之百的放松，心情好了，内在、外在的冲突就少了。

3. 淡定地深呼吸

"好拳不赢头三手，自有高招在后头。"黔驴技穷故事中的驴，如果不乱踢乱叫，老虎看这头从未谋面的驴还高它一头，也不敢轻举妄动。人也如此，遇有冲突或危险，需冷静观察事态的发展，让紧张的气氛尽可能地放松下来。

如果鲁莽草率，不计后果，不考虑环境、自己的实力，立刻回应，也许会吓到胆小鬼，也许会招来杀身之祸。就像尼采对胆小鬼的评论那样："他们不知如何适当地防御，也不能冷静地处理问题。除了杀了敌人，别无他法。"总之，"事不三思，终有后悔"。

急躁的人无论面对何事，都会在尚未完结之时迫切地做出反应，做出多余的言行举止。因此，再普通的事，到他们手中都会变成麻烦事。

如果你的情绪失控，就会被头脑冷静的人控制；你的情绪失控，遇到同你一样的人，就会制造更大的冲突。关注呼吸时，头脑会冷静下来，关注脉搏的跳动，情绪也会恢复平稳。深呼吸，身体就有了充足的氧气、能量，放松下来，清醒灵活的头脑能让复杂的身体器官有序运作，更有能力处理好身边因琐事而引发的冲突。

4. 乐观真诚

什么事情往好了想，至少能有一点希望，至少想的那一刻是快乐的。开朗的性格在生活中很少会有冲突。幽默的言谈、风趣的笑话，瞬间就可以化解冲突，赶走内心的阴霾。

用平静的呼吸代替暴怒，保持乐观真诚的待人处事原则，把精神能量投注在自己想做的事情上，用来完善自我，而不是投注在无聊的文字上，用来评判别人的是非。当身心和谐，生活中的冲突就会大量减少。

在复杂的人际关系中有力量妥协，才能不断收获更多的尊重；内心有了爱，才可能理解别人的苦衷；更多的理解，才能做到包容。面对冲突，保持乐观的心态与真诚的态度，主张和解并付诸行动的人，走到哪里都将是主角。轻松面对冲突是转变命运必须学习的一门关键课程。

5. 调整重心

从爱到恨，一切都在变化，过去所坚持的、坚信的，也许如今却成了错误。但是，无论过去给现在带来多大的伤害，都要给自己一个肯定，只要是自己选的，就值得收藏，无论对错。当时是正确的就不应后悔，过去的也是那时必不可少的东西，只是现在不再需要罢了。

没必要谴责别人，更没必要责备自己。若不记得别人的给予与帮助，不知感恩，只是一味抱怨，不能去接受事物变化，备受折磨的只能是自己。

生活中只要有矛盾出现，无论问题出自哪一方，都说明在某一方面失去了平衡，需要及时调整重心以及生活的态度、方式、节奏、规律。这时最不该做的就是找一个出口发泄，而是应该关注一下自己的身心健康状态。

就像尼采所说，在你异常活跃，沉浸在每件事中，享受快感的时候，是不会反省，也不会回顾的。所以，你若是觉得自己不中用，或是开始憎恶他人，那便是你疲惫不堪的证据。这种时候就该立刻休息。

6. 大人与小人

　　每个人在生命中，在不同的时间会遇到不同的人。成功的人也正是因遇到许许多多所谓的小人最终成了大人物。若你总是认为周围的人是小人，那么你一定有一颗小人之心。当你用君子之心衡量每个人时，即使真的有人与你过意不去，也会被你慷慨的举止折服。

　　一头强壮的雄狮不会在意身边的土狼，它并不是害怕而是始终心无旁骛地看着它的目标。你是小人，才会与小人一般见识，就会遇到小人。你把自己当作一个大人，就不会理睬小人。

　　成熟的人在别人的态度中会看到自己的不足，完善自我让自己变得强大，强大到成为一个真正的大人物。大人物是小事仔细，故能办大事。小人物是小事计较，故大事无能。

　　老子曰："天下难事，必作于易；天下大事，必作于细。是以圣人终不为大，故能成其大。"就是说，天下的难事应从简单做起，大事从细微处做起，为人随和，不自高自大，因此身影才会倍显高大。

　　明白事理的人都能做到互相体谅。对待得理不饶人的痴汉，把感情从环境中分离出来，居高临下，你再看痴汉就如跳梁小丑。当你不带情绪地离开，不再专注他的表演，他就会无趣地另寻对手。当别人对你挑起事端，你却不接受，他就只能自作自受。

　　聋哑学校有两个学生，起了争执。老师去劝解，却看到一个人，背对着另一个人，站着笑得全身直哆嗦。老师用手语问他："什么事这么好笑，你的同伴怎么很生气？"笑的学生用手语回答："他想让我看他骂我，可我就是不看。"

　　　　　　　　　　　　　　　　　　　　　　　——【印度】安东尼·德·梅勒

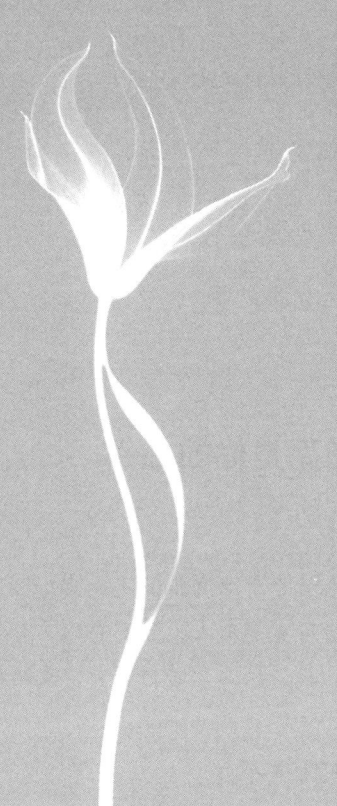

第二篇
成长必修课

第一章
心境与环境

7♠　活得憋屈是你的心小

　　导读：人活着总会有很多不如意，有一些是因为我们看不开。我们的心太小，不懂得宽恕别人、宽宥自己，分不清生活的幸与不幸。而当我们学会了包容，我们的心会随之变大，生活也会随之改变。

1. 情绪不好是氧气不足

　　瑜伽是一门管理情绪的哲学。情绪是生命的一部分，是人的元气。喜、怒、悲、思、恐都是人的本性生命之气，缺一不可。互相调和才能保持身体健康，使得心灵宁静。所以，当人过于生气、恐惧、悲伤时，稍不谨慎就会大病一场。

　　情绪常常低落的人往往都是那些喜怒无常的人。没有大喜就不会大悲，平时不喜形于色就不会悲痛欲绝。若是哪种情绪过度或失控，就会大伤元气。保持情绪安稳内心才会平和。

　　许多生活中的难题不过是神经过度紧张、受到情绪的干扰一时找不到答案所致。如果以一种平常心去面对，即使我们自认为没有能力解决的事情，也会因为我们的平静而自然而然地得到解决。

经常沐浴在日月之下、滋养于山泉之中，体内的浊气在新鲜的空气中就能逐渐消解。把草木清新之气，吸纳进自己的生命之中，所有的情绪随着一年四季流动的自然之气，化作袅袅花香、诗情画意，化作一曲曲生命的赞歌、一幅幅美丽的画卷。

如果情绪稍有混乱，感觉生活充满压力、坎坷与不如意，就应该先放下你以为重要的事情，去到麦田，呼吸一下清新的空气。当身心恢复了平和，那些看似难以解决的问题，在我们完全忽略时，不知不觉地就慢慢消失了。

2. 不抱怨说明你长大了

无论问题多大多复杂，都应主动看看自己能做些什么，不要把责任都归咎到别人身上。面对冲突先观察自己的反应，注意那些"不公平"或是"都是别人的错"之类的论断。

抱怨不能解决问题，只能增添烦恼。一切摩擦都是由于距离过近导致的碰撞，只要退一步，保持些距离，让自己平静下来，再去思考我能做些什么，就可能解决问题。否则，内心静不下来，越思考，问题就会越复杂。

生气时忍耐三刻，就会消气；等上三天，所有不愉快的事情就会烟消云散；等上三年，你现在认为很重要的事情，有可能都早已忘记了。有些事情是一时想不开，才把一件事看得很重要。看似很重要的事情，过几个月或几年后根本就没那么重要。若你信奉"君子报仇，十年不晚"，用不到十年，你可能会发现身边令你厌恶的人越来越多。

3. 宽恕别人说明你成熟了

怨恨别人时，想一下你恨的人，你到底恨他哪里。当你指天骂地时，再想一想，你以往犯过多少能记住和忘记的错。上天能原谅你，免了你的债，你又为何不能原谅别人，免了别人的债？恨别人时，问问自己，难道你就真的没有过错吗？

经常有人犯这样的错误，明明自己做得不对，却认为别人错了。自己的东西找不到，却怨别人，最后在自己的口袋里找到了。这时，你若骂别人，你又何尝不是在骂自己？当你在心里咒骂别人时，人家根本就听不到，只有自己听得到，此时骂人不也如同骂自己吗？

恨只会招致恨，施暴者终会遭到惩罚，原谅别人就是原谅自己。总认为自己是受害者，不过是为了推脱责任，不想为生命中任何事负责。能担当责任，从自身找到矛盾的根源，最终受益的是自己。

任何时候你不能宽恕，只说明你还不够强大，想想吧，有谁敢在老虎面前撒野？别人有错误，一定说明自己也存在错误；别人曾经原谅过我们，我们也同样应该原谅别人。不原谅别人就是不原谅自己，或者不想承认自己的错误。

人常毁于自己的不良习性，而所谓的敌人则会让人克服惰性，变得强大。这个世界冥顽不化的敌人往往是自己。不要把自己当敌人，也不应把别人当敌人。如果能像爱自己一样爱你的"敌人"，在尊重、学习中，就会渐渐超越你所谓的敌人。

人之所以会有对手，就是因水平相当。当你不断提高自己，与人拉开距离，就不会发生碰撞。人之所以会怀有仇恨之心，只是因为主观地将某些事视为邪恶。只有不把自己当敌人，也不把敌人当作敌人，尊重自己，并且能够尊重"敌人"，才能真正地做到天下无敌。

人也只有通过爱，才能得到健康快乐。没有人生下来就知道恨，仇恨都是因为失去了爱。爱是与生俱来的本性，恨是后天学来的习性。如果恨是学的，那么爱比恨更容易学。学会爱，学会宽恕，才能疗愈身心，化解仇恨。

4. 亲吻生活的不幸

"大难不死，必有后福。"认识生命中遇到的灾难、冲突、坎坷、不幸，才能得到上天给予的祝福。你把这些祝福拒之门外、当作烦恼，才会成为烦恼。你想象出来的烦恼会不断地敲击你闭锁的心门，直到你崩溃。"好事成双，祸不单行"，即使是坏事也可以理解成好事，有好事才会吸引更多的好运，若一味地沉浸在烦心事中，只会越陷越深。

一个人若摔倒在地上，深深地拥抱大地，会感觉到大地如同母亲一样，能为他带来安慰与力量，让他重新振作起来。苦难挫折也可以让人越挫越勇，今天的不幸就是明天的力量。

试着亲吻生活中的不幸，爱的能量会源源不断地涌入内心。照顾好自己，管理好自己的能量，自身强大时，无须去征服任何人，爱的力量就可感化大千世界的芸芸众生。

《易经》中最令人满意的就是雷火交加的丰卦。它的喻义是雷和火碰撞后，毁灭陈腐，为大地带来新生，使万物欣欣向荣。当你看到过去如何控制现在、改变未来，就能无视眼前的冲突，辨别是非，认识大体。

生活本来可以遂人心愿、无忧无虑，生活中的不如意、负面的情绪，不过是不良的习惯、不健康的心理状态反射出的一些虚幻错觉。

5. 觉醒

人回归自己的路程，迂回而曲折，遇到的冲突、碰撞、苦难，都是成长的过程。心灵成长要认识这条充满荆棘的路，它比任何成功都重要。在心智没有成熟之前获得成功，将是人生中最大的不幸。在成长中觉醒，在觉知中狂喜，伟大的生命就是从伟大的觉醒中开始的。

觉醒是在不断地自我修养中徐徐发生的。在碰撞的生活中雕琢出的人生更有价值。但是，再珍贵的艺术品，不知精心呵护，也会损毁。在冲突中成长，更要不断地去调整身心。人的前半生在不断地碰撞中成长学习，后半生在对自我的调整中安度余生。

6. 包容自己

容得下别人，首先要能包容自己。以往的过错、过失，长期压抑，就会把不满的情绪向外宣泄。大自然给予我们的实在太丰富，人没必要责难自己，执着于一个人或某件事。天下之大没有解决不了的难题。在心情愉快的状态下，任何困难都不再是难题。

包容不是纵容。不是纵容你逃避责任，也不是纵容你做一些有损生命的事。包容只是让你善待自己。

如果生活在满腹牢骚或百无禁忌的人群中，没有能力改变环境，那就回避；听到不喜欢的话，马上换题；遇到不喜欢的人，马上撤离。包容别人更要保护好自己。

没人能把他没有的给予别人，你没钱就不能给人钱，你没力量和智慧就没办法帮助别人。自我完善后才有足够的能量，强大的吸引力会让属于你的向你靠近，所有的美善、富足将源源不断地向你涌来，周围的环境也会因你而改变。

7. 包容是空

包容就是一种空无的状态。空即是爱，有爱才能包容，就像宇宙是空的才能装下繁星，不空又怎能容得下一切。

空是因为看破。把什么都看得不重要了，就不会斤斤计较，不会在意别人说了什么做了什么，就不会有烦恼、压力、冲突。你若认为什么都不重要，没有了小我的观念，就能与身边的一切融合在一起，你身边的一切就重要了，你把你身边的人看得重要，他们也会以你为重。

若你什么都看不破、放不下，内心平静不下来，充满烦恼，永远不可能做到包容。若你看破红尘却厌世弃俗，那不是真正的看破，而是胆怯或者是懦弱，想要逃避现实，便无法做到包容。容是精神成熟的标志，能容的人生活中少有烦恼、失败，更多的是成功与幸福。

做到包容很简单，不需要特意做什么。只要放下批判，用一颗感恩的心去理解周遭的一切；愿意将所有的伤害当成最严厉的老师，给那些伤害你的人留下反思的时间；能够停止无限循环的愤怒，回到内心安宁、快乐的大爱之中，在进入一个开阔而充满无条件的爱的新世界时，你就已经做到了包容。

7♣ 笑容的秘密

导读：相由心生，有什么样的心态就有什么样的面相。我们是面带微笑的，那我们的心也一定是微笑着的。当我们拥有了一颗包容的心，那我们一定也是笑容满面的。

我们生下来时也许是天使，可被物欲熏染到现在，已经不是了，甚至有点小邪恶。我们想找回最初的自己，就只能互相包容，选择宽容，从容地改变自己，让自己去接近想象中的完美。瑜伽不是练习心态，而是练习与万事万物的连接，接纳并不断包容与宽容。

1. 从包容到笑容

豪猪是一种身上长满硬刺的动物，到了冬天，它们又不得不靠在一起互相取暖，但从来不会伤到对方。很多作者都喜欢用豪猪的故事来谈论人际关系，就是因为从每个人身上都能挑出刺（问题）。既然连猪都有办法互不伤害，有着沟通能力的人更应懂得包容的艺术。

生活中人际关系处理不当就如同解不开的难题。遇到难题没必要抱着不放，在有限的时间内，尝试解决一些容易的问题，让心情变得轻松。比如爱情受挫，可以考虑事业，事业不顺可以找朋友聚聚或关注家庭。

如果觉得什么都不顺，这时更要关注自己的身体健康，保存能量，以便走更远的路。印度圣雄甘地曾说："你生活中的每一刻都是富有创造力的，宇宙是无穷无尽的。只要清楚自己想要的是什么，那么你所有的愿望就都会实现。"

大度能容的人有福，而斤斤计较是贫穷的开始，烦恼、冲突和无休止的欲望则造成了生活极度的痛苦。包容的人才能做到宽容，遇事才能从容，在任何情况下都能面带笑容。反之，不能包容的人就会处处与人作对，遇事就会紧张，总是面无笑容、愁眉苦脸。

2. 慈祥的笑容

能容人的人，从面容上就能看出来，人的表情如同内心的一面镜子，可以反映出一个人的内心情绪。人不可能没情绪，但是喜、怒、悲、思、恐等所有的情绪过度就是邪念。

心中的邪念反映在面部表情上，人的面部表情就会扭曲，看上去让人厌恶，时间久了就会变得丑陋。丑陋的面容常常是因为长期无规律的生活导致的，并且会直接影响到情绪。

调整生活的节奏，拥有平和的情绪，随时随地都能保持内心平静，做到包容，面容就会变得慈祥。慈祥的笑容，就是容得了天下的慈悲心的映照，是接纳一切的包容、谅解爱恨情仇的宽容、敢于直面人生的从容。

慈祥的笑容就是一种爱。失去慈祥而真挚的笑容，困难将永无止境地增加。有了慈祥的笑容，去做你要做的事，就少了危险与冲突。无论何时，只要发现自己微笑的能力正在丧失，就说明身体健康已经被忽视很久了。缺乏阳光，缺少锻炼，内心的力量正在减弱，需要及时调整能量。

3. 微笑的元素

放下思想包袱，到户外晒晒太阳，做做运动，或者吃点健康的食物，都会让能量得到很好的调整。人在放松状态下会笑得非常自然。一个身心健康的身体所拥有的力量，会让人无论面对怎样的不快与烦恼，都能保持微笑。

每天至少微笑 20 分钟或运动 20 分钟，微笑 20 次或开心地笑 20 次，是最简单的健身养颜方法。微笑时，体内会分泌血清素，令人神清气爽，舒缓情绪，微笑赛过最好的化妆品，能瞬间提升人的魅力。开心地笑时，体内会分泌血清素和安多芬，提高免疫力，有助于排毒，释放不良情绪。

但是，笑要有度，不要过于亢奋、消耗太多能量或影响他人休息，笑是为了保持内在的平和。

4. 微笑与快乐

微笑可以换来微笑。当微笑成为一种习惯，快乐的习惯也就形成了。我们生来都有快乐的能力，即使在病床上，也能够快乐。但是如果不快乐，即使在阳光下，也无法快乐。快乐不必有特别的事、特别的东西。快不快乐，在于人的想法、身心状态，而不在于周边的事、物或所处的生活境遇。

快乐是极其自然的习惯，是大自然中最美的表情。快乐不意味着每时每刻都处在狂喜中，而是在不快乐时也能体会到快乐，在哀伤时也能很快地找回快乐。

当你被忽视遗忘或故意被冷落一旁，却能发出内心的微笑，不因别人的侮辱或忽视而颓丧，你就是一个得胜者。

——【美国】考门夫人

古人云："人能百忍自无忧。"你若有快乐的心境与心态，就能忍受偏见、傲慢，安于粗粮布衣、孤寂之苦，甚至你的善行被人毁谤、愿望遭到阻拦、喜好遭到侵犯、劝导受到藐视、意见遭人讥嘲时，你仍能微微一笑，笑得从容且自然。

在谈话中，从不炫耀自夸，不为自己的善行而沾沾自喜，也不渴求别人的赞扬与仰慕。你若真的不喜欢出风头，能顺其自然地活在当下，那么笑容就不会退却，会永远绚烂地挂在嘴角。

5. 心系当下

用微笑面对生活是一种豁达的生活态度，也是一种生活能力，不是每个人随随便便就可以做到的。心系当下是一种包容的生活态度，当下即是此时此刻，是真实的一切，既是考验，也是学习。

每个人、每个当下都有可能遇到各种不同的问题和别人对你不同的态度。但是，当下很快就成了过去，你若依然活在令你快乐或者不快乐的那个当下，只会失去现在这个当下，你永远不能成长。

6. 这一点做不到永远不能强大

你的思想若停留在过去，不能及时更新，就失去了活力，生命也将像落叶一样，很快枯萎、腐烂。若你把每个当下都想象得美好，注入美好的愿望，那它就是新的、美的。即使过去对你有过疑义的人依然放不下恩怨，可是你若成长，你就成了一个大人，大人之所以强大，就是因为大人永远不会跟小人一般见识。

大人物或者领导者对待任何人、任何事情，任何时候都是面带微笑、和蔼可亲的，永远不会把精力放在过去，因此每天精力充沛。你把别人想象得好，改变自己的态度，别人自然会在你这面镜子里看到自己，也会像你一样，学着想象美好就不会让你感觉到厌恶。

7. 微笑的力量

一个微笑的人之所以会快乐，是因为他能够把生活中存在的一切合理与不合理的事物，都看得合理而且可爱，能够勇于接纳自己的过错，并且谅解别人。

微笑的人有爱，有爱的人之所以有能力，就是因为内心有爱的人虽然在生活中同样会遭遇各种各样的矛盾，但他会及时发现问题，能以爱报怨，微笑着化解矛盾。在爱中身体获得治愈疾病的能力，在爱中心里具备一种承受各种压力的能力，在爱中谅解他人获得尊重，在对生活和家庭的爱中获得创造的能力。不悲过去，不贪未来，心系当下，内心有爱，就会面带微笑。

7♥　简洁的环境

> 导读：如今污染可能无处不在，穿衣有化学污染，吃饭有生物污染，居住有装修污染，出门又有空气污染。在污染中，我们如何自处？简洁是应对污染的良方。

如今我们生活的环境、衣食住行以及接触的事物，处处都存在不同程度的污染。

1. 居家健康小贴士：用瑜伽和常识守护健康

（1）别让灯光偷走你的睡眠。街边整夜不灭的路灯、广告牌和玻璃幕墙等，像24小时不关的"人造太阳"，对人的睡眠造成影响，可能会扰乱人的正常生物钟。

我们可以这样做：练习睡前瑜伽，晚上关灯后，在床上做"婴儿式"。跪坐，额头贴床，双手向前伸直保持 5 分钟。这样可以让眼睛彻底休息，有助眠的作用。改造居家环境，选择遮光窗帘，例如深咖啡色的窗帘助眠效果最好；可以在窗台上养一些绿植，有利于过滤光线。

（2）远离家电辐射。电脑、电磁炉、电热毯、微波炉、空调等家电，形形色色的保健电子设备、通信器材等，只要带电的都会不同程度地产生辐射，它们像看不见的"电子蜘蛛网"，对人体产生一定的影响。

我们可以这样做：每天休息时练习"树式"。单脚站立，双手举过头顶合十，保持平衡，坚持 5 分钟，平衡姿势能调节身体电磁场。使用家电时注意保持安全距离，例如手机充电时远离床头，微波炉工作时退后 3 步等。

（3）呼吸也要挑空气。防止车内、室内的空气污染和装修污染，办公室的中央空调、激光打印机、复印机都会产生有害物质。

我们可以这样做：练习清肺瑜伽动作，早晨开窗做"猫牛式"。手掌膝盖着地，吸气抬头，延展脊柱，呼气低头拱背，重复 10 次，相当于给肺部做次大扫除。在生活环境方面，可以在衣柜里挂竹炭包（竹炭包每月晒 1 次太阳），打印机旁放盆虎皮兰，炒菜时先开油烟机，减少油烟产生。

2. 潜在的危险

浓浓的黑烟、难闻的气味、混浊的污水、刺耳的噪声、耀眼的灯光，这些污染很容易被发现。但更多不易察觉或已成为习惯的环境，却在不知不觉中危害每个人的健康。

如今的雾霾天气，车内、室内的装饰材料，电脑、手机、家电等先进设备，烟雾弥漫的公共娱乐场所，大量在食品中使用的农药、添加剂等污染物、危害物，只要你缺乏常识或者稍不留意都很难察觉。污染物先是损害人的知觉，让人感觉不到它的存在，然后再侵害人的身体。

辨别污染要听从身体的感觉，身体稍有不适，就要留心观察环境，提高自我防范意识。许多人喜欢去刚装修开业的场所购物、娱乐、健身，这些场所难免存在装修污染，让人有嗓子发痒、流眼泪、打喷嚏等不适反应。如果不得不去这些场所，一定要采取适当的防护，或减少停留时间。总之，对你生活环境中看得见或看不见的影响都要关注。

3. 好环境才有好心情

在空气质量差的环境中长期娱乐、锻炼、生活、工作，就如同服用慢性毒药。痴迷不悟者，不知注意防范，迟早会用高额的医疗费、病痛的折磨，兑换眼前的快乐。

在简洁的环境中会感受到愉快的心情，环境好坏直接影响人的身心健康。好环境并不是你的生存空间被装饰得多漂亮、奢华。装饰过度、过多的电器、过度的囤积，渐渐就会使你生存的环境堆满垃圾杂物。好环境是干净整洁，是井然有序。

环境好，心情才好。最好的环境莫过于天人合一，与满屋杂物融合在一起的心情可想而知。气通则百事通，保持空气洁净，不凝滞，置身于空气清新的环境，你的头脑也会如同周围环境一样清新，这样的融合必然会让人心平气和。

4. 简洁的力量

道法自然，大道至简，断除欲望，舍去杂物，才能远离烦恼。环境优雅、从内到外的简洁，不仅自己会感受到简洁的别致，而且会影响别人的情绪，让人对你的好感度大增。

外表再干净，但内心凌乱，也不是简洁。而表面邋遢，内心也不可能太干净，更多暴露出的是你的懒惰与愚昧。总之，由内而外的简洁才是真正的简洁，表里不一，一定会带来疾病和痛苦。

越是看似平常的事，越是潜藏着污染，越需要简洁。吃饭、穿衣，其实是最容易污染人心的。饭菜好吃就会贪吃，不合口味心里就会不痛快，甚至怨恨做饭的人。穿衣服也一样，体面气派的衣服，会让人不由自主地傲慢，反之就会自惭形秽。所以吃饭穿衣都是洁净身心的重要修行。故老子曰："道常无名，朴虽小，天下莫能臣也。侯王若能守之，万物将自宾。"

毛泽东、周恩来这些伟人的着装朴实简洁，在平凡中更加衬托出他们的伟大。简洁的外表就是人的名片，是成功、健康的体现和保证。珍惜生命就要不惜花费时间，让你和你的空间变得更简洁。简洁者人见人爱，一个身心健康的人，才是一个真正的成功者。

5. 整洁的六步箴言

（1）取舍之间决定人生，选出必须清理的东西。

（2）每天腾出 15 分钟，每次清理出一个地方，每周大扫除一次。

（3）把清理物摆放整齐，按类别分开。

（4）物至期限就扔掉。

（5）房屋、书架、抽屉要留出空间。

（6）整洁成习惯，一生得清静。

整洁的房间会增加人的自信，囤积的习惯不仅仅是因为懒惰，还掺杂着执念。清理房间，舍弃多余的物品，整洁的行为本身就是修行。如果忽视你的生活环境，把整洁只当作一句空话，你的理想也将会一个个落空。忽视身体细微的提示，如身体对外界污染的本能排斥反应，咽痒、头晕、牙痛、耳鸣、感冒等，就是忽视生命。当身心洁净，觉知警醒的身体才会敏锐地避开不良环境。

6. 好环境才有好身体

除少数过敏性体质外，身体对不良的环境适应得非常快，人们常为有这样的"好身体"而沾沾自喜。可这样的"好身体"真不值得高兴，相反，有一个能适应不良环境的体质是件相当不幸的事。

长期在受到污染的环境中生活，"免疫力"反而会增强，是因为身体的所有细胞臣服于被污染的环境，发生了转变。这些"免疫力"强大的细胞在内心混乱、调理不当时，既不会排列整齐又不会轻易地死去，残留在体内就会导致慢性病。

洁净身心，不规则的细胞才会渐渐排列整齐，人才能得以维持生存。如果内心杂乱就换一个洁净的环境，改变不良的生活方式，像不良的细胞改变我们一样去改变它们，多接触一些有益生命健康的东西，渐渐替换那些不良的事物，这样内心也能随之变得洁净了。

清新的空气、有规律的生活、乐观的心态、纯洁的心灵是守护生命的天使。拥有它们，任何环境、事物都不会对你造成伤害，当你的内心强大到一定程度，所有的一切都将围绕着你内心的想法发生转变。

7. 治病治本

我们生活的环境、接触的事物、养成的习惯、自身的性格中，只要存在着不洁净就难免会有健康的隐患。了解自己的生活环境、习惯、性格，无须体检就能知道自己的健康状况。

体检的益处只是医生给你提供专业性的指导，指出明确的症状，对症下药。谨遵医嘱，注意生活习惯、个人卫生，渐渐就医好了病。

医生的总结可能是片面的，如果你自己不对生活环境做一个彻底的检查，只靠吃药是无法根治身体疾病的。用特效药只能掩盖表征，药效过后很快就会复发，尤其是慢性病的病根很狡猾。要找到病根就要与疾病相处，认真地观察你的生活习惯，找到病因，才能在医师的指导下彻底得以治愈。

一味地吃药就如同在漏水的管子上贴胶布，用不了多久又会漏水。换一个洁净健康的生活方式，就如同换了一个全新的通向安全幸福的生命管道。

亲近自然远离污染，当你真的做到了衣洁、身洁、心洁、食洁、行为洁净、环境洁净，你就会越来越健康。你会发现你和你的环境和这个世界都是一体的，你就是你所存在环境中的灵魂，这个世界不过是你披着的外套。

7 ✦ 瑜伽与风水：身心与环境的完美交融

导读：瑜伽，源自印度的古老智慧；风水，中国古老的智慧结晶。两者的完美结合，犹如珠联璧合，相得益彰。这恰好诠释了心灵与身体、身体与环境的和谐统一。

瑜伽强调身心的相互作用，通过呼吸、体式和冥想，达到身心的平衡与和谐。风水则注重环境对身体的潜在影响，通过合理的布局和设计，营造出有利于身心健康的生活空间。

简洁的环境通常被视为良好的环境，因其能带来清晰、和谐的能量流动。而良好的环境也被认为拥有好的风水，能为人们的身心带来积极的影响和福祉。

> 愚人之所以失败，在于其行事不顾及自身的具体条件、地位、出身及朋友关系；而智者之所以成功，在于其善于审时度势，能够驾驭事物而不为事物所驾驭。
>
> ——【西班牙】巴尔塔沙·葛拉西安

1. 擦亮你的生活空间

久不住人的房子有邪气，指的就是潮气、霉气等自然之气。这些气遇光即散，或用酒、盐等可以消毒。人致病就是因为邪气入侵、阴阳失调。古人把通风朝阳的房子称为阳宅，那么阴冷潮湿的房子就是阴宅，洁净通风、不湿不燥、邻里和睦就是吉宅。事实上，只要不做亏心事、身心健康、内心洁净、环境干净、生活精进、有觉知，住在哪里都是吉宅。

有人认为无论什么开过光后就会带来好运。其实开光是一种洁净的仪式，寓意新的开始，提示人们要爱惜自己，敬畏生命。所以，开光之物，不洗手、不洁净，都不可以接触。

开光之物被人赋予了美好的愿望，它的洁净令人喜悦、平静。开光之物为人打开了幸运之门，是因为人们看到它而内心充满了希望，内心平静而开悟必然会开运。而关于开光之物与神仙显灵的荒诞传言，纯属子虚乌有。

有些人生活稍不如意就在家中请来开光之物，每天万分小心、百般侍奉，就怕怠慢神灵，遭到报应，诚惶诚恐地度日，活得像开光之物的奴才一样。其实，无须这样。

生活不如意，不如自己点亮一盏烛光，擦亮自己的生活空间。你处的环境和周围的每样东西被洁净后都会发光。内心被照亮的那一刻，你能看清一切，心灵会更加聪慧，觉知更强。

拥有一颗无愧的心，如同拥有一个极具吸引力的气场，会吸引所有美善的事物。擦亮了生活的空间，充分发挥了智性，就能创造、利用自然赋予的资源，让子孙后代分享到自然施予的恩典。

2. 清理杂物

身体不好、气运不佳，去请风水先生，还不如割舍些杂物，清理一下生活空间。长期处在混乱的环境中，思想与情绪也同样会变得杂乱。当这些如同垃圾的情绪，堆积起来蒙蔽了心灵的视野，又怎能看到美好的未来。如果你适应了这样的环境，好运气就会被阻留在脏乱的环境中。

杂物不仅是没有用的物品，而且是影响健康的污染物。老子曰："是以圣人常善救人，故无弃人；常善救物，故无弃物。"有生活情趣的人，常会变废为宝。

我们必须放弃的是那些破坏情绪的污秽书籍、刊物、光碟、网络信息，不健康的食物，酒肉知己，不良习惯、兴趣，以及囤积的病症。人越老越贪，是因为意志力薄弱、病弱、衰老。一颗烦躁的心才会有囤积的习惯，一颗纯洁年轻的心敢于舍弃一切，创造更新的生活。

我们用过的物品、服装就像老朋友一样陪伴了我们很久，像老照片一样保留着过去的回忆。所以，你要把它们视为有生命的伙伴，好好地分类、整理，珍藏起来，也许有一天它们真的会成为无价之宝。

对于那些你认为确实没有用处又不得不扔掉的东西，也别忘记了你们曾一起走过的日子，同样要把它们视为有生命伙伴，像解甲归田的战士一样，敬重地把它们安放好，归好类，放在应该放的地方，也许有需要的人会把它们留下，让它们重获生命。

如果你能爱惜曾经拥有的一切，你就会吸引你喜欢的一切。同理，你把那些有害的归类，果断地扔到应该扔的地方，所有有害的一切就会远离你。不随便乱扔东西，这么一个小习惯，不仅关系到环保意识，而且关系到你的切身利益；不仅是积德，而且无形地为你积累了好运气。

如果在生活中感到身心不宁、事业不顺，不妨检查一下现在所处的环境，是否存在需要整理的地方。如果还下不了决心整理环境，无论你多努力去改变现状，也不会有多大收获，请什么样的风水专家，也根治不了你的疾病，能维持现状就算走运了。

3. 好风水就是好环境

中国人在几千年前就开始关注自然环境对人类生活的影响，认为命运好坏与风水有关，有着"一命二运三风水"之说。实际上，命运好坏与什么都无关，更无须求仙问道，"堂上二老是活佛，何用灵山朝世尊"。

大道无形，无处不在，热爱你的生命就能领悟到生存之道。"以自然之道，养自然之身。"命运更眷顾那些爱护自然、热爱生命的人。风水就是人与自然的和谐关系。

古老的风水学，在生活中只能作为参考，如果不想成为风水先生，却把生命都浪费在风水学上，又哪有时间去改变生活。不管浪费什么，只要生活中存在着浪费，那都是浪费生命。热爱生命就体现在我们对生活环境的爱上，好风水就是好环境。环境好、心情好、身体健康，难道还会缺少好运气吗？

> 不论多小的东西都不能浪费——不论是时间、劳力，还是既不必要又不值得的辛劳；活力、视力、金钱及其他物品也是一样。这是享受人生的最佳途径。
>
> ——【瑞士】卡尔·希尔逖

什么样的物质、环境都能被人利用，化腐朽为神奇。再好的东西放错位置、搭配不当，也会失去意义，造成浪费。无论是什么，把位置摆正，都能充分发挥它的价值。"天时不如地利，地利不如人和。"地利就是指好环境。

好环境不单指你所生活的空间，还包括接触到的人、信息，看到、听到的周围一切。改善环境，要与环境和接触到的人和睦相处。生活节奏与自然吻合，无论做什么都讲究天时地利人和，心性随自然沉浮就能成功。

4. 风水是一种智慧

通过身体细微的感觉，观察呼吸，就会发现蕴藏在风水玄机中的奥秘，甚至轻松地找到一些一直无法医治的疾病的根源。风是能量，是气，是内心；水是生命的源泉，是智慧。风水的结合就是内心的智慧。

有风必有雨，雨水蒸发生成气，气多了又聚成雨。生命在气态、液态、固态三种形态间相互转化，生生不息。风水主要在于协调、清洁环境，让气流通。当气遇到阻塞，生命就将停滞。

你的环境就是你自己，所有的生命都需要呼吸清新的空气。简单的生活是净化环境最好的方式。当你的生活环境变得洁净，人们从你的身边走过，他们都能感觉到你身上有某种说不出的神迹式的改变。

如果你不赶在时间的前头去改变环境，你的身体、心灵就会同你积攒的垃圾一起被命运淘汰。生活在一个简洁宁静的环境，身体会更加健康，更有创造力，将来拥有的会比你害怕失去的更多。如果坚持不改变原有不良的环境，永远维持现状，只能随着生命力的下降一天天地走向衰败。所以，凡事往远看才会走得更远。

5. 没有观念的观察

"处处留心皆学问，时时学习长本领。"学的知识多了你会发现诸多的信息充满了矛盾。比如阳光中的紫外线能杀菌消毒，提供天然的营养素，但紫外线指数超过 3—4 级，就会损伤皮肤。啤酒使人发胖，但适量饮用有助于增强心脏功能；巧克力中的抗氧化物可抑制癌细胞；咖啡能降低糖尿病的患病率。这些都提醒人们凡事掌握好尺度才会有益。

克里希那穆提认为："如果我们的思想和情感不能融为完整的一体，则我们的生活将是残缺的、矛盾的，被许多恐惧所折磨；一旦教育没有培养我们对生活持有一个完整的看法，它便没有多大的意义。"事物本身就是一个矛盾体，包含不可能被分割的正反两面，只看一面的逻辑关系是不完整的。

毛主席教导我们说："马克思主义者看问题，不但要看到部分，而且要看到全体。"凡事有利有弊，面对生活中存在的矛盾信息，首先取中，保持正直，掌握好尺度，不偏离左右，培养内心的觉知力，只看事物的变化，不做无谓的选择评判。

没有观念的观察，能够洞察秋毫，这就是觉知力。当你的环境秩序整洁，头脑清醒，内心的直觉就能很容易分清，哪些信息真的有意义，而哪些只是博人眼球的噱头。

6. 学习是为了找回自己

"吾人修身贵有自知之明。"什么事都要因人而异，适可而止。知识来源于生活，没有人比自己更了解自己的生活，了解自己吃东西贪婪的样子、对待别人的态度、生活的环境中有多少不需要的东西。

学习、读书只是时时提醒自己知道却容易忘记的事，补充我们生活中本该知道的事，更确切地说是帮助我们找回自己。如果执着地停留在过去的知识经验上，那永远得不到发展。

把有限的时间都用在构建生命上。只有认识到没有什么比生命更重要时，才有可能舍弃那些没有必要的事，才能看清原来的生活是多么空虚、奢淫、无聊，造成了多少浪费，才能知道学什么更有用处，怎样生活更快乐。

风水中蕴含的一切智慧都在你的左右。透过自由的呼吸，探索内在的世界，关注自然，爱护生命，脱掉虚荣的外套，清除自私贪婪。无论走到哪里都爱你所到之处，把世间的事物都当成自己，融合在大自然中，必然会犹如清风一样自如，这一天才是你真正的生日。

7. 激活生命的智慧

> 人受万物滋养，同时拥有滋养万物之心。
>
> ——【日本】山田无文

经书杂书，相得益彰。多看、多听、多闻、多记录，不断摸索，渐渐就会了解更多关于生命的智慧。风水学就是一门将生活中的环境感受汇聚在一起的智慧。生活中的所见所闻、点点滴滴，记录下来就汇集成了一本生命之书，不但有益于自己也可以帮助他人。

人们在了解生活时就可以了解自己，克服自己，完善自己，与自然相合。这时就可以扔掉知识这根拐杖，在内心插上隐形的翅膀，在风中自由飞翔，在水中任意畅游，风水的秘密就在你开始关注大自然时，与你一呼一吸之间建立的联系。

第二章
发现最强大的自己

8♠ 清洁内心

> 导读：内心是最容易受污染的，也最需要清洁。这一节主要介绍内心为什么最易受污染以及我们应该如何清洁内心。

1. 三种形态

常见的物质有三态：气态、固态、液态。生命的气体也就是生命之气或灵魂，是大自然气体中的一种较强的能量意识，自然之气越纯净，能量越强，生命力越旺盛。

意识也有三种形态。它们是善良、激情、愚昧。激情对应物质形态中的气态，所以激情如火如风。善良则如水，对应物质形态中的液态。愚昧的性格如同一块木头，对应物质形态中的固态。

意识处于善良状态，身体气血循环通畅；处于激情状态，心跳加快，血压升高；处于愚昧状态，则气滞血瘀。这三种形态不是绝对的，若是善不得体，也会好心办错事。

如果超越这三种形态，便可以到达超自然形态，生命体同样也可以随着净化逐渐进化，转向更好的生命。

2. 并没有当下，如何活在当下

有个故事讲一个人家中失火，他不顾一切回到家中想抢回那些珍藏已久的相册，因为那里有他最美好的时光、记忆，结果葬身火海，永远地活在了过去。

追忆过去的苦与乐，或者活在未来的恐惧和幻想中，就忽略了当下。活在当下，自我得到净化，灵魂才能有力量自由地穿梭于过去和未来。

如果灵魂的力量减弱，即使刚刚发生的事情也会忘记。人的智性比光速不知快了多少，只要你的意识能量充足，稍加调整就会去到你想去的任何地方，哪怕是光速都无法到达的地方。

超脱物质的三种形态，超脱善良、激情、愚昧，就是处在当下。在神经把你看到的信息传递给大脑的过程中，当下已经成为过去，所以当下不属于现在，更不是未来，只是一种空无的状态。

当你将一盏茶品到无味，将一首歌听到无韵，将一本书看到无字，将一个人爱到无心，即使生活在一个繁华的都市中也能领悟到五蕴皆空。完全融入你的环境之中，内心处在空无宁静的状态，才是真正地活在当下。

活在当下，淡化过去的记忆，是改变未来的起点。活好当下，未来才能充满希望。这是一种没有时间、不受任何观念束缚的自由意识。

洁净的生活不但能提高生命质量，甚至可以超脱物质的三种形态，不断得到升华。我们虽看不到宇宙生命变化的全部过程，但不能因此放弃对美好生命形式的追求，至少在不断的洁净行为中，我们能拥有更幸福、成功、健康的生活。

3. 洁净的本质

不洁净的思想行为会让身体的肠道、血管、经络等慢慢固化。身体机能下降，固化的现象越来越严重，思想也会僵化，身体也随之老化。

洁净表示愿意检查自己的生活、思想、与人交往的方式等，它是一种积极的习惯，让人远离痛苦、疾病。内心的洁决定行为的净，行为的洁关系到身体和环境的净,身体和环境也影响人的内心世界。

洁净不是表面的光滑装饰,比如用含致癌物的清洗剂洗过的胡萝卜,表皮干净润泽;而用清水洗过的胡萝卜,外观逊色但食用绝对安全营养。只从表面看问题难免会产生偏见,心灵不单有偏见这一种渣滓,还有任性、傲慢、忌妒、猜忌、欺骗、野心、愚昧等太多的杂念覆在上面,需要清理。

清理内心污渍从整理周边的环境开始,渐渐深入内心。扫心如同扫地,心越扫越净。地本是尘土,心不静怎么扫地也扫不净。洁净是一种自然纯朴的美德、优雅的姿态、高贵的举止,是一种强大的力量。

4. 智慧的阶梯

西方箴言曰:"人若自洁,脱离卑贱的事,就必作贵重的器皿,成为圣洁。"洁净力可以唤醒内心中沉睡的巨人,当他有了改变的意识就会挣脱狭隘的灵魂束缚,从泥土中一跃而起,脚踏霞光穿越凡尘的迷雾,直入云霄。

洁净是越简越洁,越少越净,良书读得越多越有力量。圣洁的大道不止一条,而有时一条道跑到黑却可能走上了错路。智慧的书读得多了,心胸也就开阔了。智慧的阶梯爬得越高,前方的路看得越清。从不同的角度看人生才能看得完整。人生的视角稍微转变,呈现在你面前的就是另一番美丽的风景。

5. 内心的洁净剂——宽恕

内心即使受到重度污染,一丝光明也没有,也不应绝望。在最黑暗时要停下飞奔的步伐,耐心等候,等候心中有了空处,内心终将平静下来。

回归自性,你会发现大自然不仅能创造一切,而且更加仁慈宽容。大自然常把毁灭的力量带给那些怨恨极深的人,只是为了把他们改造得像它一样仁慈。宽恕是最好的内心洁净剂,能洗净所有怨恨。借着宽恕的力量,渐渐冲刷掉内心的污渍、裂痕和焦躁后,会越来越看到你最初的样子。

内心在慢慢觉醒时就能重新唤醒光明的意识。宽恕如同天使一样保护我们,让任何事物都伤害不到我们的内心。当我们向大自然一样仁慈地宽恕他人,在内心深处容得下世间万物的同时,也能得到大自然的恩宠。

6. 检测内心的洁净度

内心受到污染要把它当作一种急症去治疗，静心调养。内心受到重度污染时，身体也必定隐藏着众多的疾病。因为人失去了内心的指引，生活就会没有秩序，混乱的生活必将导致不幸。

内心受到污染常常会浑然不觉。但检测内心是否清洁非常简单。只要生活中常有冲突存在，情绪失控，身体、睡眠、运气不佳，并伴有一些不幸的遭遇，思想混乱、抑郁心烦、爱情家庭事业等生活方面有不如意之处，到内心深处检查一下卫生就可以找到原因。对于一个身心环境都洁净的人，他的生活事业无须过多介绍。圣洁的人一看便知，圣洁的人智慧、勇敢、诚实、乐观、可敬、真实。

内心如同洁白的衬衫，粘上一点污渍，你就会感觉非常厌烦，会想办法把它擦掉。然而污渍越来越多，衬衫变得发黄时，就不会在意了。很多人都是这样，在生病时，甚至到了生命尽头，仍然不愿割舍那些不需要的东西。例如堆放在家里的陈旧物品，那些隐藏在内心拖累我们的怨恨、坏习惯、邪恶的念头、奢侈的消费观。

洁净内心最简单的方法就是从当下做起，有错就改，将与生命无关紧要的事统统抛弃。按照古罗马思想家塞涅卡说的那样，把欲望控制在安全的限度以内，清洗掉头脑中的每一丝邪念。"无欲则刚"就是说内心洁净、无欲无求，自然会充满力量。

7. 清洁感官

外界的污染都是通过感官，通过眼、耳、鼻、舌、身、意进入内心世界的。体悟到色、声、香、味、触一切皆是虚相，就能不执着于这些感官诱惑，从而降服虚妄，安住内心。世上的尘土是扫不净的，能扫净的只能是自己的内心。口与心相连，谨守口与舌就能保持自己内心免受污染。

把舌头这个小小的部件清理干净，其他的感官也会变洁净。清洁舌头不仅限于舌苔的清洁（用细线或牙刷轻轻地刮舌苔，每周1—2次），最重要的是把不洁、不仁慈、不敬虔，污秽的言辞、意念清理干净。

人所说的话能影响他人，也能影响自己。口出污言秽语不仅显露了心灵的肮脏，同时也污秽了全身，滋长了恶念。保持内心洁净就要目不乱视，耳不乱听，内心不受到干扰。

眼睛混浊是内心混浊的反映。眼睛是心灵的窗户，透过双目能看到人的内心世界。视觉和听觉是生命的一部分，弥足珍贵。

保证视觉和听觉卫生，不仅要做眼保健操，也要常常按揉双耳。让视觉、听觉免受噪声、色彩、灯光、污秽影像的污染，才能更好地保护生命，不让洁白的内心受到玷污。

8. 那些利于身心快乐的事情

有效地运用所有的勤劳与才智，获取有价值的利于生命的所有东西。只要你关注生命，有利于生命的事举不胜举。

洁净可以让呼吸更舒畅，是健康的保障。精力充沛取决于吸收能量的纯净，并依靠环境、饮食、睡眠来获得。内心宁静是由身心能量的纯净、文化修养和生活方式决定的。洁净本身就是一个快乐的过程，是改变人生最便捷的方法。

8♣　瑜伽清洁术

导读：这一节具体介绍如何清洁鼻腔以及断食清洁。瑜伽清洁的关键是在了解自身需要的前提下进行清洁。

印度古籍《薄伽梵歌》把人的物质躯体比喻成马车，我们自己是个乘客，智性是车夫。车夫能否让我们安全地到达目的地，全靠这台车（我们的躯体）的性能。瑜伽清洁术是一种获得内心觉知力的有效方法。

1. 为什么要清洁鼻腔?

清洁鼻腔可以防治鼻窦炎和鼻腔炎,预防和治疗感冒、咳嗽、哮喘、支气管炎、过敏性鼻炎和头痛等,缓解脱发,改善面色。中医认为鼻子和嘴唇是身体的危险三角区,不能随意妄动,要保持洁净。

通过呼吸,内心与大自然融合在一起,身体获得洁净的能量,得到彻底的洗涤。眼观鼻,在观察一呼一吸之间,有望重新认识自己。

充分发挥嗅觉的作用,可以避免吃到发霉的食物,还可以发觉空气中存在的不良气体,又可以更好地品味生活。

很多疾病都与直接用口呼吸有关。鼻子就像调节空气的阀门,能避免风、寒、暑、湿、燥等邪气侵入,还能察觉空气的质量。呼吸顺畅,百病不生。用鼻子呼吸可以控制情绪。现在就请轻轻合拢双唇,舌顶上腭,看着你的鼻子。一边观察呼吸,一边学习清洁鼻腔的方法。

2. 清洁鼻腔的步骤

(1)用涅涕专用壶,或用一般喝水壶代替,装入温水加少量盐,微有咸味即可。(盐有天然的净化能力,用盐刷牙、漱口、洗脸、泡脚、泡澡、洁净空间,能使身体和精神得到有效的净化。)

(2)从呼吸顺畅的鼻孔开始清洁。如右手拿壶将壶嘴轻轻插入右鼻孔,头慢慢倒向左侧,把壶慢慢抬起,水就会从左侧鼻孔流出。身体稍为前倾,不要低头,头的角度以不引起呛痛为宜。

(3)将头摆正,鼻孔稍用力呼气,清除所有鼻液并吐出盐水。

(4)用同样方法清理另一侧鼻孔。

(5)清洁两个鼻孔后,挺身直立,两脚分开。吸气,两手臂垂放在背后,十指相交,呼气,头下垂,上身向前弯腰,顺势十指相交的两臂向头上伸展,保持这个姿势(双角式)20秒左右。

(6)渐渐恢复到基本站式。用鼻孔轻轻地喷几次,把残留在鼻孔里的水排净。重复几次双角式姿势,把鼻孔的水清除干净,最后用鼻孔做几次呼吸动作。

在空气受到严重污染的地区，先用水和手指清洗鼻孔。不要用鼻孔吸水，不要过于猛烈引起呛痛，以免把水吸进肺部。整个清洁过程，动作一定要轻柔小心。清洁时间按空气污染程度，每天早、中、晚都可以。患有心脏病，流鼻血、鼻涕时，不要做。

3. 温和的断食清洁

现在越来越多的人喜欢用断食的方法减肥、辟谷，甚至是治病。我不主张断食，因为断食不当，对身体损害非常大。断食会成瘾，甚至会饿死脑细胞，脑细胞很难恢复，很容易导致记忆力下降。

对于下定决心想断食的人是很难让他们改变主意的。所以为了那些执意要断食减肥的人或者因为工作或其他原因必须断食的人，在这里介绍一下断食清洁，希望能科学地断食，保证身体不受到伤害。

（1）断食之前两餐一定要只吃水果和蔬菜，不吃肉类及其他高脂肪食品。断食前几天要先减少食量，避免过饱、油腻，吃些素食。

（2）断食是为了消耗身体多余的热量，洁净气血。断食的前提是不要损耗体能，要选择工作不忙时，选择室内空气质量好、温度湿度令人感到舒适的环境。在早上可以先从清洁肠道开始（即多喝淡盐水，然后做几个伸展动作，促进排便，尽量把粪便排净），或直接断食，不要做费力气的运动，多注意休息。在断食后的第二天早晨，一定要做一次肠道清洁，大口喝水，用干净没有指甲的手指轻轻触碰舌的中部催吐。但是，腹部疼痛、背痛、咽喉疼痛、颈椎疼痛、头痛，近期做过手术，患有疝气、高血压、心脏病、溃疡、脑瘤的人及月经期妇女、怀孕者不宜。

（3）要注意身体感受，断食初期不要过于激烈。饿时可吃些水果或喝水，也可在水中加入点蜂蜜或柠檬汁。在每次饮水前，用牙刷刮掉舌头表面的白色舌苔。

（4）有时食欲只是为了满足味觉，像吸烟的人对烟的味道难以抵抗一样，未必是身体真的需要，这时可以通过刷牙去除口中的味道。如果还有食欲，并且身体或胃部有进食的要求，就要停止断食。

（5）停止断食的第一餐应该只吃蔬菜和水果，或服用新鲜水果或蔬菜汁，不要立刻大餐一顿，可以喝些稀粥，少量吃些轻淡食物，再逐渐恢复正常食谱。（空腹不要吃西红柿、柿子、香蕉、橘子、山楂、甘蔗和鲜荔枝。）

4. 断食须知

有意义的断食不是一天不吃不喝，而是培养觉知的一个过程。断食前两天就应做好准备，不再吃油腻的东西，减少食量，前一天由平时的三餐减少至一餐或两餐。而且吃得要少、要软、要精、要淡，咀嚼要仔细。

断食期间要有人看护，当天若有不良反应，如乏力、恶心、头痛、情绪异常等就要停止断食。如果没有不舒适的症状可以躺在床上休息，但是不要看电视、阅读、听广播、打电话或与人闲聊，可以选择静坐、调息、散步等轻松的方式。初次断食首先从每周断食一天开始，切忌一开始就长时间断食。

身体的不良反应，也许来自对某些食物的瘾症，或是由思想压力大、耗费能量过多导致的。及时寻找身体不适的原因，调整饮食、心态，调息、静养或适度运动，吃些水果，补充营养、水分或停止断食，对身体有足够的关爱。

断食前的饮食由多减少，恢复饮食则由少渐增。断食后的味蕾会前所未有地欣赏、感恩那些清淡的食物，头脑会非常清醒，睡眠会变得香甜，欲望也随之减少。断食期间感觉情绪平和就是达到了效果。

5. 断食注意事项

断食期间不吃主食会导致记忆力受损，所以建议断食也要吃少量的主食，不要过于极端地禁食。每周哪一天断食要固定下来，不要随意变更时间。没有经历每周 1 天断食的人，万不可进行 3—4 天或更长时间的断食，断食不建议超过 2 天。如果感觉有必要，一定要听从正规医师的专业指导，而不是所谓的导师。使用抗生素类药时，不要断食。急性心脏病、消瘦型糖尿病、肺结核患者，都不宜断食。

一定要循序渐进。禁食期间不要过度劳累，选择在空气新鲜的地方坐禅或散步。洗浴时，水温不宜超过 40℃，时间不应超过 10 分钟。欣赏、阅读有意义的书籍，保持放松、快乐、平静的心情。

观察呼吸、身体各部位的感觉。如果感觉情绪混乱低落、身体状态不佳，就要及时停止断食，不要强迫自己。每次断食要在意识平静、身心愉快的状态下进行，断食期间不要饮酒、吸烟、喝含咖啡因的咖啡或茶。过激的断食、减肥，饥一顿饱一顿，无规律盲目断食，百害无一益。断食后要清洁口腔卫生，少量进餐，细嚼慢咽。

6. 断食与减肥

有人说现在的富人多数都是饿死的，并不是没有道理。日常饮食中，持续饮用或服用某些物质，不但不能给身体提供营养，还可能导致能量流失。这些物质包括酒精、白糖（以及其他精炼的食品，比如白面粉、白大米或白面包等）、盐、烟草，还有其他所有化学物质（药物、保鲜剂、色素等），以及不必要的脂肪。

尊重自己的身体，就不要强迫身体吸收酒精、软饮料、甜食和含有化学物质的食物。适当的断食，保持肠胃的洁净，对提供给身体的食物保持警觉，为身体提供良好、均衡的营养，可以使身体中的化学反应平衡稳定，使心理层面和情绪层面也跟着处于平衡平和的状态。

不适当的断食减肥不但危险，且极易反弹。因为不当断食会造成身体虚弱、损伤以及内分泌系统失调，这时再去加倍补充营养以满足身体需求，体重也会随之加倍增长。所以，肥胖症和营养不良者都不适合断食。

减肥更需要的是足够的勇气、力量以及耐心，坚持有规律的生活方式，而不是异想天开地以为断食就可以减肥。许多肥胖症即使不吃不喝也会胖，就是因为身体功能失调，呼吸的空气散不出去，又不能够转化为能量，化为湿气凝固在体内就成了脂肪。所以减肥最重要的是要调整身体的功能。

断食清洁需要技巧，更需要谨慎，对身体更要细心体贴。人之所以在生病时会食欲下降，是因为机体用消化食物的能量去抵抗疾病。而自愿小心地断食，是为了消除因长期过量食用油腻食品给人身体带来的损害，清理消化管道中积累的废物，让肠胃得到休息。对于"吃货"而言，不乱吃就是断食。

科学的断食相当于给肠道进行一次彻底洁净，让气血更纯净。断食不但有益身的健康，也益于心的宁静。这是因为气不净，心灵就无法达到宁静。

7. 理解后再去做你想做的事

无论做什么事，之前要充分估计风险，才能避免受伤。清洁身体有多种方法，如果掌握不好，千万不要轻易尝试一些极端的清洁方式，把好事变成坏事。使用本书的清洁方法一定要仔细阅读注意事项，并循序渐进地加以练习，切勿盲从。

每个人做任何事都要先了解自己，清洁卫生也要先了解自己，哪些地方需要清洁，哪种方法更适合自己。每件事待完全理解以后，再做选择。选择清洁用品时，尽量选用一些天然的洁净物品，而不是价格越贵洁净效果越佳。比如淘米水浸泡青菜能减少残留农药，去除新油漆家具异味，洗碗去污效果比洗洁精还强。

如果认为某件事情于人于己都有益处，就要先加以肯定，这样就不会错过任何良机，然后再反向推理加以否定，以科学谨慎的态度进行分析。

如果经得起反复推敲，再渐渐深入去了解，就是所谓细节决定成败。但是也要避免因为过于谨慎、追求琐碎的细节，使问题变得烦琐，而降低了效率或者增加了成本，甚至延误了最佳的时机。

首先要把各种复杂的问题加以精练简化，才能确保不把关键的细节给忽略掉。细节很难把握，它是一种平衡技巧，不是简单地训练就可以完善的，也不单单是仔细认真的工作态度和良好的习惯就能做到的，而是取决于你处理问题时身心的整体状态。

最重要的还是能把复杂的问题划分得简单再简单，越清晰越容易看清细节。你的身体状态越放松越能发现问题，否则越强调细节越会让问题复杂烦琐。

8. 净化的细节

身体不仅肠胃需要洁净，我们的思想、眼睛、耳朵、口腔、牙齿、头发、皮肤、指甲、生殖器官，等等，都需要常常清理。比如饭前洗手，饭后用温水漱口，清理残留在口腔中的食物。

生活中最好每天都要清洗内衣、内裤，生殖器、肛门，清除尿液、汗液、分泌物、粪便等残留物，养成良好的清洁习惯。

耳不掏不聋，眼不揉不瞎。所以，也不能随便揉眼睛、抠鼻子、掏耳朵。掏耳朵，清理鼻孔，要把手洗净或用消毒的棉签等干净的用具清理。

身体的洁净力能增强，潜在的觉知力会让污秽无处遁形。幸福感源于洁净力。如果感到头脑昏沉、内心烦乱，这时清洁卫生是你最应该做的事情。

如果经常去一些不良环境，用不良嗜好来排忧解闷，总有一天会毁了自己，因为近朱者赤，近墨者黑，或许一次放肆就能毁了一生。

再忙也要抽出点时间来洁净自己，从灵魂到身体全面净化。洁净是责任、快乐、生命的真谛。过着洁净的生活就是在享受生命。

8♥ 人应该怎么活？

导读：瑜伽的本义是连接，与生活连接是瑜伽的应有之义。那么我们应该怎么活？当我们了解了痛苦的本质，知道人的本性是淳朴谦虚，能够了悟世界的善恶，学会欣赏当下的生活，我们就可以依靠自然的赐予，平静而有觉知地生活。

1. 了解痛苦的本质

"观朱霞，悟其明丽；观白云，悟其舒卷；观山岳，悟其灵奇；观河海，悟其浩瀚。"细品王永彬的《围炉夜话》会发现，人就应该像山一样仁爱地接纳一切，像水一样川流不息，润泽万物。除此之外，人世间的是是非非、恩恩怨怨，都将随风消散在云霞之中。

生命就是小的生命体与大的生命体的不断结合，心与身，身与自然，自然与宇宙，宇宙与心，心与身……无限循环。心灵、宇宙、生活中的一切就像雷与电一样紧密相连。此刻说的和做的、做的和想的不一样，身体在此刻，心灵被遗落或没有跟上，心灵和身体不在一起，才会有痛苦的感受。

人常常能坚强地忍受痛苦，却不能留意倾听痛苦。其实，痛苦是身、心、灵的善意提示，在提醒我们身体某些部位或生活的方式、思想言行需要调整。

就像一个孩子犯了错，受到大人的责怪，只是忍着，却不理解家长的苦心，又怎能接受教训。

如果一个人只是忍受痛苦，却不去深入了解痛苦的根源，只能越来越痛苦，就像掉入泥潭，越是挣扎陷得越深。一切痛苦的根源都来自欲望的苦受。欲望让身体无法承受巨大的压力，欲望扯断了身与心连接的纽带，贪婪的欲望就像脱缰的野马，总有一天会拖垮人宝贵的生命。

2. 宇宙的本性淳朴

一呼一吸在生命中是最重要的，我们所做的一切都是为了能够一呼一吸。别让你的猜忌、欲望影响你的呼吸；不要因谁是谁非、无聊的琐事干扰你的情绪，妨碍你的呼吸；别去要求不可能的事，也不要同一个无知的人做无谓的杂谈。但与任何人都必须要语调平和、恰当地说话。

每时每刻去塑造你自己，与满足、朴素和谦虚结合在一起，注意你现在正做的事情，做力所能及的事。如果一个人做错了事，那么只能损害他自己。

在没有运动时，一切的最初状态都不存在善恶对错，这是静止时的本质。善恶不只行于表面，善恶如同作用力与反作用力，相互作用，促进事物平衡，不断发展、更新着运动状态。

只有平静时才能看清周围一切的运动状态。保持内心的平静，宝贵的生命能量就不会在思想斗争中白白地浪费掉。内心包含在宇宙之中，宇宙也包含在内心深处。

内心达到人之初的淳朴善良状态，宽厚朴实这些宁静的品质更接近宇宙的本性。心灵摆脱激情、善良、愚昧三种形态，内心平静才会积蓄更多的生命能量。

3. 善恶

夹杂着名利心、不理智的善行，也如同恶。有损身心、损人利己的行为，则是恶上加恶。莫要相信好人没好报的谬论。"善有善报，恶有恶报"，恶到不知懊悔的地步是对恶最重的惩罚。

恶人若能迷途知返，比愚昧的善良人更容易得到救赎。许多大善人也是改邪归正成了好人。俗话说："放下屠刀立地成佛。"没有人生下来就是恶人。

恶人也是那些曾迷失方向的人。

没有动机的善行，即使付出很多，也从不会有所亏缺，终究会得到更多的回报。反之，不择手段得到的一切，不但没价值反而会带来危险。

善恶是相对的，只有选择上的错误，没有绝对的善恶。蛇毒能毒死人，也能被医生用来治病救人。对于善恶，应该平静地看待，既不迁怒也不被善所蒙蔽。

善恶如影随形，看上去善良的人，也会存有恶的一面。人无完人，即使是天使堕入凡尘也会有犯错的时候，毕竟他的落脚点是这个社会。

心态好的人未必就有好心肠，看上去从不犯错的人不代表没犯过错。孰能无过，知错就改，善莫大焉。把善恶、美丑结合在一起，作为一个整体去观察，才会看到淳朴的本质。

4. 有觉悟地生活

老子曰："大道废，有仁义；圣智出，有大伪；六亲不和，有孝慈；国家混乱，有忠臣。"一个社会推崇贤德是因为缺少良知，推崇孝慈是因为六亲不和，推崇仁义是因为大道缺失。

每个人都循规蹈矩，又何必讲什么仁义道德。每个人都觉悟了，没有了烦恼，又何必围着大师诵经念咒。

觉悟不是一个人有多大能力、多强神通、多少学问，烧了多少香、叩了多少头，更不在于一个人经历了多少人情世故。唐僧西天取经前已经是高僧大德，在经历了整整八十难后，取的却还是无字的经书。

觉悟在每个人的心中，在内不在外。日常的琐事、平凡的生活，都能让人觉悟。觉悟是内心的平静。

老子曰："静胜躁，寒胜热，清静为天下正。"觉悟不在任何形式上，我们所经历的一切都是为了让内心能平静下来，从而过上平静的生活。

有人说觉悟是内心松弛、安详、孤独的那一刻。其实，无论在何时、在何处，只要是处在空寂的那一瞬，处在无我的状态中，内心都有可能真正地有所觉悟。只是这种状态很快就被一股股汹涌澎湃的欲望给淹没吞噬了。只要欲望不止，内心就无法保持持续的平静。

5. 调整好你内在半导体的频率

善是人灵魂深处的本质，而不是善的行为。欺世盗名者常以善来伪装自己达到目的，虚伪的人常常会说别人虚伪来掩盖自己。所以说别人在他眼中什么样他就是什么样，真正有内涵的人常常是那些只做不说的人。

若此刻说得好、做得好，也只是现在。人生是由无数个现在组成，每一刻都有不同的想法。思想就像云的影子，影子也要有实体云才能倒映出来。思想也需要有个实体在思考，思想的实体并不是大脑。人的每个灵感、每次呼吸，每一种食物都源于自然。

身体依靠呼吸与大自然连接，人才有了意识。所有的意识都是从大自然中源源不断流入身体的。人停止呼吸、大脑缺氧，很快就会失去意识。大脑支配身体，大自然中的生命意识在不断地支配大脑。

大脑离开大自然，就没有生命意识，就如同一块木头。大脑只是在传达信号，如同半导体，半导体收不到信号就是个摆设。可是半导体即使坏了收不到信号，但信号还在。修好或换台半导体，还可以收到信号。所以大脑可能会有一天损坏，但是生命意识就像是无线电波，无处不在。

坚决留在善的领域，不要跟诱惑较劲，你要知道许多诱惑，我们的意志力根本抵挡不住。远离诱惑，保护好大脑以及如同半导体一样的身体，像调整频率一样调整好呼吸。

把呼吸频率调整得与宇宙的频率相同，就是最平静的状态，接收的信号才清晰，没有杂音，才能渐渐接近生命深层的意识。深入灵魂深处的本质，才可能持续地保持平静平和的心理状态。

> 伊甸园里的知善恶树对人类来说是最危险之物。人应当坚决留在善的领域里，不要去试着想研究恶之类的事情，否则，恶的牵引力会对你产生作用。在这块岩石上触礁、遇难的人可谓数不胜数。即便他们在其他方面抱有各种美好的意愿，但他们的读物或社会关系是"恶"的这一点就足以让他们迷失了自己。
>
> ——【瑞士】卡尔·希尔逊

6. 人的价值

物的价值在于实用，更高的价值在于能体现出生命的价值，体现蕴藏着的无限生命活力。世界上什么都是有价的，只有生命是无价的。如果你认为生命无价，那么任何事物也就都变得不重要了。

人所做的一切都是在为生命服务，人的价值不是成为什么，做了什么。人就应该学习做人，做个有觉知、有良知的人，才能真正地拥有有价值的生命。

7. 人生的艺术

人不能因自己是个农夫、工人而怨天尤人，不能因自己行了善事、得了荣誉、地位显赫而自命清高。不论何时何地，一定要告诫自己记住自己最初天真纯洁、朴实厚道的样子。

无论职位高低都应乐于接受、欣赏你所拥有的此刻。如同一位艺术家一样，把生活的经历当作创作的素材，在成长中不断谱写辉煌的艺术人生。

天上的星星从不因人的目光看不到而不再发光。生命之光在平凡的生活中会更加耀眼。生活是苦乐交响乐，不会欣赏的人不可能享受到生活的滋味。如果觉得生活枯燥乏味，不知怎样生活，就让你的生命与艺术结合起来，投入全部的热情去享受生活的艺术。

8. 平平淡淡的生活

人的一生如同自然现象。无论何种现象都是在自然条件成熟的状态下发生的，有其存在的必然性，自然也对其给予了充分的保障。随着时间的流逝，一切都会发生改变，从一种形式演变成另一种形式，从一个物体转变成或分解成另一种物体。

人的一生同天气一样，不要渴望它一成不变，当历经风雨后，才发现平静的生活是最难得的，只有平平淡淡才是真。这样才能获得深度的觉知，让我们的生命更完善。

人的价值在于创造生命、守护生命，没有生命一切都将不复存在。人类源于大自然，就应回馈自然，没有人不是依靠大自然的施予而存在，就像人字靠一撇一捺支撑，没有一个人能脱离人与人之间的关系而独自生存。

8♦ 发现最强大的自己

导读：我们为什么要练习瑜伽，是因为练习瑜伽会让我们的大脑更平静，而在平静中，我们才能发现最美的生活、最强大的自己。

1. 生命的意义只是奉献

无论你的人生价值观如何伟大，比起人生真正的价值，都要渺小得多，因为人生是无价的。我们只能在这个无法用价值衡量的、伟大的人生中尽量客观地制定自己能达到的目标，肯定其意义，探索其价值。不切实际的人生目标和没有人生目标是一样的，毫无价值。

不切实际的人或者过于追求价值观念、偏执于观念的人，需要消除思想的固执观念，做到不执着于狭隘的价值意义。如果人在执迷于价值意义中度过人生，这样的人生既没有价值也失去了意义。

过于追求价值就会因被价值观束缚而困惑。人生不是价值能衡量的，因为人生是无价的。价值再高的东西也无法换得人生。所以人生不是没有价值而是无法用价值衡量。

没理想、没志向、堕落沉沦的人要树立一个可以达到的目标，培养一个正确的人生观。我们一直以为有意义的事，也许再过一段时间或者在其他人的眼里，压根就不算事，甚至遇到对立的观点还会被认为是错误的。所以，天下本无事，生活过淡了也就平静了。

每个人都有各自的世界观，因此就有了许许多多对立的观念、宗教、流派，让人类从古至今饱尝战乱之苦。在残酷的战争中每个人都不会把对方的生命视为生命而任意屠杀。在战争中各方都认为自己是英勇的，而对方的生命是邪恶的，是应该被彻底铲除的。

生命的意义只是给予、奉献。我们的生命之旅同所有生命一样，只是从大自然中来再归还于大自然的一段必须经历的净化生命的过程。其他所有的意义，不过是执念。

2. 平凡 = 伟大

即使人类意识到小我的执念，也没有人愿意承认生命之轻，承认自己所做的一切没有任何意义，惧怕被别人贬低自我价值，非要赋予伟大的生命一些狭隘的观念、意义、思想以体现自我。所以便放不下我执，放不下被意义束缚的我，不能让自己活得更自由，放不下渺小的我，就不能让生命更伟大。

放下执念，思想再不狭隘，大到与宇宙同频共振，生活就会更真实。一个没有条条框框束缚的自由生命，在不知不觉中就有了一种更广的意义。

生命真实的意义完全超乎笔墨，不在我们所能理解的范畴内。放下小我的执念，按照宇宙的自然规律，做你想做的，倾其所有，过自己想要的生活，做回自己，活得才会更轻松。

若非要给生命贴上标签，追求某种意义，那就是人类共同的想法——得到一个自由的灵魂。世界上的战争没有一次不是以自由为借口发起的。要想获得和平自由，就要给予别人充分的自由。自由的生命来自伟大的爱。

选择做你真正喜爱而且对身体有益的事，才有可能把爱转化为能力。只有对所有生命真正地热爱，才可以体会到生命的真正价值。

对生命的体会越深，内心越平静，越能接近生命最深层的真实意识，回归于自然淳朴的本性中，一切轰轰烈烈的举动都源于平平淡淡的生活。只有平凡的生活才是不平凡的，那些追求不平凡的行为，在平凡的映衬下都会倍显疯狂与庸俗。

3. 发现最强大的自己

一位贫穷的老妇人，手捧着仅剩的一个沾满泥土、沉甸甸的碗沿街乞讨。这天雨下了一夜，老妇人没有讨到一口饭，饥寒交迫地饿死在街头。雨水把碗上的泥土渐渐冲刷掉，第二天雨过天晴，人们看到老妇人倒在路边的水泊中，手里紧紧地握着的却是一个在阳光下闪闪发光、价值连城的金碗。

现代都市中忙忙碌碌的人，可不就是这个乞讨的老妇？常常忽略隐藏在内心深处的金矿，四处奔波，从不知道放慢脚步，重新审视自己，认真清理一下环境，清洗一下心灵，让金子般的内心重现光芒。每个人对自己的了解都太少了，人如同宇宙一样深不可测，也许发现了一点长处就能终身受益。

2009年7月，很多媒体报道过一条新闻：印度出现一个蜘蛛侠一样的能飞檐走壁的奇人，而且他从未接受过专业训练，只是在偶然间发现自己具有如此神奇的本领。

每个人都是几亿个精子中最有生命力的一个，每个人都拥有无限的潜力，每个人的潜力都相差无几，别人拥有成千上万的财富，实际上我们也有创造一样多财富的能力。然而，因为内心静不下来或不相信自己而错失了很多机会。

内心静不下来就永远无法了解自己，也许万分之一的潜能都开发不出来。但是，每个人若在疯狂无知的状态下开发出全部的潜力，对于人类乃至万物将是空前的浩劫。

万物皆为一物，人和人是一样的。所以，没必要去羡慕、忌妒别人。羡慕是学习的动力，学习不是模仿复制别人的成功。只有不受影响地彻底去了解，才不致迷失自己，成为别人的影子，成了模仿秀。

羡慕、忌妒、追捧、模仿，只会成为别人，渐渐被束缚以至迷失，吃别人的残羹剩饭。人应该了解自己的长处，善于发现、欣赏自己。人贵有自知之明，要忍受枯燥，踏实地做自己能力范围内的事。

生命中有许多属于每个人的机会和奇迹，在等待我们去发现，但是很多人却只顾追求、向往别样的生活，因而错过了命运赐予他的那份恩典。

4. 尊重大脑

内心平静下来，不再狂妄自大，才能平淡。从热爱开始，然后学习，获取成就，努力超越，转了一圈终究还是为了做回自己。而且也只有做回自己，一切才皆有可能。

一切琐碎的事情都没有身体重要。所有潜能都蕴藏在身体里，健康的身体就是一切的希望。四处寻找的宝藏就遗落在你内心的角落里。

身体好似通向精神目的地的发射塔，身、心、灵结合得天衣无缝，身体状态调整到最佳状态，精神越放松，越容易把我们的意识精确地送达目标。而大脑是这个发射塔的核心，是身体以及宇宙中最复杂的器官，尊重它、爱护它是人的一生中最重要的事情。

脑损伤是由不良的思想、行为和生活习惯带来的，常见的因素有：身体损伤、酒精、肥胖、激素、营养不良、慢性炎症、血流量过低、慢性应激（痛苦的婚姻、生活压力）、缺乏睡眠、吸烟过量、看电视时间过长、暴力电玩、脱水、缺乏锻炼、消极思维、沉迷网络，等等。

你关注身体的细微不良反应，就可以觉察头脑的健康状态。如头痛、咽干、耳鸣、眼花、记忆力减退、情绪不佳，观察你的呼吸、面容、头发，从你不良的生活习惯和环境、接触的人和事中，就可以找出诸多损伤脑的因素。

保护大脑非常简单，就是简单地生活。培养健康的生活习惯，保持心情愉快，接触有益身心健康的人、事物、环境。合理配餐饮食，保证适量的营养、维生素、矿物质、鱼油等。只要能量充足，身体这个发射塔就会有足够的力量让你飞得更高。为了保持能量，要保证睡眠，勤锻炼，常冥想，静坐，放松，感恩，少思寡欲，减少能量的损耗。

5. 给大脑加油

大脑这台机器所需的"能源"不是豆油，也不是机油，这种"能源"由多巴胺、5- 羟色胺、y- 氨基丁酸、内啡肽等多种使人快乐的基本化学元素组合而成。

多巴胺是兴奋剂、驱动力，产生动机，缺少了多巴胺人就会觉得无精打采。5- 羟色胺能抗忧虑，保持镇静，缺少 5- 羟色胺就会恐慌。缺少 y- 氨基丁酸就会慌乱、紧张、压抑、心情不悦。y- 氨基丁酸、内啡肽能起到镇静、止痛的作用，能让人放松、快乐。

人体内分泌出的快乐元素很多，这些元素是人先天自有的，在静坐、冥想、休息、放松时，会源源不断地产生。同时，吸烟、喝酒等行为，比冥想、运动等健康的生活方式更容易分泌快乐元素，但是如果习惯于采用吸烟、饮酒等不适当的方式，就很难从其他的生活方式中获取快乐，只能不断地依赖大量的尼古丁或酒精获取快乐，成瘾后便无法自拔，渐渐大脑就丧失了镇静的功能，导致分泌紊乱，直至衰竭。

6. 平和是一剂医治百病的良药

病莫信鬼神，要相信科学。当你了解了内分泌中那些快乐的元素，抑郁症就不那么可怕了，更没有什么可感到自卑的了。在无规律的紧张生活、滥用药物时，身体失去分泌这些"能源"的功能或者是功能混乱，导致的后果之一就是抑郁症。

我们感到极度幸福或者特别快乐，说明我们大脑分泌出了大量的快乐元素。如果分泌过量，以后分泌的快乐元素就会减少，从而感觉情绪低落。所以，控制好心情，培养平和的性格，才能使得大脑分泌的快乐元素平衡均匀，让内心平静不至于喜怒无常。

抑郁症、精神失常、尴尬的行为就像感冒发烧一样。抑郁症在专业心理医师的指导下吃点抗抑郁症的药，立刻就会恢复。就像糖尿病打胰岛素、高血压吃降压药，只是身体功能失调，并无损人格。

服用抗抑郁症的药必须由专业医师对症下药，严格听从医嘱。有病不吃药与乱吃药同样危险，最好是了解自己的身体，用自然的方法疗愈身心，不断调整不良的习惯，保持情绪平和！保持平和！！平和！！！

当意识到自己患有抑郁症时，就连跑步都不可以强度过大，避免刺激情绪。最好选择平和的运动方式，坚持下去，就可以减少药量，甚至完全恢复身体机能。

所有的病只要你不把它当作病而是看成身体的警示信号，读懂它，就不会伤害到你。身体教你的，是所有人都教不到的。但你需要细细品读身体的智慧，只有它会让你幸福快乐。

7. 心慢了，行动就快了

了解身体也是一种能力，获得这种能力要有良知，要过简单的生活。越少会越精、越敏锐、越有力量。同时放慢生活节奏，让活跃的思想停一下，为身体心灵减负的同时，渐渐就能清晰地看到自己的能力。

慢生活不是懒散的生活，是一种有品位、有节奏、有规律、舒缓放松的生活方式。心慢下来，行动就快起来了。现代快节奏的生活方式则正好相反，那是一种紧张、无规律的生活，行动没有效率，内心又焦急烦躁。

"努"上面是个奴隶的"奴"，盲目地努力就如同一个奴隶。幸福不单是努力就能得到的，但懒惰却是招致不幸的源头。心志不同，生活的节奏才会发生变化，无论心志多伟大，也是一步步走到终点，人生不在乎你走得有多快，走好每一步才不至于跌倒。钟摆摆动的节奏有规律，时间才会精确。所以，掌握生活的节奏更容易准确地达到目标。

"遮住正午的阳光，挽留夕阳"是对快节奏生活的那些人最恰当的形容。如果你每天熬夜到次日，看似比别人提前一天，但是却错过了美丽的朝霞。生命中的每一天都是那么美，何不轻轻松松、慢慢地认真过好每一天。

每天熬夜，日积月累，看似赶在了时间的前头，但是每个人每天都是 24 小时，你的时间也并不能因熬夜而变得充裕。但是，你的生命力却大打折扣，比起有规律生活的人，你的衰老要快很多。

8. 每个人每一天拥有的时间是一样的

有些人生活得忙忙碌碌，是因为心灰意冷。心像死去了一样，工作就称之为忙。没有掌握好生活节奏，不用心去工作，就是忙。而充裕的时间属于那些能合理利用时间、安排生活、有时间观念、讲求效率的人。

人的精力是有限的，只有在短时间内尽快地做完一件事情，才能充分发挥能力，所以精力不能集中就要停下所做的事，调整状态，不要做徒劳的事情。有些学生挤出点儿乘车的时间学习，自以为有效率，这样只会让大脑疲劳，白白地浪费精力，然后在正常的学习时间，反而降低了效率。效率就是什么时间做什么事情，在忙时挤出时间休息，在闲时抓紧锻炼。

慢工出细活。慢也是一种力量、能力，是外动内静的功夫。慢是以柔克刚、以静制动、以力化力，靠瞬间积聚的爆发力取胜。慢是淡定的心，是忍耐坚持，是一种修养素质。慢是如诗如画的艺术人生。

人只要对明天有一丝的希望就会活得快乐。短暂的人生只是生命某一瞬间的中转站，就像我们没有成为胎儿前，以无形的状态存在于宇宙之中；成为胎儿时，要在妈妈的肚子里停留一段时间，再来到这个世界；同样在这个世界做短暂停留，又以无形的状态回到宇宙中。

精进的生命永远一天更比一天好。美好的时刻就是此刻，它是最好的。用心生活、简单生活、快乐生活，放慢呼吸节奏，用呼吸把你的生活与心灵连在一起，不断增强内在的力量，把握现在，将迎来明天更伟大的生命。

当爱由内向外辐射时，快乐的能量足以摧毁所有阻挡成功的障碍。但要强调的是，快乐的生活不是奢淫的生活，不是好像明天即将离世一样，急匆匆地追求快活。快活不是快点活着，而是在观朱霞、白云、山岳、河海等美丽的自然景色中，自由自在，慢慢享受生活的快乐。

第三章
活出优雅的姿态

9♠   懒怎么办?

导读:日常生活中,懒惰普遍地存在。这一节介绍的是如何通过瑜伽的身体放松方法来克服懒惰,以及如何改变懒惰的生活方式:1.劳逸结合;2.在快乐中养成好习惯;3.每次做好一件事;4.快乐轻松地生活;5.做力所能及的事;6.放松全身;7.懒惰的代价;8.勇于担当;9.热爱劳动。

位于西班牙的地中海上,有座极负盛名的度假小岛伊维萨岛(Ibiza),在那里"懒惰"是时尚休闲的生活方式。这里所说的"懒惰"接近平静,慵懒却不堕落。而真正懒惰的人思想和行动不能统一,即使在伊维萨岛也无法体会宁静带来的惬意。

懒惰的人身体不运动,思想却异常活跃,常常坐在电脑前任由思想随着电脑高速运转或躺在床上胡思乱想。懒惰看似与平静相近却截然不同,懒是无知带来的,是不幸;静是智慧,饱含着幸福。

1. 劳逸结合

暴饮暴食会使人懒惰，无论是饮食还是做其他任何事情，都要有时间观念和量的限制。用时间和量来限定行为，比如以一小时为限，工作累了就休息15分钟；反之，休息15分钟就运动。

养成劳逸结合的好习惯必然会事半功倍。比如孩子写作业，就要给他限定时间，就像考试一样要求他在指定的时间内完成。即使没有完成，也必须停下来休息，休息后再进行自我总结。

2. 在快乐中养成好习惯

从任何事中都能发现快乐。高雅的趣味、锻炼、劳动，合理的饮食、生活习惯，都是治疗懒惰的良药。要持续良好的生活习惯就要在这些好的习惯中注入快乐元素。只要养成好习惯，好习惯就能够养护你。

为好的生活习惯编排一个犹如电玩一样让自己喜欢的程序，慢慢来培养。有障碍、有鼓励、有加分、有减分，设立自己可以达到的目标，由浅入深，逐渐提高自己。充分发挥你的想象力，创意给你带来的将不再是虚拟的财富，还有健康和快乐。

快乐无处不在，就看你怎样选择。好习惯在快乐中形成，做事不要急于求成。一口气能吃6个包子，决不吃10个，不吃得太饱就是给自己留下回味的空间。不给自己制造无谓的压力，在有秩序的生活中也就没有了思想的压力。

掌握了生活的节奏，提高了工作效率，就不必像奴隶一样去拼命工作。不去想，也不去做不可能实现的事，就不会感觉压力巨大，只要身心健康就没有什么办不到的事。生活得越轻松，人的工作、学习、事业越顺利，没有思想压力也就没有了惰性。

3. 每次做好一件事

把注意力集中在你的身体上，你本身就是奇迹。当能量流动起来，身体每个细胞就有了活力，人就不会懒。只要全神贯注地把一件事做好，就会感觉到信心和快乐。

4. 轻松快乐地生活

快乐的心情可以医治懒惰。比如懒在床上不愿意起，可以准备一本轻松的笑话集，看到高兴时，就会激活肾上腺素，心情喜悦全身就轻松，就会很快从昏沉的睡意中清醒过来。所以在困倦慵懒时，找点快乐开心的事、看看笑话或者听听音乐，精神就可以重新振作起来。

懒惰毕竟不是一夜之间养成的习惯，痛下猛药去改变，可能会导致一蹶不振，就此堕落下去。鼓励自己动起来，但要留有余地，在能量没有耗尽时就停下来，保留一点温度。就像吃美食一样，不要一次吃够，吃不够才会勾起人的食欲。唤起人对勤劳的渴望，就能主动、快乐地改变懒惰的习惯。

5. 做力所能及的事

人懒最主要的原因是自控能力差，要么只想不做，要么做什么都懒懒散散的。懒的欲火一旦燃起，也会因懒而不能熄灭。想避免欲火焚身、一发难收的结局，在行动前就要意识到可能发生的事情，时刻提醒自己保持清醒的头脑。

懒惰还需从整理能量开始，懒惰常常是能量不足、不洁造成的。如果身体疲劳，休息是非常必要的，除此之外，不要祈求安逸的生活，要立志做坚强的人。同时，更要知道劳逸结合，将能量调整到与工作相当的程度，这样你的工作就不至于像奇迹一般遥不可及。

治疗懒惰也可以用更懒的方法去医治，把"懒惰"进行到底。如果只执着自己喜欢的某一件事，如上网、嗜酒等，做其他事则昏昏沉沉、优柔寡断，这是因为能量被堵在某一位置，形成了瘾症。这时要把最喜欢做的事也停止，彻底地懒到不做任何事，重新清理阻塞的能量，保持能量洁净。

6. 放松全身

清理头脑是治疗懒惰的首要步骤，懒惰的人思想杂乱，犹如被蜘蛛废弃的网。这时先不要急于清理周边的环境，先顺从懒惰的身体，让他懒在床上、沙发上，开始清理精神卫生，观察懒惰的起因：看看是身体需要，还是精神上的懒惰，导致了能量不足或者混乱。

深入感觉身体的状态，懒到一动不动。最重要的是让自己的思想也要跟着"懒"下去，只想着一呼一吸。

第一步：从脚到头觉察身体的每个部位。

第二步：让身体的每个部位作为一个独立体开始呼吸。先想象脚的大拇指在呼吸，充满了能量，有了活力。从脚到头，依次让每个部位都能够自由地呼吸。当每个细胞都有了活力，身体想偷懒都做不到。

第三步：重新认识苏醒过来的每个部位。"这位朋友是脚，这位朋友是膝盖。"介绍到肛门、会阴（肛门与生殖器交汇处）、生殖器、腹部时，让它们收缩，像握拳头一样，时而放松、时而握紧，运动运动这些部位，这些部位能量流动起来，元气会更充足，人会更乐观，更不受物欲的干扰。介绍到舌头，舌尖顶在上腭处；介绍到肩膀时，放松两肩，全身其他部位就放松下来。然后，其他部位始终都保持充分放松。最后目视眉心，观察呼吸。

观呼吸可谓是"懒"到极致，让身体放松，把懒惰的思想转为宁静，这样只需坚持一段时间，就可让头脑清醒，找到懒惰的根源，恢复意志力。如果懒到连简单的观呼吸都做不到，就必须尽早到精神卫生中心让医生来做个详细的检查，及时调整失衡的内分泌功能，以免错过最佳的治疗时间。

7. 懒惰的代价

懒惰的人具有双重性格，比如懦弱、自负，常幻想力不从心的事。常常由于不能实现愿望、再三受挫，而变得堕落、疯狂，理智无法控制混沌的思维，做出一些不劳而获、自暴自弃的过激行为，生活在麻木、糜烂中，不能觉醒。

懒惰的代价虽不能完全写在纸上，但有句话叫"懒能要命"，这是对懒的危害程度再恰当不过的总结。懒人总是自我陶醉在安逸的生活中，自爱却不能够自律，只想依靠别人又不愿受别人约束，思想里积累了许许多多的思绪，贪、嗔、痴、恨，连自己都察觉不到。

8. 勇于担当

懒人缺乏的是责任心、爱心，最大的特点就是自私。如果命运给予他们权力，他们必将成为暴君。唯有认识这种错误，无知、愚蠢的自爱思想才会偃旗息鼓，懒人才会悔悟，才会自强不息，才会履行义务、完成使命。

9. 热爱劳动

> 我觉得人生求乐的方法，最好莫过于尊重劳动。一切乐境，都可由劳动得来，一切苦境，都可由劳动解脱。
>
> ——【中国】李大钊

劳动能唤醒昏睡沉迷的意识，可以把人从懒惰的枷锁中解放出来。劳动绝不是苦中求乐，不是疯狂的激情在痛苦中挣扎的景象。劳动是用智慧创造物质和精神财富的活动，释放陈旧的能量，获得新的生命力，是均衡能量、享受生命的过程，是一幅恬谧安详、唯美动人，甚至赛过地中海伊维萨岛的美丽画面。

9♣　姿势的力量

导读：练习瑜伽要先从静坐开始，这一节主要介绍如何静坐。

姿势不当会导致很多疾病。姿势中蕴藏着实现自我的力量。从人的姿态就能看出人的年龄、职业、心情、运气、健康等许多信息。军人、舞蹈演员的身姿与其他人有明显的区别，他们的共同点就是身姿挺拔。弯腰驼背常是一些懒惰、垂头丧气、思想压力大、胡思乱想、行为涣散、不关心自己的亚健康人群的主要特点。姿态能折射出人的内在气质，影响人的气场、情绪、健康、命运。

1. 调整身体合乎姿势

姿势像树干一样，展现的是生命的力量，从良好的姿势可以看到青春、健康、活力。劳累了一天在沙发上懒一会儿，实在是太难得的享受，但切记不要经常这样调整、放松身体，而是要琢磨怎样让身体合乎姿势。

在平时的运动中要常常深思、反省，哪种姿势更有益健康，且能带来舒适的感觉。让身体做主，而不是任由懒惰的头脑为所欲为。身正则心正，姿势端正展现给世人的是一个住在身体里面、充满朝气的生命。

2. 脊椎舒展

正确的姿势能让脊椎骨得到舒适的伸展。既不要像军姿那样过于挺拔，也不要像舞者那样婀娜，而是脊椎适中地保持正直，头与脊椎形成一条直线。脊椎似一根营养管道，向身体输送所需的一切，是维持生命的重要经脉。

瑜伽、佛道养生非常注重人的姿势。从庙宇中端坐的神像就可以看到成为一个圣人应保持什么样的姿势，拜神不如自己修成神。一个恰当的姿势更有助于心灵的宁静。

3. 以脊椎为轴保持重心

舒适地伸展脊椎，身体的各部位以及思想就会自然地放松下来。身体姿态的扭曲主要是缺乏锻炼、精神紧张、不自信、懒惰的习惯所致。脊椎扭曲变形就是一种亚健康的警示信号。要服从身体的感受，及时调整身心能量。

站、坐、卧、行，交替变化，站如松，坐如钟，形如风，卧如弓。身心保持高度一致，想动则动，欲停则止，但要保持平和的姿态，不要太僵硬，也不要太亢奋。在生活中每个姿势都能以脊椎为轴保持重心，所有的肌肉都能彼此调整对位，反之，身体很容易受伤。

4. 养成身姿端正的习惯

脊椎端正，能量循环顺畅，会让人神清气爽。请观察你的生活，在工作学习中有多少时间能保持良好的姿态。不要只是偶尔累了直直腰，歪歪扭扭的姿势看似放松，随着时间的积累，一旦成为习惯，就很难再恢复端正的身姿。

5. 果断地改正缺点

生活中驼背弯腰的高龄老人，其生命质量因此而大打折扣。如果不是这样，或许他们会活得更精彩。有许多烟民总认为长寿的人也吸烟，自认为吸烟对健康不会有太大危害，却忽略了自己的身体素质。

每个人有每个人的缺点，同时也拥有能够弥补缺点的、别人无法比拟的优越条件或者良好的生活习惯。也许在别人是微不足道的缺点，对你却是致命的。所以，千万不要拿别人的缺点来衡量自己，不要存侥幸之心。

6. 做个抬头族

每个人在一天中总会有那么一刻，因某种原因情绪低落，就像天空的乌云悄悄地遮住了阳光。可是只要你抬头看看天空飘动的云朵，或不同建筑风格的屋顶，抑郁的心情就会得到缓解。这不仅因为仰望天空开阔了视野，别具匠心的建筑景观转移了不快的思绪，还因为在抬头的瞬间，脊椎会下意识地得到舒展，使得能量在全身轻快地流动起来。

人在低头沉思时，会使原本压抑的心情更加沉闷。所以，我们常看到心情不好的人总是低着头，垂头丧气地苦思冥想。通过改变姿势就能控制情绪、调整气场，增加自信。

7. 调整姿势就能调整运气

快乐很简单，只是你从来不相信改变生活就这么简单。好心情带来好运气，想要好运常在，只需挺直身体，从姿势中获得力量，无须复杂的方法技巧。

用意识引导脊椎与头保持一条直线，放松习惯性紧张的后背、两肩、脖颈，保持背部健康。不断调整全身各部位使之协调，让思想轻松愉快，坚持下去，心情好了，运气就来了。

8. 充分发挥姿势的力量

当找到了身体的重心，再关注一些细节，便能充分发挥姿势的力量。下颌微收，头部自然会上顶，两肩就放松下来，气就跟着肩沉下来了。无论何时何地，能沉住气，什么事都能成功。肩背放松更有助于脊椎与头形成一条直线，同时姿态看上去更自然、更有魅力。

姿势不仅是修行的手段，更是一种修养。你的家也许装饰得富丽堂皇，但是没有多少人会经常到你的住处参观，可是你的举手投足无论在哪里都会让人一览无余。从一个人的姿势就能看出一个人的生活态度、身体状态、精神面貌。

收腹、提肛、收缩会阴会让身体更挺拔，而且还能控制人的性欲、物欲，防止和治疗便溺、痔疮，辅助净化心灵，太多的益处，说之不尽。

舌头放松尽量向后翻卷，舌头底面靠在口腔的上盖（即舌抵上腭），就可产生微妙的镇定效果，能够刺激腭后腔的腺体和敏感点，分泌出有益于身体的唾液。睡觉时卷起舌头，夜里就不会鼾声如雷，第二天就不会口干。平时卷起舌头，也就不能再多言多嘴，到处饶舌。

9. 不断增强向上的思想

在生活中要养成多听少说的习惯，多观察自己身体的感觉和呼吸。这些是生命中很重要的事，其他的身外之事，任其风起云涌，只要你内心安稳，什么都不能影响你的命运。只要思想中有向上伸展脊椎这么简单的一点儿意识，就提起了精气神，就能与天地连接到一起。

你的魅力、身体素质、气场、运气，也随着向上的思想不断提高、增强。也许你的身材不高大，但你散发出的内在气息与宇宙同出一处，会无比强大。

9♥ 生命的必需品

导读：维持生命的元素有很多，有些是生命必需的，而另外一些则是可有可无，甚至是多余的。人生需要轻装上阵，这就需要我们梳理出哪些才是生命的必需品。

加倍贮存你的生命必需品，将使你的人生丰富一倍。不要依赖于任何一种事物或局限于任何一种资源，不管它们多么稀有和多么优异。

——【西班牙】巴尔塔沙·葛拉西安

1. 人最重要的是生命力

俗话说"三岁看到老"，一点儿不言过其实。一个孩子就像一棵树苗，如果树苗没有培育好，很难长大成材。许多人都明白这个道理，所以学前教育备受关注，家长们让孩子琴棋书画无所不学，却忽略了孩子还是一棵经不起风雨的小树苗。

人最重要的是生命力，不论是什么人，没一个好身体，生活质量都会受影响。培养孩子的生命力，即培养孩子健康的生活习惯。培养孩子健康的生活习惯就是爱，胜过一切附加在孩子身上的愿望。

生命不是取之不完、用之不尽的。花开得越早，凋零得越快。爱你的孩子就应该给他更大的空间、足够的阳光，"修剪"有害生命的所有坏习惯。但是，不应限制他的自由。如果孩子喜欢玩就引导孩子玩得更健康、更快乐。

孩子就应该玩，青年人就应该闯，中年人就应该退，老年人就应该养。孩子不玩，长大就不能闯；青年不闯，中年就没着落；人到中年无论成功与否都应知道退，只进不退，无论是事业，还是身体健康，都无法得到保障，也许就活不到老；老了不知道养生，就必然会活受罪。

凡事不进则退，若要前进一大步，就要先退一大步。每个年龄段都有可做的事，当生命不再年轻，退一步做力所能及之事，就是进步。

2. 天生我材必有用

想让自己的孩子以及任何人按照你的想法生活都是妄想，你只能做你自己。在孩子面前你只能示范你是怎么生活的，从而让孩子从小养成一个好的生活习惯、性格、趣味，认识到生命的宝贵。

"天生我材必有用"，没有发现自己的天赋是因为你从没有行动，或是有了行动没有坚持，也许从来不相信你的梦想会成为现实，也许做了太多与你梦想无关的事。天才应该是十分之九的血汗、十分之一的智慧。

血汗是本钱，学会选择才是智慧。选择做适合自己的事情，做自己能力范围内的事情，就不会因耗尽能量而血本无归。只要还有好身体这个本钱，就总会遇到最适合施展你天赋的地方去创造财富。

3. 财富

财富是维持生命不可缺少的必需品，是那些勤劳勇敢、有毅力的人才会得到的。然而，勇气、毅力也都是智慧的结晶。智慧通过你所选择的生活习惯、生活方式塑造出的那个健康的身体体现出来，它把食物转化成最初的力气和生命力，经过较高层次的转换后形成想象力和思想，进一步升级为爱，最终转化为勇气和毅力，让所有的理想变成现实。

财富正如爱默生所说的那样：一个人的好运总是有原因的，财富的取得不完全在于辛勤劳动，更不在于勤俭节约，而在于拥有清醒的头脑，进行周密的计划，在合适的时间、合适的地点，采取合适的行动。

4. 生活的目标

人们常对与自己无关的事更感兴趣，总是不自量力地不能为而为之，感觉自己分内的事情很枯燥。所以爱默生认为："很多人和国家破产的根源本身就是工作，它使人们偏离了原来的目标。只要符合你生活目标的事情，就是有益的；相反，背离了你的生活目标，它就一无是处。"

生活的目标不应仅仅是为了满足永无止境的欲望，而应在满足维持生命的必需品之上，再进一步提升兴趣、人格。吃喝嫖赌、财富地位，无可否认，能满足欲望，让人得到暂时的快乐。但这种快乐只是一种依赖，只要稍一离开，人的精神就会倍加憔悴。

无论是财富、智慧，还是趣味，所有的生命的必需品都应以增长生命的力量为基础，不断提升趣味、品格魅力，让生命得到升华。

5. 趣味的选择

生活是由各种趣味组合而成的，选择趣味要保证它是你生命中的必需品。否则，只能带来短暂而虚幻的快乐，并且有害健康。

这个世界从不缺少令人愉快的事，聪明人选择的是有益健康、快乐、幸福、高雅的趣味。无知的人、意志力软弱的人选择短暂的精神刺激，愚蠢的人选择玩物丧志。像下棋这么有品位的兴趣，也常常有人因输赢大动肝火、痴迷成瘾、不能自拔。

6. 量力而行

许多体育运动练习不当会给人造成伤害。无论多高雅、多有价值的趣味也没生命可贵，没必要为了兴趣付出生命的代价，但本末倒置的却大有人在。就像很多时候，酷爱舞蹈的人声称舞蹈是高于他们生命的信仰，而且为艺术献身的事也时有发生。他们的行为当然令人敬佩，可是活着的每时每刻每个动作，又何尝不是艺术无法逾越的舞姿？

生命本身就是舞动的奇迹。人只要内心充满觉知，觉悟到生命的可贵，凭借人聪明的智慧和敏锐的知觉，没什么事能伤害到宝贵的生命。

灾难往往发生在精力不集中、盲目自大的时候。在这个世界上，我们犯不起错，也许一个小小的错误就永无回头之日。无论好事坏事，所有的大事件都是由微不足道的小事促成的。

一个人把注意力完全集中在他所做的每件事情上，量力而行，控制好对待事物的热情，再怎么感兴趣的事也要保持冷静，就能避免许多不必要的伤害，也不会因过度的热情让本来优雅的趣味发生质变。

7. 趣味的熏陶

趣味、学习、名利、工作、爱情等都应是生命的必需品，生命绝不是任何事物的牺牲品。趣味的好坏，除了不辨是非的孩子不会品评，但凡心智成熟的人心中都有一杆秤。

趣味是熏陶出来的，同样一种趣味，温度稍微掌控不好就会变质，趣味的好坏只在一念之间，稍有冲动就会伤害身体。变质的趣味常被冠上时尚、潮流的头衔，蒙蔽那些一味追求快感、快节奏、精神刺激的人，成了残害生命的毒瘤。趣味变质后就无法恢复原有的味道，常常会让人产生幻觉，很难平静下来重新认识生命的可贵。

8. 活着就应该快乐

小草不能惊天动地，却活得坚强快乐。一个人如果暂时看不到希望，别忘了还有小草与他相伴。

所有生命都是值得尊重的，无论是小草还是参天大树，生命中的苦与乐都是享受，无论皓月当空，还是风雨飘摇，都是大自然的杰作。

人是大自然的杰作，活着就有存在的意义和价值，就应快乐。人最重要的使命就是为了生命坚强地活着。每个人活着如同一棵小草，不需做什么，也不需得到什么，只要是生命，它就是伟大的，只要是生命，就蕴藏着奇迹。

每时每刻都处在心神安详的喜悦之中，无须任何的依赖就能享受到宁静的生活。快乐不完全依赖于有趣的事物，热爱生命的人能把每件事都想象得生动有趣。

> 每个人都如同一块未经雕琢的宝石，只有经过与那些举止优雅的人反复接触，才能不断地修正自己的行为。
>
> ——【英国】塞缪尔·斯迈尔斯

9. 趣味清单

细数一下生活中有多少有益的趣味，逐一写下来，一个一个去品味，让这些有意义的内容充实你的生活。但一定不要本末倒置，不要过度沉迷于某个兴趣爱好，或者被广泛的爱好影响你的休息、工作、学习、生活。

时常做些新鲜事，有挑战的事，有创意、有意义、能激励自己的事，或者为别人做些事，抑或做些自己拿手的事、双赢的事、让你变得更好的事、值得怀念的事，去做你有信心的事、自己热爱的事，别总是为了钱做事。

细数趣味，你会发现生活充满了情趣。布置家居、养花浇水、朗诵诗歌、武术、舞蹈、瑜伽、滑冰、游泳、玩音乐、唱歌，等等，热爱生活的人从来不缺少情趣。

生活中有意义的趣味举不胜举，只是忙碌让这些趣味越来越模糊，或是局限于某种定向的享受生活。让这些趣味一个一个跃然于纸上，看上去好似一个美丽的拼图，你会重新燃起对生活的希望，看到人生永远是那么多姿多彩，别让我们的思想越来越偏执、狭隘。

荷兰的哲学家斯宾诺莎认为："爱好永恒无限的东西，便足以培养我们的心灵，使得它经常欣欣愉快，不会受到苦恼的侵袭，因此它最值得我们用全副精神去追求、去探寻"。

从封闭的世界里走出来，用全部的精神去追求永恒无限的东西。永恒无限的只有此时此刻，所以人生的乐趣不是顺从感官，而是顺其自然，专注在无限的此时此刻。此刻在吃饭就享受吃饭的乐趣，在工作就享受工作的乐趣，心无杂念的专注才是人生最大的乐趣。无论何时，发自内心地热爱生活，乐趣就无处不在。

9♦ 灵性之舞

导读：瑜伽八支分法的第三支是体式。练习瑜伽体式，要根据自身的身体状况选择适合自己的动作。瑜伽体式的练习越自然越标准。

1. 瑜伽是生活

这是一本关于瑜伽的书，之前所说的一切都是为了调整情绪，让内心安稳下来，进入瑜伽的生活状态。前面的内容很少提到瑜伽，是因为瑜伽是生活，它的本义是"连接"，而我们总是有瑜伽的概念，却失去了与真实生活的连接。

生活与我们的连接最为紧密，与广泛的生活相连就等于与一切连接在了一起，没有比生命和生活再伟大的事了。然而，现实的瑜伽练习中，脱离生活而一味地追求至高无上境界的练习者大有人在，他们没有认识到，脱离生活练瑜伽，就像砍断桥梁过河一样危险。

2. 跟从身体的感觉

无畏的苦行禁食、禁锢思想、束缚身体，在高温条件下，超负荷训练，为了苗条的身材猛烈地振压筋骨让身体柔软，这一切都是不科学的偏激的练习。无论瑜伽还是其他运动，不知道量力而行都存在危险。

做什么运动都是为了身体健康，而不是身体为了运动而存在。所有恰当的运动都有益，只是瑜伽体式能更系统地让人达到幸福满足的状态，并能辅助治疗疾病。但是，通过运动或瑜伽治疗疾病的前提是，身体还未遭到严重的损坏，还有自愈的潜能。

如果身体已患重大疾病，却妄想靠瑜伽体式进行自身调整，不去求医，就如同一个残疾人跟一个身体健壮的歹徒搏斗。患重病要及时就医，注意休息，待体力恢复，才可以通过各种运动辅助治疗。

"病来如山倒，病去如抽丝。"什么病都不是突然降临的，都是日常不以为然的不良习惯积累而成。就像一栋楼除去几根支柱，也许不会摇动，当最后一根支柱也被除去时，必然会轰然倒下。

身体就是这样，用多长时间损坏就要用多长时间修复。如果很快修复，一定无法牢固，所以不要幻想速效药去除病根。

瑜伽体式也是通过运动健康的部位，调动能量，来医治患处。在练习瑜伽体式时，把注意力集中在身体的各个部位，配合呼吸，保持身心内外的平衡，就不会存在危险。

3. 瑜伽体式

　　古印度的修行者把生活中每一个令身体感到舒适、有益处的姿势记录下来，流传至今，就有了今天瑜伽的各种体式。

　　瑜伽体式模仿自然界的万物，从传奇英雄人物的造型、动作当中挑选出适合身体的姿势，来调整僵化的肌肉，改善身体状态。

　　瑜伽体式练习如同泰式按摩。通过自身部位的互相挤压、弯曲、扭转等促进气血循环，以脊柱为中心调整身体的平衡，身心放松，体会肌肉、骨骼、各个器官的连接，以及呼吸的频率。最终调整脊柱与头成一条直线，能量得以自由流畅地在体内运转，达到身体舒适，得到幸福的满足感。

　　练习瑜伽体式要有充足的时间，选择空气清新、安静舒适的环境。先调整呼吸让情绪平静下来，这样觉知力增强就不会受伤。注意力集中到身体上，调整身体下意识的紧张部位，练习从身体下端（脚）开始，向上不断调整身体的每一个部位，直到身体顶端（头）。

　　洁净的气向身体上方传递时，内在会得到净化。因此，瑜伽体式中有很多倒立的动作。倒立将下半身淤积的血液送回心脏，促进血液循环。而且，在重力作用下，下垂的内脏可以恢复到正常位置。总之，倒立的习惯还可以让人消除疲劳，保持青春。

　　练习倒立要先做足准备，先做一些简单的热身运动，一是为了避免受伤，二是让淤积的气血流通，并得到净化，避免不洁净的气血流向头部。练习倒立要非常谨慎，避免摔倒，也要注意一些疾病，如高血压、心脏病等患者要咨询医师后再练习。

4. 瑜伽体式练习的注意事项

　　瑜伽体式最终是为了呼吸更舒畅，所以练瑜伽体式一定要注意生活细节，饮食宜少、宜清淡，练习环境要干净，空气要流通洁净，温度、湿度适宜，不要在刚刚装修过、存在环境污染隐患、人多、空间狭小、空气不流通的健身会所练习。

5. 谨慎地练习

练瑜伽要严格遵守循序渐进的规律，做任何动作都不能僵硬，初次练要控制好节奏，可以分组练，时间宜短，动作应简单舒缓，去除多余的热量，避免消耗身体中必要的能量。

任何身体的不适、疲劳、疼痛都是对身体的抗议，应该及时停止或调整体式。做完整套动作再做一些放松动作，然后通过静坐或仰卧休息来恢复无意中消耗的能量。通过练呼吸、冥想（在其他章节有详细介绍），引领内心达到接近心平气和的状态，最终把这种状态带入生活。

6. 如何判断瑜伽体式练习

判断体式是否得当，如果练习后感觉情绪平和、身体舒适、能量均匀地遍布全身，就表示练习得恰到好处。反之，感觉疲劳乏力或者异常亢奋，就表明练习不当，损耗掉了有益的能量或者有偏差，或是没有把握好体式平衡，思想不专注。

如果瑜伽体式不优美，做不到位，虽然无关紧要，但是身体渐渐就会扭曲受损。体式不标准说明这个动作暂时还不适合你，所以，请先练习身体能够控制的动作，循序渐进增加难度。

练习瑜伽不要考虑达到一个什么样的级别，也不要在乎你的身体有多软，瑜伽就是本色的生活，瑜伽最高的境界是感觉身体状态很舒适、情绪很平和。

练瑜伽不要束缚自己的思想，顾虑你练的是哪一个流派，只要身体调整到以脊椎为轴，能保持身心内外平衡、舒适就是正确的，练瑜伽是做给自己看的。不要把瑜伽当作宗教，分流派。没有崇拜就没有流派，没有分别才能达到瑜伽天人合一的最高境界。

一旦有了分别，就要意识到身心正在偏离方向，这样无论练习什么都十分危险，这时要轻轻地把意念拉回到包容的核心。就如克里希那穆提所言："当你不再寻找、不再渴望、不再追求了，自我的中心点一消失，爱就出现了"。

7. 适合自己

瑜伽体式从健身房，在电视上、书刊杂志上，随处可以学到。练习瑜伽体式切记不要羡慕别人做得怎么好。因为，只有你自己知道哪里需要放松，做什么动作更适合，做到什么程度更安全。

瑜伽体式要因人而异，而不是千篇一律地一群人练习一套动作。参加瑜伽集体练习，一定要在身体状态良好、多数姿势都可以安全练习的状态下进行。

在集体练习中，若是对某个体式或者身体状况不了解，有些动作或许就会对身体造成不必要的伤害。无论做什么运动，首先要了解自己的身体状况，根据自己的身心状态去选择合适的运动。

做自己喜欢且适合的事才能有益身心。做自己喜欢却不适合的事，不但耽误时间，浪费体力，更有甚者既损害了身体，又白白浪费了金钱。

8. 灵性之舞

瑜伽体式动作优美，有着"灵性之舞"的美誉。一位专业的瑜伽行者之所以可以做到动作柔美轻盈，是因为他能控制感官，集中精力，有足够的控制力和协调动作的能力，能使动作舒展连贯。

能驾驭情绪、控制力强、协调性好的人，就连走路都会悄无声息、姿态轻柔。反之，一个精神涣散懒惰的人，做什么都显得笨拙懈怠。所以，从一个人平时的身姿状态就可以了解一个人的意志力和控制力。

瑜伽体式可以让身体充分放松，精神也只有在身体完全放松的状态下才能发挥其最佳的控制力。

瑜伽的每个体式都有特定的含义，锻炼的身体部位也各不相同，对应着治疗内心和身体的各种疾病。我们日常劳动所运动的身体部位是有限的，所以偶尔从事一些日常劳动之外的体力活动时，就会感觉浑身肌肉酸痛。

身体的肌肉、韧带、经络纵横交错，不同的体式交替协调训练，肌肉、韧带、经络不断合一，这样才可以增强身体每一块肌肉的力量，让韧带的力量得到增强，气血流通更加顺畅。

9. 越自然越标准

最后要强调的就是你的举手投足。每一个动作都是瑜伽体式，而不是某个固定的时间、场所，跟随什么人练习的才是瑜伽体式。人有十万八千种情绪，就有十万八千种烦恼，也就有十万八千种疾病，也就有十万八千种瑜伽体式，所以我们是学不过来的。越复杂的事物，本质越简单，只要掌握了要领，就掌握了一切。

掌握要领而不是掌握技巧，有技巧就会分心、扰动情绪，所以练习瑜伽体式越自然，会越放松，动作也会越标准。瑜伽体式的要领就是以脊椎为轴保持身体的重心平衡，保证脊椎得到最舒适的伸展。

第四章
改变在呼吸之间

10 ♠　激情燃烧了什么?

导读：激情无时无刻不存在于生活中，纯粹的、热爱的激情让生命更美，而欲望燃起的激情却让生活更糟。我们要控制的是欲望燃起的激情。让激情不失控，可以学习掌握瑜伽调息法。

被激情推动是缺乏男子气概的，而和善宽厚由于是人性更欣悦的，它们便更有男子气概，拥有这些品质的人也拥有力量、精力和勇敢，而受制于激情和不满的发怒者却不拥有这些。

——【古罗马】《沉思录》

1. 了解激情

平静的心情让人惬意，像湖水遇微风荡起的涟漪，随着意识波动，情感加深成了激情。能量耗尽，再慢慢恢复平静，维持不久又产生另一种新的激情。激情如同燃烧的火焰，既能引燃陈腐带来新生，也能无情地吞噬美好。

在人生的旅程中激情无时无处不在燃烧，人生百态，喜怒哀乐，嬉笑怒骂，尽在其中。激情存在于生活中，必须在觉知中了解，激情是被欲望、情感煽动起来的短暂冲动，是受人鼓动、被嗜好冲昏头脑的反应，也是对生命的渴望——一种无"我"状态、无欲无求的热爱、纯粹的激情之火。

2. 理性地认识激情

激情使软弱怯懦的人变得坚强勇敢，也能让最不善言辞的人变得夸夸其谈，使最笨的人显得精明。但精明的人也常因激情做出蠢事，夸夸其谈的人因激情毁于口舌。

激情更适合于演讲、表演、艺术创作、体育项目，以及命运抉择的一瞬间。在学习、工作、爱情、生活中，如果不用理智来冷却一下激情，往往产生许多负面效应。假如情感被激情所支配，就会像奴隶一样遭受命运摆布。

不切实际的梦想和毫无根据的自信都源于激情。激情时而带来冲动，时而带来无穷的勇气力量，没有激情的碰撞生活似乎就会缺乏灵感的火花。然而，生活中少些碰撞，就少些冲突纷争。只有在激情过后，才能发现一切创造、幸福最终还是来自内心平静时散发出的智慧之光，一切灵感都来自内心平静的爱。

3. 经常自省

大脑总是处于激情亢奋状态，持续让内啡肽升高就会成瘾。情感被激情支配时，即使明知是错，也无法克制自己的行为；即使一个人明辨是非，也会被突发的激情导入歧途。

经常自省有助于自己清晰地整理出哪些是有益的事，哪些是无益的事。把不当的享乐与有益健康的事带来的不同结果做个对比，就可以做出正确的选择。最简单的辨别就是，如果所做的事有益，你会时刻感到心平气和。

如果发现自己正在对生活失去热情，就立刻停止你所做的事，让内心平静下来，及时省思找到原因，然后把平和的状态更多地倾注到生活中。

当你真正平静下来，内心就会告诉你失误是因选择错误，还是让激情冲昏了头脑。就像克里希那穆提所说："当你不知道该做什么时，你就什么也不做，然后你的心就完全寂静了。"

4. 倾听内心直觉的声音

生活更多的时候需要平静而非激情。风刮得越大越要站稳，保持不动才不至于被风吹倒。在强烈情绪的影响下是不可能做出正确决定的。呼声最高时，请先静坐一会儿，把问题交给内心，扪心自问："你到底想要什么？"

在自己平心静气时，仔细倾听内心的直觉———一种微小的声音，而不是肤浅的情绪。如果它说的是"坚定不移、不屈不挠地追求可能实现的事（即自己的力量与现实世界秩序相适应的事情）"，那愿望才有可能实现。

贴近自身能力范围的想法，才是内心真实的声音。内心发出的声音更了解身体，也只有在平静时身心才是一体的。所以，在心神安定时，内心告诉你的一定是你身体能做好的事。

外在的声音不再干扰内心，内心会指引你怎么克制情绪保护好身体。只要内心告诉你的是利于身体健康的声音，就是真实的。

5. 激情的力量

激情好似一股由内在爆发出来的巨大的宇宙力量。平静的水面激起的浪花是最大的。激情压抑的时间越长越疯狂，就像火山表面平静的时间越久，储备的能量越惊人，能量最终都要得以释放，并带来翻天覆地的变化。沉着冷静地面对命运的变化，管理好自身宝贵的生命能量，在命运抉择的一刻，激情既能拯救自己，同时也拥有帮助别人的力量。

激情好似燃烧的火焰。然而，火焰中心都是一个静止无热的地方。内心没有野心、贪婪、恐惧、焦灼，在平静意识下燃烧的激情不但不会损伤宝贵的生命能量，而且能烧尽所有的负面情绪，成为温暖人心的热情。

6. 热情

我们不是要避免激情，而是要控制欲望引燃的激情。生命缺少激情就会丧失热情，做任何事没有热情，慢慢就会连生存的热情都消失。全世界的抑郁症患者越来越多，其中一些人就是因为丧失了对生活的热情而不得不求助医学手段。

缺少激情，就是热情被误导，用在了追逐飘忽不定和短暂易逝的感官享乐上，因此热爱生命的激情就销声匿迹了。当良好的生活方式和热爱生命的热情成为生命中的一部分时，任何诱惑都不会令人改变信念。如果热爱生命的热情总是保持饱满的状态，就会成为一个拥有觉悟和充满力量的人。

7. 纯粹的激情

在纯粹的激情中，内心充满对生命的热情，犹如风暴的中心，虽是宁静的却有着无穷的力量。在纯粹的激情状态下意志力坚定、言行谨慎、明智又有益、和善宽厚，能带来幸运和宽心的乐事，又能避免诸多烦恼。

在激情状态下，呼吸如果是混乱的，请立刻调整呼吸，保持深而有规律的呼吸节奏，放松全身。能量流向全身的一刻，情绪就能迅速地回归到平静，把激情用在恰当之处就可以化为一种力量，不至于发展成冲动。纯粹、恰当的激情既可释放压力又能抒发感情。

8. 静心

平静时爆发的力量是强大的，主宰情绪就要学会静心。气就是情绪，内心即是气。从呼吸的节奏中能观察到内在的情绪，时刻保持呼吸平稳有序，大脑分泌的元素平衡，内心就会平静下来。静下心来观察激情的火焰，从头至尾地燃烧，就能摧毁一切自认为重要的东西、无聊的情绪。

复杂的情绪就像有色眼镜、厚厚的口罩和外套横亘在我们与世界之间，让人透不过气来，影响我们对真实的体验。脱掉厚重的外套就是进入无情绪反应的状态，才会显露出真情。

9. 智慧之光

真情和理性（即自己的力量与实现世界秩序相适应的事情）能完美地融合

在一起，就会形成智慧的结晶，在智慧的光照下，就会看到内心对美好事物保留着的那份纯粹的感情。

简单地说，就是平静的爱才能让你的激情精力充足，处在一种美妙、平和、喜悦、感激以及良好的感受中，与你向往的生活、喜爱的一切保持一致，吸引更多美好的事物来创造真实的生活。

10. 控制欲望燃起的激情

在欲望的激情驱动下，做什么都会感到心有余而力不足，一切都将成为不切实际的冲动。犹如点燃干柴烈火，引火自焚。控制欲望的激情就要管理好能量，能量通过食物和水获得，所以吃什么、喝什么很重要，不注意饮食就很难控制情绪。然后是呼吸，因此你生活的空间空气是否洁净也很重要。噪声、辐射、电磁波、温度、湿度、色彩等环境都会影响能量，影响激情。

在诸多的影响因素中，控制能量最便捷的方法就是呼吸。身体两侧对于调整能量起到不同的作用，能量透过鼻孔左进右出。左鼻孔是接收能量的通道，负责处理流进的能量。右鼻孔用于释放能量，负责处理流出的能量。

（1）左侧鼻孔调息。以任何一种姿势舒适地坐下，右手用大拇指按住右侧鼻翼，缓慢地用左侧鼻孔呼气，然后用左侧鼻孔吸气为一轮。逐渐增加练习时间，整个过程也可以闭上眼睛。

禁忌：低血压、各种类型敏感症、哮喘、感冒、咳嗽以及肥胖症患者不要练习。

益处：控制激情，增加体重，有益消化，平衡神经系统，让大脑平静，降低思考的速度，增强深度的意识和寂静，缓解愤怒，降低体温，对皮肤干燥等有皮肤问题的人非常有好处，降低脉搏跳动让心脏病患者受益。

（2）右侧鼻孔调息。以任何一种舒适的姿势坐下来，用右手的无名指和小拇指从侧边按住左侧鼻孔，用右侧鼻孔深沉缓慢地吸气，之后通过右侧鼻孔缓慢地完全呼气（整个过程保持意识清醒）。用右侧鼻孔吸气、右侧鼻孔呼气，一吸一呼是一轮，不必计算几轮，逐渐增加练习时间。但是同任何事情一样，不要做得太过。

禁忌：患有心脏病、高血压、癫痫病以及体重过轻的人，月经期和怀孕期的妇女、患有皮肤问题的人不要练习。

益处：能增加体内热量，刺激体内的元气和能量，让元气和能量更加畅通；增加氧气，去除二氧化碳，有助于减肥；帮助清洁鼻腔；增加肺活量，扩展胸腔对哮喘也非常好；减轻紧张、焦虑等情绪，纠正嗜睡、迟钝、害羞的问题；避免手脚发凉，提高血压。

注意：平衡饮食，保持意识清醒。

（3）清理经络调息。以任何一种舒适的姿势坐下，保持背部、颈部挺直，在一条直线上。弯曲右手的中指和食指，指尖触到右手掌心，大拇指放在右侧鼻孔处，无名指和小拇指放在左侧鼻孔处。用两个鼻孔尽量深长缓慢地吸气。大拇指从侧面轻轻按住右侧鼻孔，用左侧鼻孔缓慢、完全地呼气，深长缓慢地从左侧鼻孔吸气。无名指和小拇指从侧面轻按住左侧鼻孔，用右侧鼻孔缓慢、完全地呼气，从右侧鼻孔深长缓慢地吸气。大拇指从侧面轻轻按住右侧鼻孔，用左侧鼻孔缓慢、完全地呼气。这是完整的一轮，一轮建议至少 5 分钟。做完之后，慢慢将右手放到右膝或右腿上，伸直所有手指，放松。均衡左右鼻孔的呼吸能平衡左右大脑的活动状态，让静坐轻松进入状态。

提醒：患有心脏病、高血压、背痛、癫痫病的人以及月经期和怀孕期的妇女应该多做这个调息。吸气和呼气做得尽量深长缓慢和完全。

益处：对于呼吸系统疾病、哮喘、鼻炎、支气管炎等问题非常有好处，能够去除体内毒素，增强肺活量，促进消化，减轻焦虑，保持体内元气平衡，保持交感神经和副交感神经系统平衡。通过有规律地练习清理经络调息，使头脑清晰、思想平静、呼吸缓慢深长。

注意：如果做完任何一种瑜伽呼吸技巧，感觉亢奋或有什么异常的情绪，就要停止练习。查找一下原因，看看是因练习呼吸的次数过多，还是受环境影响，或是能量循环不顺畅，需要配合体式练习。饮食不当，或生活方式不健康，气候、温度、湿度，等等，都会影响人的情绪。无论是瑜伽练习还是其他的任何运动，都需全方位地仔细觉察自我身体、环境、行为、饮食。

10♣　吃了一辈子，你就会吃吗？

> 导读：吃了一辈子，却很少有人懂得吃的真谛。吃饭不仅是为了填饱肚子，更要对吃的食物有所选择，要带着喜悦的心情吃饭，吃饭要细嚼慢咽，要吃得刚好、吃得新鲜、吃得健康，还要明白吃的终极目标是"认识你自己"。

1. 悦性食物

悦性食物就是清淡、新鲜的食物。它少有人为的加工，呈现的是食物原汁原味的状态，因为直接来自自然，不受人工添加剂、防腐剂的污染，所以营养丰富，纯天然，更宜于人体吸收。

烟熏、火烤、油炸、速冻食品，罐装食品，快餐，方便面，碳酸有色饮料，这些如同剩饭剩菜一样，都是垃圾食品。

很多人为了方便，一次做很多的饭菜，留着下顿吃；或在饭店点太多菜吃不了打包。长期吃这样的食物，只能用省下的钱去支付医疗费，用省下的时间看医生。其实，每顿饭吃多少只要有点计划，既省时节约，又有益健康。

2. 带着喜悦的心吃饭

瑜伽的修行者认为，即使吃悦性食物，但夹杂着烦恼、愤怒等负面情绪，同样会影响健康。所以，饭前一定不要先急着进食，而是要让情绪平和下来，带着喜悦感恩之情赞美大自然赐予的恩典。

吃饭前不论是祷告、冥想，还是呼吸法，都要能让身心充分放松，让宁静渗透到身体的每个细胞，把这种喜悦的振荡传递到食物中，这样进餐才会真正有益于健康。

之所以要带着喜悦的情绪吃饭，是因为情绪不好会直接影响肠胃消化。在情绪激动或者抑郁时，肠胃会处在痉挛状态，导致营养不良，长此以往就会造成许多疾病，甚至患上抑郁症。所以说"少郁闷，不消化。常开心，身体好"。

吃饭前让身体放松下来很重要，这样肠胃才会自由地蠕动，吸收更多的营养。让肠胃放松的方法很简单，就是气沉丹田。

如果放松肠胃时，有浊气排出或有排便的感觉是再好不过的事，"腹常清人长寿"，肚子里没有浊气和粪便，身体才能更健康。如果感觉肚子里不干净，即使没有想上厕所的意识，也要时刻放松腹部，或者多喝些水尽量促进排便，感觉肠胃洁净后再收阴、提肛、收腹（就是气沉丹田或称意守丹田），这样就提起了精气神，才能保持精力旺盛。

平时吸气时放松腹部，呼气时收腹、收阴、提肛。反复做放松和收缩腹部的动作，按摩内脏，促进肠胃的蠕动，帮助消化，如果再加上吃的食物健康、营养均衡，身心自然会越来越健康。

无论多忙也要在吃饭时放松下来，好好地吃一顿饭，调整一下身体，恢复生命所需的能量。饮食治的是未病，如果得了重病，能遵医嘱不抽烟、不喝酒、不吃垃圾食品，饮食恰当、运动适当、休息得当、心情稳当，渐渐就可以唤醒身体的治愈能力。但是，如果边吃药，边我行我素百无禁忌，那就真的是无药可治了。

3. 吃出滋味

相对健康的饮食方式不仅只是吃饭时的情绪，还要下决心把注意力专注在眼前的美味上，吃出滋味。

吃饭时既不看电视，也不说话。先闻一下食物的味道，把食物放入口中，闭上双眼，细细咀嚼，双耳倾听咀嚼的声音，细心彻底地细嚼慢咽。然后，再吞下食物，细细地体味一下舌头、牙齿、喉咙对食物的感觉味道。

细嚼慢咽，只要你坚持3天就可以做到。每吃一口饭，都要放下筷子，闭上嘴，细细咀嚼食物，用鼻子慢细均匀地呼吸。这并不是为了让人看上去多么高雅，而是一种非常有益健康的好习惯。

细嚼慢咽不是指你咀嚼次数的多少，而是食物是否能在口腔中与唾液充分搅拌。无论喝水、吃饭，让食物或水在嘴里与唾液完全搅拌，充分发挥牙齿、舌头、唾液的功能，把食物或水温调和到人体适应的温度，而且细细品味会让普通的饮食也变得越来越有滋有味。把握饮食的品质，久而久之，就会改掉口味偏重的饮食习惯，喜欢上清淡的食物。

口腔比胃的吸收功能更强大，能吸收更多的营养，口中的唾液也有助于胃部消化，达到减肥强身的效果。充分咀嚼食物，食物就相当于经过两次消化，身体也能充分吸收到营养。无论减肥，还是增重，就这么简单，只是你从未坚持。

4. 少食多餐

人需五谷杂粮，每种食物都含有对人有益的多种不同元素。每顿饭吃的饭菜种类多，每种食物吃得就会少，食物中的营养元素就无法满足身体所需的营养量，而且食物搭配不当也有损健康。所以每餐的食物尽量简单，种类不要太多。

吃得简单，多餐少食，能充分吸收每种食物的营养，又不必考虑食物之间相克的问题。每餐吃得少，肠胃才有活动的空间，能量才有流动的空间。肝脏也就不至于被挤压得难以承受，甚至呼吸都感觉不顺畅。

多餐少食不是指不停地吃零食，吃一些垃圾食品，而是每餐交替吃不同的食物。多餐少食能达到膳食平衡，既不会增加五脏六腑的负担，又不会因偏食而营养不良。

如果你实在改不了吃零食的习惯，不妨整理一下你的厨房，丢掉垃圾食品，在你的身边多放一些健康食品，让你没有时间、肚子没有空间去享受垃圾食品。把最好的食物献给你那伟大的生命，你尊重你的生命，你的生命才会为你创造奇迹。

5. 吃的智慧

瑜伽饮食养生讲求根据人的不同体质、体型吃不同的食物。中医认为要掌握食物的寒热属性，根据身体和环境的寒热来调节饮食的阴阳平衡。现在的人则讲求酸碱平衡。以下就具体介绍一些吃的小常识。

（1）早晚喝粥，午吃饭。

（2）一日三餐调整好，按时按量按季节。

（3）春吃绿，把肝养；夏吃红，益于心；秋吃白，滋润肺；冬吃黑，保护肾。

（4）五味适中。酸多伤筋，苦多伤骨，甘多不益肉，辛多败正气，咸少人长寿。

（5）晨吃三片姜，如喝人参汤。女子不断藕，男子不断姜。冬吃萝卜，夏吃姜，不劳医生开药方。上床萝卜下床姜，上床吃姜如砒霜。

（6）一日俩苹果，疾病绕道过。一日七个枣，长生不会老。日食一瓣蒜，身体无后患。饭后一个梨，抗癌防便秘。夏天一碗绿豆汤，解毒祛暑赛仙方。

（7）胡萝卜小人参，西红柿营养好，多吃芹菜降血压，常吃核桃补肾又健脑。

（8）天天喝醋，年年无灾。宁可无肉，不可无豆。宁可食无肉，不可饭无汤。

（9）饭前喝汤，苗条健康；饭后喝汤，越喝越胖。吃面多喝汤，免得开药方。早喝盐汤，晚喝蜂蜜。早喝盐汤如参汤，晚喝盐汤如砒霜。

这些养生的老话具体是否适合你，还需在实践中去求证。人具体怎么吃，还应根据自己的体质。就像吃姜，如果你的体质偏寒而且室温又低，这时无论是早或晚，都应吃些姜驱走寒气，然而秋季风干物燥，再吃姜就如同火上浇油，一定会上火。

吃的智慧是学不来的，只能根据自己的体质与食物的寒热属性，根据自己不断变化的身心状态与季节的变化，自己总结，而不是在书本上学。

6. 吃得平衡

任何事做过头都会有损，吃饭不能过晚、过咸、过多、过少、过冷、过热、过硬、过快。调味过重，刺激到神经，自然会牵动情绪，情绪就是气，百病皆由气生。谷生精，精生气，气生神，所以，吃的谷物直接影响人的精气神、影响人的情绪。

吃的食物性质平和，味道、食量适中，先饥而食，先饱而止，吃饭八分饱，细嚼慢咽，人的心情也会平静。吃饭时精力集中，用心去品尝食物，身体就会告诉你关于饮食的智慧。吃饭如品茶一样，更益于心灵的滋养。

7. 素食

养生倡导素食，那么何为素呢？

素不单指青菜、水果，而且还有简单、清淡、洁净的含义。人吃什么要按个人的体质、所处的地域、自然环境、季节、食物的搭配，吃得刚好就是素食。

每个地方、每个季节都会生长不同的食物，吃当地当季的食物，更便于人适应当地气候、环境、节气的变化，吃新鲜的食物就是素食。

每一物种都有它特定的食物，人类虽然是吃杂食的动物，但是每个人一定有更适合自己吃的食物。带着一个好心情吃，吃得健康就是素食。

8. 吃的实践

食物吃得不适当就是毒。你吃了一辈子要不断感觉哪些适合你的口味，哪些更适合你的身体，实践出真知，只要选择正确，坚持下去，一定会带来健康。

关于饮食的知识，也许一生也讲不完。知识来源于生命，是为生命服务的，绝不能因为追求知识，不顾身体健康。

有些医术高明的医生，身体也未必健康，因为忙于治病救人或赚钱，不断学习钻研某一种病症，却忽视了自己以及其他的生活常识。医者不自医，虽然伟大也终有缺憾。

每个人的时间是一样的，你某方面了解多了，其他方面就少了。越是在某一领域杰出的人，越是容易错过生活的很多方面。所以，你不是专家没关系，就怕你把时间都浪费在了解一些没有用的事情上。

为什么你什么都明白，可依然过得不好。就是因为文人更喜欢反复斟酌、推敲文字的优雅和逻辑，却忽视了文字在生活中的应用。知识、文字只能解其真，不能解其意，只起一个说明作用，虽然藏着真理，但真知还是出自实践。

9. 返璞归真

老子云："天地所以能长且久者，以其不自生，故能长生。"心胸无私、胸襟宽广、珍爱生命的人必能长生，生命并不是单纯从知识文字中可以了解的事物。生命每时每刻都在变化，知识永远只是昨天的经验，了解生命就要了解自己、了解现在。

深居偏远山村的长寿老人虽未必识字，但养生的知识、道理都是从他们的生活经验中总结出来的。他们没有复杂的思想，没有铺天盖地的补品，没有过多的欲望，过着简洁淳朴的生活，却有着一颗美丽真诚的心灵，其乐融融，与大自然和谐相处，与宇宙浑然一体。吃也需要有这种返璞归真的追求。

10. 走近自然

生活在闹市的人早已远离大自然，生活在高耸的大厦里，坐在飞奔的机器中，每天脚不离地奔波着，早已忘记自己来自哪儿，忘了生命随时都有可能与这些摇摆的大楼一同坍塌。

苏格拉底说："认识你自己。"人工作、人活着、人吃饭，最终的目标是认识自己。认识我们是谁，来自哪里，去向何方。无论是吃饭、工作，还是活着，我们时刻也不应忘记，我们是大自然的一部分，我们来自大自然，所以我们每个人都有必要抓紧回到大自然的怀抱，找回完整的自己。

10 ♥ 神奇的正气

导读：气是生命不可或缺的元素，有卫气、营气、元气、正气等多种划分。在众多的气中，最重要的是培养正气，而正气就是平和之气。

宇宙如同一个巨人，每个星球如同巨人的细胞，星河好似它的血脉，流星的陨落好似宇宙在进行新陈代谢，物质在不停地变化。

1. 卫气

身体如同地球，中医提到的卫气就像大气层一样保护人的身体。当大气层遭到破坏，地球上的生命也将面临毁灭。

整容、染发、美甲、文身等对自身的装饰、面貌的改造，以及环境污染都会对身体的大气层——卫气造成破坏。身体的卫气可以防止风、寒、暑、湿、燥、邪等病气的侵入，增强人对恶劣环境的抵抗。

传说中的护法神就是指人的卫气。当卫气受损，身体的免疫力将下降，轻则皮肤生病，如果遭到严重损坏，生命也将终止。卫气就是环绕人体的气场，卫气充足，不但身体健康，而且魅力四射。

2. 天地相合

自然界的风云变化都归于气聚气散。老子曰："天地相合，以降甘露"。合指天合、地合、人合、气合。狂风暴雨、电闪雷鸣，许多自然灾害都是气流混乱、天地之气不合造成的。

天合是调整呼吸，与自然气候相结合，减少温度变化带来的危害。人的身体变化如同大自然的气候变化。冬天、夏天室内外温差过大，冷热变化明显，都有损健康。

鼻子就如同空气的调节阀，慢细均匀地呼吸。在夏天吸入体内的热浪经过鼻腔过滤就会变得温和，冬天的寒气也会变得暖和。夏天平静的呼吸会给人带来一丝凉意，冬天静养调息，可让体内阳气得以潜藏。

3. 地合、人合、气合

地合指的是风水、地气。观察周围环境、气的流通状况，气通则百事通。《西游记》里的孙悟空在取经路上尚要飞上高空，手搭凉棚，仔细辨认周围的环境，遇有邪气，还要绕路而行。我们虽没有火眼金睛，但凭嗅觉和视觉完全可以避开邪气（被污染的空气）。

管好自己的情绪，保养好气血，心存正念，循规蹈矩，处处与人为善，和颜悦色，祥和的气场就是人合。和蔼可亲的人无论何时都能散发快乐的气场，他们深入人心的气息，随时给人带来好运。

气场指的就是人的精神状态——精气神。气能控制人的情绪，气血充足，精力旺盛，就会清心少欲，气场强大、内心快乐则为气合。

4. 营气

中医讲"谷生精，精生气"，合理的饮食能使营气充足。营气为血脉提供营养。在五脏六腑的生理作用下，把食物中的营养转化成气血，就是营气。所以，经常按摩腹部，增加腑脏的力量，有助于消化，摩擦腹部产生的热量又有助于加速食物在腹内化为气血。

5. 元气

元气在瑜伽里指生命之气，元气每天都在形成，是生命之根，没了元气也就没有了生命。人虽不能像蛇一样蜕皮，但人体随新陈代谢在不断变化，每天都在再生，随欲望增强，能量元气渐弱。欲望消耗人的元气，肉体也逐渐枯萎。

培养元气就要减少欲望，像十月怀胎一样，想象自己的元气如婴儿一般，重新在体内生根发芽。元气好似一粒种子，有了阳光雨露等适宜的环境才能发芽。所以，当具备了婴儿的状态，宁静的心情、环境，经过十月或多或少的日子，虽不能脱胎换骨，你这个元气的外形身体也将焕然一新。

培养元气，就要养精蓄锐、生活有节制、避免劳伤、保持营养、饮食清淡。重口味的大热量食物，会耗费元气去消化，若消化不了就会上火。所以食物清淡情绪就会平和，精气十足，正气旺盛。

6. 气沉丹田

想要腹部完全不依赖腹部按摩等外力获得活力，除了加强腹部肌肉练习，还可以依靠气去调整。我们经常听人说气沉丹田（意守丹田）却不知为何意。其实看看八块腹肌，其中肚脐下的四块，不正好像个"田"字？丹田穴正是在腹部肚脐下的四块腹肌中间，而气沉丹田指收缩肚脐下的小腹中间部位，再配合收缩会阴、肛门，意念和气就汇合于小腹的丹田处。

气沉丹田很简单，没有任何玄机。两手指相对手心向上轻轻沿着上身抬到胸前，然后呼气，慢慢翻手手心向下压到小腹丹田，放松小腹就是把气引入丹田处，就是气沉丹田。

7. 气沉丹田的功用

小腹的丹田穴潜藏着人的元气，是生命动力、身体重心所在之处。丹田的热度可化湿为气，增强脾胃功能。丹田就像动力火车中装燃料的火炉，温度越高火车越快，所以在瑜伽中被称为能量中心的力源气轮。（这就是为什么腹部不能着凉、为什么要尽量少吃寒凉的食物和冷饮的原因。）

腹部肌肉运动起来，能量流向全身，意识非有非无，似见似不见，合乎自然地守在丹田处，化丹田之精华为气，升至头顶就会头脑清醒，血压平稳，心情舒畅，神清气爽。丹田气向上升至头顶，提升了精、气、神，给生命增添活力。反之，血液冲向头顶，就会脸红脖子粗，头昏脑胀，血压升高，甚至脑出血。

用脑过度、运动不当、紧张愤怒、冲动时，头部就会因为充血而发热，此刻把意识引向丹田，感觉丹田处发热就是丹田的气血已化为能量，能量散布于全身就会化作力量。

气向上升、血向下流就不会头脑发热、手脚冰凉，产生头重脚轻的不良症状，气血能量均匀地流向全身才会更健康。腹腔是生命力的储存地、气场的中心，五脏六腑健康，生命力和气场必然强大。而且，收腹时腹部空间缩小，外边的邪气就不容易进入，即使入得了腹内，也会被转化为气或被立刻排出。加强腹部的运动，避免腹部着凉，少吃凉的东西，平衡膳食，培养良好的生活习惯，调息静养，自然会生起浩然正气。

气沉丹田时就会无意识地放空自己的意识，让人接近平静的状态，使得头脑清晰，更容易控制气息，同时能控制情绪。控制气，气就不能控制你，你就会成为生命的主宰者。所以在说话或者做事情前，做一些类似于发功、收功的放松动作，比如做个深呼吸，都会让人迅速平静，达到事半功倍的效果。

8. 邪不胜正

邪气是指中医讲的风、寒、暑、湿、燥、火六种自然之气失衡，损坏身体的病气。这些病邪同污染的空气、病菌一样，可以通过呼吸以及皮肤侵入身体。

邪气也指人的不良思想、习气，还包括受到污染的空气、空气中的香水或者药物，甚至面包房浓浓的香气等所有异常的气味都可以归类于邪气。

当今社会节奏加快，人们随着年龄增加、压力过大，当体力欠佳、行为不当，或遇天气变化、阴阳之气失调时，各种邪气就会侵入身心。病邪缠身的劣质身体，迟早会被优胜劣汰的自然规律淘汰。

邪气并非指神话故事中的妖魔鬼怪，如果执着于荒诞的想法，就意味着病邪已经上身，这时只有正气，才能驱邪救人。

9. 正气

正气指的是不批判、不抱怨的正念、正思维，不偏不倚的处世态度。瑜伽称之为完善的生命之气，中医则称其为充足的阴阳平衡之气、充足的元气。

正气不足从面色就能看出来。心存怒气者，满脸煞气。欲望过多、行为不端者，满面酒色淫气。压力过大、废寝忘食的人，气血不足，阴气过重，一脸晦气。

遇到气色不正的人，人很自然地有排斥情绪，气色不正的人也会感应到，因此看谁都不顺眼，处处与人对立。所以，人际关系紧张，运气不好，先照照镜子看看自己的脸色，就会明白为什么别人见你，就像见到了讨债的一样，拉长着脸。

10. 全方位地养正气

正气足的人，底气足，声音洪亮，气度非凡。放慢生活节奏，从而减慢心跳，情绪平和，减缓心肺负担，可以养气，意守丹田，保住人先天的元气，就有了正气。

正气依赖静息调养、动静结合，良好的生活规律、好心情、健康的兴趣、整洁的环境、完善的人格等因素的完美结合才能获得，尤其是呼吸得越柔，人的正气就越充足，人也就越健康、越长寿。

10 ♦ 呼吸的秘密

导读：呼吸中，吸进呼出的都是气，一呼一吸中就有了气场。气场的强弱、正负都取决于呼吸。呼吸有很多种方法，没有哪一种是绝对正确的，呼吸顺畅是关键。

> 花朵没有梦想过蜜蜂的到来，因为花开了蜜蜂就来了。
>
> ——【美国】马克·尼波

1. 气场

气场分为环境气场（也就是风水）和人体气场（指人的精神面貌），气场决定人的运气，气顺则百顺。

无论你多有能力，如果气场没有调节好，也会影响正常发挥。当一个气场强大的人从你身边走过，你的注意力会不自觉地被他吸引；气场弱小的人即使与他人迎面相逢都不会引起人的注意。气场有正有负，正气场强带给人的是力量、喜悦、吉祥。负气场强给人带来的是一种恐惧、厌恶、愤怒的感觉。

调节气场的强弱、正负很简单。就如同表演，演好人的感觉就是正气场，演坏人的感觉就是负气场；演大人物就增强气场，演小人物就掩藏气场。

演好人要从眼神中流露出温柔而坚定的目光，散发着祥和的气息。演坏人要调动情绪、眼神，表现出凶恶狰狞的样子。

情是由情绪带动的，能灵活地运用气息，就能自如地抒发感情。人生如戏，演好你生活中的角色，做个气节非凡的人，要学会呼吸，要思想纯净。

2. 自然的呼吸

没有哪一种呼吸方法是绝对正确的，呼吸的方法是无法被动接受的，只要自己感觉呼吸顺畅就可以了。

初练呼吸时，不应使用任何技巧，自然地呼吸，去感受呼吸带来的微妙变化。呼吸顺着动作练习，渐渐就找到了与动作配合的规律，一举一动都会非常自然地与呼吸结合在一起。

（1）如果空气不好，轻吸长吐，多屏气。

（2）杂念袭来，长吸一口气，屏住呼吸，扑灭欲火。

（3）吸气抬头，低头呼气。

（4）举手吸气，手落呼气。

（5）弯腰拧身深呼气，回到原位深吸气。

练习呼吸，一定不要急于求成，首先去观察自己的一呼一吸，意识它的存在、呼吸的节奏频率，保持呼吸，慢细均匀、深而长、平静自然、柔和地呼吸，逐渐领会身体局部的变化，使得呼吸协调自如。无论做任何事情，先做个深呼吸，在平静的心情下做任何事情都能够事半功倍。

3. 腹式呼吸

刚出生的健康孩子几乎都是腹式呼吸，非常有规律。人渐渐长大，随着情绪的变化，呼吸也就越来越混乱。

腹式呼吸是最重要、最天然的呼吸方法，吸气时肚子就像气球一样渐渐鼓起（气沉丹田），呼气时收腹（意守丹田）。

腹式呼吸的另一种方式就是逆腹式——靠胸腔吸气。吸气时收腹（意守丹田），呼气时胸腔和腹部放松（气沉丹田）。这是每个人平时最常用的呼吸方式，但用此法深呼吸会有气息不足之感。

腹式呼吸不单是唱歌的人、练气功的人可以练，学会腹式呼吸对每个人一生的健康都会有益处。

4. 完全呼吸

完全呼吸法就是吸气时腹部先鼓起（气沉丹田），然后用肺部接着吸气，胸腔扩张，呼气先胸腔放松和收腹（意守丹田），最后全身放松，气息绵绵若存。

以上几种是最基本的呼吸方法。所有的呼吸方法都是从这几种方法演化而来的，万变不离其宗。

5. 数息

当熟悉了几种基本的呼吸方法后，就可以练习数息。

（1）少吸多呼。（如吸气时，数 3 秒，呼气时数 6 秒，这样可以尽量排出身体内的浊气。）

（2）多吸少呼。（如吸气时，数 6 秒，呼气时数 3 秒，可以吸入更多的新鲜空气。）

（3）吸气与呼气时间长度大致相等。（如吸气 3 秒，呼气同样保持 3 秒，维持情绪平和稳定。）

通过数息逐渐增加呼吸的时间长度，呼吸会更深长、平稳、有序，能更自如地控制情绪。

6. 悬息

呼与吸有了完全的控制调节能力，呼吸能保持深长稳定、从容不迫，还可以练习悬息。悬息包括：内悬息，即吸气后蓄气不呼；外悬息，即呼气之后，闭而不息。练悬息前要保持健康的生活习惯、适量运动、合理饮食、注意休息、气血顺畅、身心健康，这时再练习悬息才更安全。

悬息对于患有高血压、心脏病等疾病的人来说是危险的。但对于身心健康的人来说，练习悬息，会让身体功能减慢，把身体的损耗降到最低，让身体能量全部集中在一处或全身，从而提高注意力、工作学习的效率。

悬息也就是人们常说的憋气。憋气屏息时人的注意力最集中，人处在全神贯注的状态也是气场最强的时候。所以在拳击、射击等许多竞赛决一胜负时，人们都屏息凝神来殊死一搏。瑜伽就是让意识停留在呼吸之间，即无呼无吸无我的状态，清除杂念。

人在憋气屏息时，不呼不吸，减少了情绪的波动，意识转向身体，身体内在器官开始自觉地调整能量。屏息的时间越长，意念越集中，积聚的能量越强，所以人在憋气屏息时力气最大。

悬息并不是停止呼吸，而是靠皮肤呼吸，靠自身的能量、意念在体内进行呼吸。胎儿在子宫里就是靠脐带来吸收母体的能量。呼吸就像体内循环系统的引擎，健康的身体只要稍微吸一点空气就可以让内循环运转很长时间。

善于潜水的人在水中可以长时间不呼不吸，足以说明功夫深的人也许可以由意念代替口鼻的呼吸。青藏高原空气稀薄，当地人不只是依靠呼吸来维持生命，更主要的是依靠食物转化为足够的生命之气。一个健康的人气血流通顺畅，就可以减少呼吸的频率，甚至可以悬息。

7. 胎息

悬息再深一步就是胎息，胎息就是长时间很浅很慢的呼吸，基本等同于不呼不吸，最大限度地减少气的损耗。但要练习胎息就要像胎儿一样静静地不动，没有杂念。

盘腿静坐，元气充足，体内微循环顺畅，才可以通过皮肤呼吸。所以胎息的条件要求非常苛刻严格，几乎是传说，至少要有十年以上的调息经验才可以尝试，我这里也就简单介绍一下，并不是推荐读者练习这种极端的呼吸方法。

如果人的皮肤被包裹、密封起来，只用口鼻呼吸，人很快就会感觉缺氧。皮肤的呼吸能力相当强，皮肤的每个细胞都能自如地呼吸。如果皮肤接触剧毒，立刻会渗入全身，造成致命危险。

胎息要保证皮肤毛孔洁净，充分扩张，微循环极其顺畅，并且身体功能极其健康，而且旁边有专业的救援人员看护才可以。未经系统练习，切勿轻易练习，除非遇到险境避免吸入有害气体时才可以采取暂时屏息自救。

8. 调息注意事项

练习调息，一定要保持心情平静，不能吃得过饱油腻，着装要舒适，在身体状态、空气环境非常好的情况下去练习。否则，对心脏、心理、身体各功能都会造成破坏，更有甚者会走火入魔，所以练习调息要非常谨慎。

情绪混乱、身体疲劳就停止练习调息，静心去观察呼吸，尽量让呼吸进行得自然顺畅。通过瑜伽体式调整身姿，让身体的疲劳得到缓解，气血流通，情绪恢复平和，然后再进一步有规律地练习调息。

9. 呼吸顺畅不生病

印度瑜伽理论认为，身体疾病都是因为气的混乱造成的。就像有些肥胖症患者，虽吃得很少，体重却有增无减，而且检查不出身体有什么异常。这是因为吸入的气不纯净，或内循环不畅通，液体不能转化为气血，滞留在人体细胞之间，浊气淤积固化在体内，堆积成了脂肪。

通过调节呼吸，配合适当的运动，脂肪燃烧转化为气血，形成能量，得到合理的释放，渐渐就可以医治肥胖，甚至肿块等许多疾病。简单地说，只要你吸入的空气，或吃的、喝的都纯净，不在体内淤积，能及时地释放或排出体外，就不会生病。

肥胖的原因一部分是饮食不洁净，更多是因为吃饭过快导致饭量增加造成的。如果细嚼慢咽，喝水慢饮，把生活节奏放慢，再配合腹式呼吸，利用右侧调息的方法（就是只用右侧鼻孔呼吸用于释放能量），负责处理流出的能量（详细内容参照"10♠"右侧鼻孔调息法），让吃的、喝的都能及时转化为气，成为身体的能量，身体必然会更苗条、健康。如果身体偏瘦就参照"10♠"中介绍的左侧鼻孔调息法，就是用左侧鼻孔呼吸，调节能量，增加体重。如果身体不胖不瘦就参照"10♠"中介绍的利用清理经络调息法，就是左右两个鼻孔交替呼吸来调整身体平衡。

10. 在简洁中简单地呼吸

气要顺就要生活得简单。在学习、工作时，思想简单，事情也就跟着变得简单，就会从内生起纯净之气，也就是道家所提到的纯气。

在简洁的环境中盘膝静坐，头向上一顶，身体坐直，下颌微微一收，舌顶上腭，嘴微微一闭，放松两肩，收腹、收阴、提肛，意识集中在丹田，眼观鼻，鼻观心，用腹式呼吸法，一呼一吸深长细匀、平稳有序。心一平和，两眉一展，杂念一消，内心喜悦，身心合一。人与万物合而为一，好运自然转起来，气到功成，气场倍增。

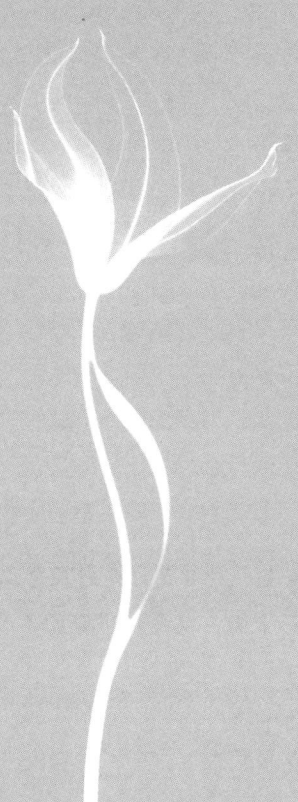

第三篇
收获喜悦

第一章
自己拯救自己

J♠ 失衡

J♣ 睡眠瑜伽

J♥ 制伏感官

J♦ 拯救自己

J♠ 失衡

导语：平衡是一种智慧，是内在意识（信仰）的平衡，也是外在作息的平衡。要达到平衡，就要懂得苦的本质，去除贪念，获得温柔的力量，才能不失衡。

人的一生如同在平衡木上行走，身心失去平衡就会跌倒。

1. 平衡是生命之道

人若想登高站稳，就要心平气和，老实做人，踏实做事，为人宽厚，奠定牢固的生命根基，守住生命之道。

道指自然规律，也是哲学。哲学的"哲"字上面是"折"下面是"口"，就像哲学的思想一样，"折"中人们所说出"口"的观点，以更开放的态度去解释一切。所以哲学是种智慧。

智慧能把一切不和谐的、对立的、主观和客观的问题完全地统一起来，完整地看问题、分析和解决问题，使事物之间保持一种持续的平衡状态。

2. 走出信仰失衡的误区

心不能离开信仰，但不理解信仰的本质就会变得疯狂。其实，任何一种信仰所膜拜的偶像名字，都是用来描述宇宙中某些强大能量所用的代名词，是代表某种意义的字符，并没有生命。

信仰是充满精神世界的生命力量，不同的信仰是解释同一种实相的多种方式。生命的实相是不能互相分离的，只是思维能量中简单的碎片，把生命分割成不同类别。把多元的智慧整合起来变得完整，达到身心平衡才是生命之道。这种意识平衡要远胜于任何一种形式的人体免疫力。

3. 我们信仰什么？

有个故事讲一个征服者夺下一座城之后，摧毁了一具极其高大的佛像。出乎意料的是，在佛像崩塌的同时，许多小雨似的珠宝从天落下。原来这些价值连城的财富竟藏在这具佛像之内。

现在的信仰很多是盲目的，盲目地去购买高价的开光饰品，购买稀有材料制成的佛像、念珠，并且自认为这就是信仰。

但这是信仰吗？那具高大的佛像，是木头雕的就是块木头，是石头刻的就是块石头，是青铜铸的就是堆青铜，它不是信仰的实质。

我们该信仰什么？我们该信仰的是佛像内部的珠宝。这些珠宝又是什么？这些珠宝是大爱、无私、无我、奉献。

如果我们知道自己信仰的不是外在的佛像，就不会为了佛像，在去买去争的过程中发生失衡，我们的心中只有大爱、无私、无我、奉献，就不会失衡。

4. 心平的力量

心平才能摆正位置。在点滴生活中都可以领悟出人生的道理。万事万物都讲平衡，哲学、宗教及任何观点偏离自然平衡的法则都将带来伤害。自律，坚守自然平衡之道，对创造和维持身心健康的状态是非常重要的。

奴隶与自由人的区别就是奴隶不能做自己喜欢的事。精神病患者与健康人的区别就是想怎样就怎样，不能自控。不自律永远不可能自由。生命中最精确的钟表都是符合自然意识、平衡规律的。

人不会因拿一本《圣经》、看看佛经、学学哲学就可以得到解脱。而是在智慧的引领下，唤醒生命的觉知，才能调节身心平衡。智与勇都不能让人完美，只有足够的觉知力才能让人达到平衡、让自我得到完善。

5. 一的意义

道教说："天得一以清，地得一以宁，神得一以灵。"其中的神就是指大脑神经系统，它能统一思想，平衡地传递信息。全神贯注、精力集中，自己的内心才不会跌倒。

《华严五教章》曰："一即一切，一切即一。"了解一，你的内心就了解一切。精神集中，了解自己的所言、所思、所行，就不会迷失本性，头脑也不会被悲伤、怨恨、恐惧等意识有意或无意地塞满、吞没。没有外界牵制、束缚，身心轻松自由，判断力、观察力就不会受别人或者宗教组织的思想干扰，偏离自性。

6. 调整作息

你是世界的唯一，你不在这个世界，一切都不属于你。你若不想重重地跌倒，就要不断地调整自己的作息，保持健康与身心平衡。一个作息不规律的企业，会导致职员身体的生物钟紊乱，这样的企业很难有效率；一个人不会利用休息日，对于他，休息日也没有什么意义。

礼拜日来自西方人的安息日。所谓安息日并非在一个固定的日子什么都不做。比如长时间休息在"安息日"时，工作就是休息。反之，辛苦劳动了一周就应该休息一天。对于四处奔波忙碌的人，"安息日"就是每周都要选择适当的一天对身心进行一次调整。

生活就应该有张有弛。每个周日放下忙碌的工作，就是为了深刻的提醒自己，减少对物质世界的依附和迷恋，加深精神上的修养，调整身心状态。越忙越穷，无序的生活会让痛苦、疾病悄然而入，更可怕的是在头脑混乱时失去重心，心灵就此完全丧失了控制力，即使得了重病也不会反思。

> 身体需要休息以重新获得力量，精神也需要独处以重新恢复活力。……人类是一种精神动物，如果无法在一定的时期内暂时脱离喧嚣的外界，退回到自己的世界，回到内心那种长久永恒的真实中去，那么，他将无法保持自己的力量、向上的动力和平静。
>
> ——【英国】詹姆斯·艾伦

7. 孝顺父母

父母就像平衡木周围的保护垫，在你关心父母健康时，同时能了解很多健康的常识从而保护自己。孝敬父母是帮助他们走上健康之路，以及发自内心的尊重。

父母的现状如同未来的自己，今天你父母所遭遇的一切在不久都将会以不同的形式发生在你的身上。如果一个人失去对父母健康的保护意识，就如同失去了保护垫，很快也会忽略自己的身体状况而重重地跌倒。

8. 摆脱痛苦

拥有快乐与自由才能在人生这个平衡木上走得平稳，这就要求人看清苦是什么。人为什么不快乐，为什么痛苦？痛苦来自身心的分离，身与心不能在同一个阶段，身心失了衡，便会有痛苦。

自杀者想逃避痛苦，但是痛苦来自人的精神、灵魂，又怎能用刀砍火烧来解决呢？自杀者连死都不怕，为什么还怕活着？有勇气死，不如就把自己当作已经死去，什么也不想，什么都放下，放下自卑、自大、自私的自我。想象肉体已经死去，你只是一朵云，自由地在这个世界中游荡，观察你身边发生的一切，但什么都与自己无关。当做到了这一点，就摆脱了痛苦的轮回，达到了一种平衡。

9. 去贪

人的一切错误、痛苦、疾病、衰败、死亡，都离不开贪婪。人不贪就不会死。贪婪的欲望会让人失去节制，彻底打破生命的平衡。中国古代《人间训》中说到圣人按照用量多少而吃食物，根据形体大小而穿衣服，对于自己有节制，怎么会产生贪污的想法呢？所以能够占有天下的人，一定是那些不利用统治天下的地位为自己谋取好处的人；能得到名誉的人，一定不是依靠到处钻营谋求名誉的人。

10. 不偏执

老子说："天地相合，以降甘露，民莫之令而自均。"没有人命令天地降甘露，但天地却能均匀地普降甘露，滋润万物。大自然一向是公平的、无偏的，它眷恋世间的所有。人只要不偏执、不妄作，自然风调雨顺。

不偏执就是，无论谁说的、正确与否，都虚心去倾听。学会倾听，不为所动，做一个观自在、有觉知的心灵主人，不盲目听信任何人的话，不迷信权威。就像克里希那穆提所说："有智慧的心永不停止学习，永远不下结论。"

11. 温柔的力量

"天下之至柔，驰骋天下之至坚。"老子说天下最柔弱的东西，如水、气等，能无所阻挡地穿行于天下最坚硬的物质中，无私地滋养它们。詹姆斯·艾伦曾说过：上帝要拯救一个人时首先要赐予他温和。

内心温柔、体贴、仁慈的人才会更有吸引力、生命力。温柔能以柔克刚，像海绵一样吸收别人的能量。温柔又像块圆滑的石头，无人能踩在它的头上。身心柔软、身心合一是平衡的基本功，当心中有了一杆秤，掌握了平衡生命的智慧，也就找到了一切幸福的中心。

在人间寻求智慧也不是那样难的，最要紧的是，使我们自己有柔软的心，柔软到我们看到一朵花中的一片花瓣落下，都使我们动容颤抖，知悉它的意义。唯其柔软，我们才能敏感；唯其柔软，我们才能包容；唯其柔软，我们才能精致；也唯其柔软，我们才能超拔自我，在受伤的时候甚至能包容我们的伤口。

——【中国·台湾】林清玄

J♣ 睡眠瑜伽

导读：人的一生有三分之一在睡眠中度过，可见睡眠是生命的一大主题。好的工作、好的心情、好的人生，都是从睡眠开始的。这一节从睡眠时间、睡方、睡前饮食、睡眠瑜伽等几个方面，介绍怎样有个好睡眠。

精彩的人生，是从调节好工作和休息、劳动和余暇的天平开始的。

——【美国】戴尔·卡耐基

1. 没什么比睡眠更重要

尼采曾说："当你深陷自我厌恶中时，当你厌烦周围的一切时，当你做什么都疲惫不堪时，该做些什么来养精蓄锐呢？赌博？宗教？流行的放松疗法？维生素剂？旅行？饮酒？不。吃个饱饭，再睡个饱觉，才是最好的方法。睁开眼睛后，你会发现自己焕然一新，充满力量。"

人生三分之一的时间在睡眠中度过，要想过得好，就要睡得好。敬什么神，都不如安心养神，最佳的睡眠是最好的保护神。所有好的性格、身体、运气，都是在安稳的睡眠中养成的。

"夜晚不熄灯，小心鬼上身。"这个"鬼"就是指各种病魔。到了夜晚，人的身体循环系统开始变得缓慢，头脑却会异常活跃。所以，人常常喜欢在深夜思考问题，可是风、寒、暑、湿、燥之邪气也极易乘虚而入，侵害身体，引起各种疾病。

女人爱美，美容莫过于高质量的睡眠，除此之外，别无他法，使用速效的美容产品只是自欺欺人。见效越快的美容产品，含有激素类药物成分越多，但没有一个美容产品不声称自己的产品是纯天然制造的。

混乱的作息时间会扰乱五脏六腑的正常功能，午夜不眠必然会损害身体。子时胆气生发，则诸脏之气生，犹如春暖花开，万物生荣。胆气不生，则影响诸脏而致病，犹如有冬无春，万物不生。诸脏不好，无论是人的情绪还是身体都会受到损害，身体不好做什么也不过是逞强好胜。

2. 睡眠时间

睡眠的时间决定睡眠的质量，睡眠时间按年龄、季节、身体状态而不同，不要等到极度困乏时再睡，打哈欠就是身体发出能量不足的疲劳提示，一定要及时补充睡眠。

睡眠不足对工作、学习、婚姻、人际关系、身心健康的负面影响，像多米诺骨牌一样，会造成一连串的破坏。睡得过多同样会影响健康，造成智力下降，患上呼吸道、心脏、消化系统疾病，影响神经系统功能，易患中风、糖尿病、肢体疲乏无力等疾病。很多疾病都可以从不良的睡眠中找到病因，也可以通过优质的睡眠得到医治。

20 岁之前睡眠时间表

年龄	婴儿	1—4 岁	5—12 岁	13—20 岁
睡眠时间	16 小时	12 小时	12 小时	9 小时
补充	坚持早睡	独自早睡	晚 10 点前入睡	晚 10 点前入睡

20 岁以后睡眠时间表

年龄	21—30 岁	31—60 岁	60 岁以上
睡眠时间	8 小时	男性 7—9 小时 女性 9—10 小时	9 小时
补充	下午小睡	中午小憩	下午小睡

春夏晚睡早起，秋天早睡早起，冬天早睡晚起。

当身体状态处于身心虚弱、过度疲劳、生病时，要增加睡眠时间；而健康的人切勿嗜睡。

每天睡子午觉非常必要。在晚上 11 点到凌晨 1 点入睡，就是子觉，这个时间能踏实地睡一觉就不算失眠。中午 12 点前后是午觉，午觉睡几分钟就可以。子睡养胆，午睡养心。子午是阴阳交替之时，这两个时间休息好，就可达到调节阴阳平衡的效果。

对于整天忙碌的人，就这么两个小时零十分钟睡眠都保证不了，那真是穷忙了。但你真的那么穷，以至于不忙就根本吃不上饭吗？还是因空虚或者是不能合理地安排时间，每天才不得已穷忙？或因过于贪婪放纵，宁可牺牲身体，也要追求物质享乐呢？长期不足 8 小时的睡眠也许不会生病，但错过子午觉的睡眠必定会生病。穷忙的后果就是工作没有效率，身体没有保障，最终必然会走向穷途末路。

3. 不求仙方求睡方

（1）藕粉加冰糖。

（2）绿茶放几片玫瑰花瓣。

（3）小米粥加一个鸡蛋。（适合：心血不足、烦躁失眠）

（4）干银耳 10 克，大枣 7—10 枚，水煎煮。

（5）喝枸杞子茶。取枸杞子 15 克，柏子仁 15 克（或用五味子 10 克代替）开水冲泡，加盖焖 5 分钟，每晚代茶饮用。

（6）焦虑失眠：取酸枣仁 30—50 克，捣碎，与大米共同煮粥，每天服一次，坚持一周。

（7）难治性失眠：将毛巾浸于温水中，稍微拧干，在背部正中线（即脊柱及脊柱两旁）擦拭，重点擦拭颈椎、胸椎部分，自上而下，反复揉擦 5 分钟，用力以感觉舒适为度，擦至局部皮肤发红为止。

（8）睡前将一汤匙醋倒入一杯开水或温开水中喝下。

（9）大枣 10 枚、生姜 3 片、桂圆肉 15 克，共煮食用。（阴虚火旺，即手脚发热、舌头发红、口干、睡觉出汗者慎用。）

4. 睡前的饮食

　　入睡的准备从晚餐开始，晚餐不应吃得过饱，时间应该在晚 6 点左右。白天如果缺少运动，就应不吃或少吃晚饭，若吃也最好吃一些助眠的食品。

　　助眠的食物：小米、燕麦片、全麦面包、土豆、茯苓饼等。

　　助眠的果蔬类：猕猴桃、苹果、大枣、核桃、龙眼肉、桑葚、黄花菜、杏仁、莲子、葵花籽等。

　　助眠的饮品：醋、牛奶、蜂蜜、菊花茶、莲藕、玫瑰花茶。

　　睡前禁吃的食物：

　　（1）油腻、饱腹的食物，如豆类、大白菜、洋葱、玉米、香蕉等；

　　（2）辛辣食物，如辣椒、大蒜、洋葱；

　　（3）纤维过粗的蔬菜，如韭菜、芥菜、蒜苗等；

　　（4）咖啡因的食物，如咖啡、茶、可乐、巧克力等；

　　（5）不要饮酒、吸烟、喝浓茶，不宜过饱、过饥，水的摄取既要适时，又要适量。

5. 带着觉知入睡

　　如果睡得过早或白天缺少锻炼，常常会翻来覆去地睡不着。如果白天很累，虽然倒在床上就可以睡去，但是这样第二天很容易腰酸背痛。所以，睡前活动一下身体非常有必要。

　　睡前适当的运动会让全身更放松，更有助于睡眠，第二天醒来更有活力。过于劳累时立刻睡觉甚至会有猝死的可能。再累也要做好睡前准备，调整一下身体的每个部位，促进微循环，每个细胞有了活力，身体的各个部位就都有了觉知。这样睡觉就不会打鼾，发生落枕、受风、梦魇、心脏病等现象。

　　在情绪不佳、身体极度困倦时，入睡非常有损健康。所以，不要等睁不开双眼时再睡觉，要在轻松愉悦的状态下入睡就是带着觉知的睡眠。觉知就是内心无论何时都处在一个清醒、放松、喜悦的状态。优质的睡眠是获取觉知力、保持头脑清醒的最佳保证。

6. 助眠瑜伽体式

　　辅助站立前曲式：面对床，站立，站直。吸气双臂举过头顶伸长脊柱。呼气前曲，双臂环抱头，前额放在床沿上，放松3—5分钟，感到舒适即可，吸气恢复站立姿势。

　　动作要领：臀部微微前推，双腿垂直地面，找到感觉最舒适的位置，停留。动作目的不是伸展，而是放松全身。

　　失眠常因不同疾病引起，除了用中医、西医治疗，瑜伽也有各种不同的体式能辅助调节身体，帮助治愈失眠。但不要幻想用瑜伽动作与病魔斗争，这样恰恰损耗了更多宝贵的能量，而是要适度地运动，放松全身。

7. 睡前按摩

　　（1）指甲端往返按摩头皮。做一遍眼保健操。按摩牙龈，叩齿。

　　（2）两手拇指，紧贴耳下端，自下而上，由前向后用力搓摩双耳。

　　（3）两掌紧贴面部，用力缓缓搓面部所有部位。

　　（4）推摩胸背，自上而下，用力推摩后背前胸，重点在前胸后腰。

　　（5）用两手由上而下，顺推按至下肢。旋转头部放松颈椎后，左手搭在左肩，右手搭在右肩，前后转动双肩，双肩放松全身就放松了，这样即使再疲劳第二天也不会落枕。

　　（6）按摩腹部和肚脐，按摩方法以略有轻微下压、舒适为度。

　　（7）静坐练习呼吸并配合收缩肛门。吸气肛门放松，呼气肛门收缩上提，收阴、收腹。

　　（8）轻轻闭上双眼，随着每次呼气静下心来，将手指轻轻点在太阳穴上，感觉太阳穴放松，眼睛也开始放松了，放松的感觉向眼睛周围扩散，至额头、鼻子两侧……静坐放松全身。

　　最后以挺尸式或仰躺在床上，双手相叠放在脑后，枕骨下方，双肘自然落在床上，颈部自由落在双手上，感受颈部的伸展，带动整个身体得到舒展，享受呼吸的波浪，酝酿睡意。

8. 感谢生命

每天起床和睡觉都如同生死一样神圣。正如上师所云："每一个生灭的刹那，都如同一生一样珍贵。"所以，圣人从不把睡眠当作普通的事对待，每天无论是起床还是睡觉都像降生和死去一样要有一个庄重的仪式。

我们的生活虽不必像僧人一样每天早晚都要上香礼佛，但至少也要感恩生活、赞美生命。早晨起床感谢大自然让生命拥有了一个全新的开始，睡前感谢所有生命给予的帮助。

我们每天带着感恩的心认真地做一遍瑜伽体式，就相当于向大自然致谢的一个仪式。然后练习瑜伽语音，冥想"噢姆"，清理内心的噪声，身心平静后，再做静心祷告，把所有美丽的愿望植入梦中，注入身体的潜意识里。祈求一个香甜的美梦，祈祷明天的愿望皆会梦想成真。

9. 有觉知地做个梦

双手放在身体两侧，注意力集中右手，右手握紧拳头约 5 秒再松开，肌肉放松，注意观察完全放松的右手与自然放松的左手感觉有什么不同。

接下来注意力集中左手，左手握紧拳头约 5 秒再松开，肌肉放松，注意观察完全放松的左手与自然放松的右手感觉有什么不同。继续，双手同时握紧拳头约 5 秒再松开，让肌肉放松。

接着像放松手一样，以类似的紧张度，对手臂、脸、颈部、肩、臀部、小腿、脚、生殖器等身体的所有部位肌肉重复练习，让全身各部位得到充分放松，有了知觉，大脑即使在熟睡时也能够自我调整。

10. 最关键的入眠步骤

（1）把身体调整为右侧卧，以弓一样的姿势入睡（孕妇应左侧卧睡）。

（2）倾听呼吸的声音，体会慢细、均匀、深长的呼吸。

（3）排除杂念与周围环境融为一体。

（4）闭上双眼，想象身体轻松自由地飞翔，如同穿越隧道一样，耐心地注视两个眉心，渐渐就会看到山、树、房子之类朦胧的影像，这些影像变得越来越清晰、真实，这些都是你曾经看到的景象在记忆中留下的印象。

（5）用懒洋洋的语气在心理暗示自己，"一会儿就会看到梦境"。

（6）看着眉心，观察梦境，睡眠会变成一件很有趣的事情，梦仿佛是一个奇妙的旅程，遇有噩梦也能意识到自己在做梦并唤醒自己，重新调整睡姿。

11. 提高睡眠质量须知

（1）注意卧室卫生环境，防止电器辐射、噪声、装修污染，睡前远离电话。

（2）穿着舒适的睡衣或裸睡，使用舒适的睡眠装备，常晒被褥。

（3）利用洋甘菊、天竺、薰衣草、柠檬等精油或香薰让卧室芳香。也可以把洋葱、生姜、葱白放在枕边助眠，尤其是洋葱，虽然刺鼻的味道实在难闻，但助眠效果非常好。

（4）使用遮光的窗帘，避免在卧室内使用明亮色调和纷繁热闹的图案。检查光源，切断微小的光源。半夜上厕所不要开大灯，在走廊、厕所的插座上装一个脚灯，灯光是微弱的橙色。

（5）夜间醒来和早起要及时补充水分。

（6）起夜或者早晨起床都不要太快，在床上坐一会儿，缓冲一下再下地。

（7）床头不应放在窗下、靠墙角、冲着邻居家的方向，床下不宜堆放杂物。床头宜朝南北，床不宜正对镜子。

J♥ 制伏感官

> 导读：瑜伽八支分法的第五支是摄心，即制伏感官，简称制感，指对身体感官的控制力，让心灵免受感官的困扰，阻止外界的诱惑。这一节主要介绍什么是摄心、为什么要摄心。

1. 制感六要素

（1）如果任凭自己融入一个缺少正义和原则的罪恶环境中，就难免要承受来自这些环境的影响。控制感官要避免接触不良的环境、人和事物。

（2）不要有好奇心、侥幸心，不要轻易挑战自己。

（3）控制感官最重要的是时刻保持头脑清醒。头脑发热、内心冲动时要不听、不看、不闻、不问、不做、不想，尽量离开所处的环境，以免被迷惑，无法自控。

（4）制感先制心，不贪心，不想占便宜，就不会上当。

（5）不乱发脾气，就无人与你生气。不与人争，不属于你的，即使得到也只会徒增烦恼，最终会失去更多。好事不如没事，不管闲事就会少生闲气，少些麻烦事。

（6）你若想让别人听你的，你就得先听别人的。放下架子，放松身心，观察内心，管好自己，才能使你的魅力、吸引力倍增。

2. 管好自己的感官

管好自己是一件最难的事，每个感觉器官都如同一个顽皮的孩子。感官包括眼、耳、鼻、舌、身五个知觉器官，口、手、腿、肛门、性器官五个运动器官。训练各个感官之间的相互协调，服从大脑的指挥，只要逐个训练这些感官，能控制这十种感官，就不易犯错。

七情六欲与感官息息相关。无论哪个器官不舒服都会影响情绪，要像照顾孩子一样照顾好它们。观察这些器官每时每刻都在做什么、它们的健康状况，保持它们的洁净，头脑就会更加清醒。

3. 制感先制口

制感是让人的所言、所思、所行更加稳重。口稳心稳。在众人面前讲不出口的事都不要去做，能说出口的也要谨慎。舌头虽是身上的小零件，但若管不好也能毁了自己。

多言影响心气。不说出别人或自己的秘密，不议论，不传话，不批评，不抱怨，不张狂，不自夸，不轻易发表自己的观点。

管住口，迈开腿，只去做一些关于成功、幸福、健康的事。像孩子一样快活，却不像孩子一样任性、反复无常。

言必信，行必果。说出的话要讲诚信，做事要果断，不能信口开河。谨言慎行，从而把意识波动减到最小。控制情绪的波动，头脑才能控制住狂野的感官。

4. 控制情绪

在处理问题，尤其是牵涉别人时，要保持好平衡，不能感情用事。在高度紧张、闹情绪时，最好什么都不说也不做。

情绪可以相互逆向调节，即过于高兴时反思、过于悲伤时豁达，就不会因大喜大悲伤到身体。除此之外，每一种情绪失衡，还可以通过呼吸调节。

情绪即气，情绪过多、乱发脾气或内心杂乱，快速吐气就可以释放掉多余的情绪。反之，情绪低落时，深呼吸，多吸些新鲜空气。每天借助简单的呼吸，就可以加强意识，控制情绪。吸气时想象吸纳更多的宁静、爱心、知识和喜悦；呼气时，想象自己释放了色欲、愤怒、恐惧和悲哀。

无论情绪低落还是亢奋，都要待冷静后再处理问题，就不会说错话、做错事。坦诚轻松地做人，在生活中就会很少遇到阻碍。有这样的人生态度，即便遭遇到什么困难，也将迎刃而解。

5. 控制环境

在忙碌、剧烈运动的状态下，常常会忽略休息、安全等很多细节，以及重要的事。多听忠言，少听谗言，注意身旁的警示标记，留意观察周围的环境、细节、征兆，把握身心平衡，达到专心一志的状态。身体的每个器官都处在健康洁净的状态，知觉灵敏、头脑清醒灵活就会避开危险。控制身心与周围的人、事物保持和谐，控制好饮食，会吃、会睡、会休息、会调整内心，才是会生活，才能控制感官服从大脑。

6. 洗心的步骤

感官也好，情绪也好，生活环境也好，都是制感的外在。而制感的关键是洗心。

（1）保持纯洁与平静。保持思想纯洁才能够控制感官，获得心灵深处的喜悦。平静地对待生活，无论是休息还是运动，让头脑、身体经常处在一种安静平和的状态，常观身、观心、观呼吸，就不会偏离内心太远。

（2）常常反思。经常洗手有益于身体健康，做过每件事后洗心，同样有益于心理健康。洗心，就是做每件事以后反思自己的行为，重新认识总结进行自我批评，找出干扰智性的负面思想，深入分析了解负面思想最初产生的原因，进行一次彻底的清洗。坚持洗心，迟早会将一切混乱、邪恶、痛苦全部清理掉。

（3）养成好习惯。控制不了感官，很大程度上是因为不良的生活习惯引发了"上瘾综合征"。当好习惯破坏了不良的行为习惯，成了规律，也会如同那些不良嗜好一样，很难改掉。只要在与坏习惯的对抗中得到一次胜利，尝到快乐的甜头，就有望形成新的规律、记忆。

曾经的错误认识、不良行为怎样干扰了过去的良好习惯，如今通过对最初不良动机的重新认识，用好的行为干扰现在的不良习惯，同样能再回到从前。

（4）不断放松身心。现在越来越多的大学生患上了抑郁症，说明他们在某种程度上没有认清学习的真正目的，学习也会有损身心。洗心就是看一些能让人放松、有益身心健康的书籍，或做一些放松身心的运动，听一些轻松的音乐。洗心有助于学习，洗心的目的就是让内心安静下来。

7. 再不改变就老了

学习不是囤积知识。新鲜的能量会使生命力更强、意志更坚定、头脑更清醒，能轻松自如地控制感官不至于走错路。先学习再实践，会少走许多弯路。先要有方向再上路，就不会走错路。

人生难免犯错，错误让人重新认识生活，从中学会谨慎。如果第一次犯错得到及时纠正，就不会重复犯错。放慢生活节奏就能及时察觉错误。能认识错误才能做到自律、自觉、自省。有决心、耐心、信心逐步纠正错误，头脑将更加年轻。

错误让人糊涂，糊涂催人老，人越老越糊涂。错误不能及时改正，一生就糊里糊涂过去了。人越糊涂，性格越倔强、固执、自私，心胸狭窄，什么事都看不透，分辨力跟着听觉、视觉、身体状态一起下降。错误只有趁年轻没有成为习惯时才容易改正。

8. 永远年轻的内心

如果能放松身心地看待曾经犯下的错，把意识全神贯注地集中到纯正思想上，活在此刻的一呼一吸之间，以一念代万念，减少不必要的思想、语言、行为，精神内守，心不外驰，若见诸境而内心不动，就很难犯错。

人的内心每一刻都充满青春活力，只要能养成全神贯注的专注习惯，生活情形一定会渐渐改善。拥有清醒的头脑、觉知的内心，就会拥有强大的制感力，就能去实现你的梦想。

9. 改变从速度开始

自然平静的内心是创造力、生命力，以及灵感的源泉。所以，在忙碌的一天里一定要抽出一定的时间独自安静一会儿。在忙碌了一周后，一定要让身体和内心完全地安静一天。在忙碌一年后，一定要给自己安排一个假期来彻底地放松一个月，细腻地体会一下生活。

生活中做事情最重要的是讲求时效。人的注意力只能在很短的时间内充分集中，然后随着能量消耗，注意力就开始分散，所以在短时间内完成一件事才能充分发挥有限的能力，错过最佳的时机就会降低效率，或者是徒劳地浪费时间，甚至会带来伤害。

做事情不在于快慢而在于是否能精力集中、讲求效率和速度。如果短时间内没有完成一件事，注意力已经开始分散就立刻停止工作。让自己充分放松，待恢复体能、精神力集中时再抓住时机继续工作。

在觉得狂躁烦乱时，就想办法安静地休息。在感到极度混乱时，坚信只要休息得当与对症治疗，混乱终会过去。要像瑞士的思想家卡尔·希尔逊说的那样：养成在白天（而不是夜晚）的某段时间内有规律工作的习惯，把夜晚变成白天或把周日变成工作日，则让自己既没有时间也没有能力工作。医学总有一天会证明，有规律地工作是身心健康的最佳保护方法，尤其是在年纪大了的时候。

10. 屏息凝神

内心烦躁时很难平静，越是静坐心里越乱。尽情发泄，释放情绪，又很容易失控，带来不可想象的后果。所以，最好的方法是，当一颗躁动的心思潮涌动，浮现一个不安分的念头时，在它还没有变得坚定时就应把它扼杀在摇篮里。

屏息制感法就是一种速效转念的方法。当一种不健康的意识在头脑中闪现时，感觉难以抗拒，那么在屏息时，意识会自然地转向关注身体，这样不良的意识就会被淡化，全神贯注地转向自身。

全神贯注是生命中最快乐的事情之一。如果你不能全神贯注，你就永远不能平静，也不会快乐。屏息道理很简单，就是身体在不呼不吸的状态，活跃的情绪随之减慢，注意力、精神力就会凝聚在一起。所以，称之为屏息凝神。

再直白点说就是，你在憋气时，憋得要死，哪里还有心想别的，注意力必然会集中在身体上，开始感觉心在跳，血液在流动涌向全身，大脑开始变得清醒。当你再一次呼吸时，一切想法都烟消云散，仿佛是重新回到了这个世界。

当注意力集中在身体时，就达到了全神贯注的状态。但是，屏息制感法一定要在确保安全的情况下进行，根据身体状况掌握好憋气的时间，量力而行。

11. 照顾好自己

照顾好自己，随时留意自己的想象力，以免胡思乱想，消耗宝贵的生命能量，把注意力完全集中在身体上，观察自己的一呼一吸，保持内心平静。

有责任心的人会向前看，看自己能做什么。反之，没有责任心的人往往会盯着过去发生的、已经无法改变的事实，长吁短叹、懊恼自责。

照顾好自己及家庭不是一种必须要履行的责任或者义务，而是一种单纯的爱。日复一日地履行生活的责任，时间久了也许会感到枯燥乏味。然而，能真心地热爱生命，把这些职责与生命的一部分联系起来，就会重新燃起生活的热情。

J ♦ 拯救自己

导读：这一节承上而来，是具体介绍摄心的方法：1.觉察生活；2.温和地调整身心；3.培养慈悲心；4.增强信心和意志力；5.通过美好温和的言语让意识平静下来；6.正视自己的坏习惯；7.通过语音冥想肯定自己；8.通过瑜伽手印安定情绪；9.增强生命意识；10.摄心法的概况总结；11.驯服感官。

传说一个人救了死神，死神对他说："我不能因为你救了我，就免你不死，我从不宽恕任何人，你也不例外。但为了感谢你，在我来接你之前，我会派我的仆人通知你。"很久后的一天，死神站在他的恩人面前，毫不留情地要带走他。死神的恩人很气愤，认为死神言而无信。

死神很无奈地解释道："我早就接二连三派仆人通知过你。你还记得你常常头晕目眩，总是疲劳乏力吗？你耳鸣、牙齿疼痛、总是失眠……我对你的提醒已经够多了，你却从不在意，我只得带你走了。"

1. 觉察生活

现代人忙得常把自己给忘了，忽略了健康，直到得了重病，还察觉不到自己的生活方式有什么异常，依然固执地认为自己的生活习惯没什么问题。

如果多了解一些生活常识，及时觉察生活中的种种问题，就能洞察潜藏的隐患。多了解自己，就可以防微杜渐，免除祸患。生命并不完美。圣人常常会自叹"沉沦于爱欲之浩瀚，迷惑于名利之深山"。既然我们的生活并非完美无缺，那么生病并不可怕，怕的是找不到病因。

如果在重病中能认识到生命的不完美，从重病中觉醒，看到过去的不足，找到了病因，不但可以治愈疾病，而且会因为认识了生命的可贵而重新为自己规划一个健康的生活方式。

2. 温和地调整身心

生活中常有这样的情况，以前为所欲为都平安无事，如今有所收敛反遭厄运。这并不奇怪，只是以前累积的病症现在才有所显现罢了。而导致病症，或是因为认识不足、缺少正确的指导而走入了误区，或是因过于紧张、偏激而使自我失去了平衡。

病痛、挫折只能让人更加谨慎，无知、恐惧和忧虑才会使人丧命。人的一生就是一个循序渐进、不断调整身心的过程，只有在这个持续的、温和的调整过程中，生命才可以得到升华。

3. 培养慈悲心

● 乞丐之死

从前有个商人要出海，担心遇到风暴，就到寺庙去求佛。商人拜完佛，趁着风暴还没有来临，便急匆匆地准备出发。可刚走出寺庙，一个腿脚不方便的老乞丐就拦住了他的去路，乞求商人帮他拾些干柴过冬取暖。老乞丐用他那双脏兮兮的手拉住商人，商人既嫌弃老乞丐那双脏手，又急着赶路，一气之下，不耐烦地把老乞丐推到一旁，径直地走开了。

冬天最寒冷的时候到了，老乞丐依然没有拾到干柴，仅能依靠单薄的被褥取暖。一天一只流浪狗跑来凑到老乞丐旁，想借着老乞丐薄薄的被子取暖。老乞丐看那只狗比他还脏，想起那个商人对待他的冷漠态度，就把狗给撵跑了。寒冷的一夜过去了，第二天人们发现，流浪狗和老乞丐都冻死在了街头。

● 乞丐与佛的对话

老乞丐死后见到了佛，埋怨佛冷漠无情，责问佛：为什么佛离寺庙这么近却没有救他。佛语重心长地回答道："你在庙里看到的石头雕像并不是我。我在一切生命之中，一直与你在一起。我就是你的智性，我的力量就潜藏在你的慈悲心中。如果那一夜，你有一点怜悯之心，不撵走那只流浪狗，同它挤在一起相互取暖，流浪狗就不可能冻死，你也不可能被冻死，是你的冷漠害了你。"

老乞丐不服气，争辩说："我曾让一个商人帮我拾些干柴取暖过冬，他不但没帮我，还嫌我脏，把我恶狠狠地推开，他对我如此冷漠，凭什么我就不可以像他对我一样对待狗？"

佛说："你一生都只想指望别人帮你，却从来不想帮别人，所以才沦落成为乞丐。你一生都是依靠别人的帮助活过来的，而这一次仅仅因为一个人没帮你，你就记恨在心，并把怨恨转嫁给一只可怜的狗。正是你这一次的冷漠把自己推到了命运大门之外。

人不能因为别人的冷漠，就冷漠地对待别人，这样冷漠的因果终究会重新轮回到自己的身上。那只狗就是那个商人死后变的，虽然他在出海前向我祈祷过，希望我能保佑他避开风暴。但是因果法则谁也改变不了，即使修成佛，也只能不昧因果，却无法改变因果。

即使人修成佛，一旦起心动念，也将重新落入凡尘，承受因果轮回的果报。所谓佛者，觉也。佛只是觉悟到了因果法则，有觉知不受因果影响，却无法改变因果报应。命运永远都掌握在自己的手里。

如果那个商人那天帮你拾到干柴，就能晚些时间出海，正好会躲过风暴。正因他的冷漠才导致他遭遇风暴，溺水身亡。同时又由于他鄙视你，死后才变成了一只比你的命运还要凄惨的流浪狗。

你们的命运都是自己安排的，并不是我冷漠。因你们没帮助别人，我就不帮你们，那样我也免不了受到因果报应。拜佛只能觉悟因果，从而免于因果轮回。而当下你所做的每一件事情，却会影响你将来的命运。

无论什么时候都是自己拯救自己，是你的信心、信念、你的智性、内心的爱与慈悲拯救了你，却不是佛或者命运拯救了你。因为我同你们一样都是人，你们同我一样都是佛。无论是人还是佛，都不能免于恶有恶报、善有善报的因果，缘起缘落都源于自性。"

● 不再冷漠好运自然来

人之所以冷漠，不肯帮别人，不愿意布施，是因为放不下。如果乞丐和商人都没有我相，商人也就不会嫌弃乞丐，乞丐也就不会嫌弃流浪狗。因此就能布施，因此就能忍辱。

抛开执念，用一颗宽容的心去面对世间的一切，不再冷漠，好运自然就来了。一切皆空就是无常。怜悯同情别人的困境，才能反思自己的不足，以免落入同样的处境。

大悲者才有大智慧。心存怜悯、善解人意，才不会与任何人产生矛盾，才能看到冲突的起因。有怜悯心的人，关心别人，同时也能更好地爱护自己，幸福也会随之降临。幸灾乐祸的人常在得意忘形时，落得个笑人不如人的下场。

人只要心存一丝怜悯，考虑家人、他人，就不会去做害人害己、自杀等事。在怜悯心触动内心的瞬间，整个宇宙都会帮助你得到改变命运的力量。

4. 增强信心和意志力

每个人都是优点多于缺点。缺点就像人的伤口，不可能有一个满身创伤、不去医治却能生存的人。人只剩有一口气也有生存的可能，只要有信念、诚心、耐心，戒除不良的品格和习惯，就能改变自己、医治创伤。

人失去意志力时，精神脆弱，即使拥有再强壮的身体也会倒下。缺点绝不能藐视，即使缺点像座山，也要像愚公一样用尽毕生的精力把它除掉。疾病、挫折从来不会夺走人的生命，多少奄奄一息、生命垂危的人都能坚强地活下来，可是多少看似强壮的人却突然离世。

所谓奇迹，就是一直伴随着我们的精神。精神力、意志力取决于信念的力量。这种力量从万事万物中都能得以体现，只要抬起头就可以看到山的坚实，低下头就可以看到小草、蚂蚁顽强的意志力。

5. 通过美好温和的言语让意识平静下来

语言是控制感官最直接的方法，但不能总靠别人的提醒，也不是每个人都有说服力。只有自己的口离自己最近，自己的口应随时提醒自己做什么。

守住口就能保护自己免受灾难。说话浮躁会刺伤别人，也会伤害自己。语言是意识的一部分，美丽温和的言语能让意识很快平静下来。语言美，心灵也会美起来。

6. 正视自己的坏习惯

把所有的坏习惯挑出来，如同将发霉的衣服晒在阳光下。经常审视自己，用温暖的言语、美丽的词汇不断冲刷头脑。在阳光的照射下一切都将发生转变。

错误、疾病的原因也都是一些阴暗的思想，是愤怒、批评、抱怨、内疚，等等。所以，安慰鼓励的言语就如同阳光一样会给人带来温暖，带给人改正错误、治愈疾病的力量。

7. 通过语音冥想肯定自己

无论我们犯了什么错误、得了什么疾病，都要用最健康的语言来勉励自己。

在生命缺少动力时，不妨多读一读充满力量的语言，来给自己的思想补充一些维生素，增强生命的活力。无须怀疑语言的力量，强大的精神是依靠语言的力量得到提升的。有信心地说出来，每句话都会触动你的内心。

（1）相信在生命的进程中，我是安全的、健康的、自由的。我很平静地决定做我自己，赞同自己。我很可爱，并且爱别人。我是生命之子，我热爱并接受我现在的样子，欣赏自己。我在精神上永远年轻。我有天赋、勇气和自我价值，生命中每个时刻都是完美的。

（2）我喜欢照顾自己的身体、心灵和情感，很容易丢弃我生活中不再需要的东西，抛弃所有与爱的信念相违背的行为。我知道在我的生活中只发生正确的行为。我允许我的思想自由飞翔，生活充满乐趣、充满爱，钟爱自己，宽恕自己，用爱化解过去的怨恨。

（3）我选择只表达爱，我唤醒我的新生活，我每时每刻都在吸收新事物，快乐的新思想在我的身体里自由流淌，和平与和谐在我心中、在我周围，一切都好，我被爱包围着。

（4）我现在从其他人的恐惧和限制中走出来，我创造了我的生活，烦恼压力都消散了，我的身心处于完美的平衡之中。我掌控我的思想，我有足够的时间和空间来完成我要完成的事情。

（5）我处在宁静甜蜜的生活当中，我在生活中做深呼吸，头脑清醒。我放松下来，相信生活的脚步只会把我带到更好的地方。我选择让生活充满阳光、轻松、愉快，所有的缺点都将被转化，所有的疾病都将痊愈。

这些话可以放松神经，振奋精神，增加自信，增加魅力，克服懒惰、愤怒、恐惧、痛苦，化解怨气、仇恨，增强身体的免疫力。

在当今时代，探讨重建生命的语言是否能够真正扭转乾坤的问题，具有深远的意义。历史上，人们普遍相信，通过特定的语言，可以激发人们的斗志、增强信心，并重新获得力量。然而，随着人工智能的迅猛发展，越来越多的科学家开始思考，我们生活的世界，有可能是一个虚拟的电子世界。

如果这是真的，那么我们的指令可以驱动人工智能完成许多任务，更不用说创造我们这样神奇生命的源代码了。但是，这需要我们拥有能够操控人工智能的恰当语言，才能创造出完美的作品。

从科学的角度来看，这种可能性并非没有根据。量子力学的发展，尤其是量子纠缠和量子叠加等现象的发现，让我们开始重新思考物质与意识的关系，以及我们对时间和空间的认知。同时，信息技术的飞速发展，尤其是人工智能、虚拟现实等技术的兴起，让我们不禁思考，我们生活的世界，究竟是真实存在的，还是由计算机程序设计出来的虚拟世界？

面对这些疑问，越来越多的人开始关注生命语言的力量，以及它是否能够真正地扭转乾坤。有观点认为，通过探索生命语言背后的奥秘，我们可以更好地理解生命本身的意义，以及我们在宇宙中的位置。如果我们能够理解生命的源代码，那么或许我们就能在虚拟世界中创造出生命，从而更好地理解我们的现实世界。

尽管这个话题仍存在许多争议和不确定性，但它为我们提供了新的探索方向，让我们对生命语言的力量以及世界的本质有了更深刻的思考和探索。

在这个过程中，我们需要保持开放的心态，不断探索未知的领域，以更好地理解这个世界，并为人类未来的发展找到新的可能。同时，我们还需要关注生命语言在伦理和道德方面的影响，以确保这种力量不会被滥用。

通过跨学科的合作和研究，科学家们正在逐步揭开生命语言及其背后奥秘的面纱。在未来的日子里，我们可以期待更多的发现和突破，从而更好地理解生命的本质，以及我们在宇宙中的位置。

在这个过程中，我们要保持谦虚和谨慎，时刻提醒自己，我们对这个世界的认识还十分有限，还有许多未知的奥秘等待我们去探索。

8. 通过瑜伽手印安定情绪

想要让语言充分发挥力量，就要保持内心平静、头脑清醒。经常运动手指，头脑会更健康，比如静坐、调息、摆个手印，大脑会很快放松下来。

手印是瑜伽契合法中的一种，瑜伽契合法能帮助人将思维集中在身体某个位置，控制人的感觉。寺庙中神像所做的手势、印度舞蹈中各种优美的手势，都是手印。

手印能控制和增强神经系统的功能，控制生命能量，协调生理机能，进而控制人的感觉。意识、经脉、气血都是从神经末梢、四肢末端、手指、脚趾向大脑传递信息的。

神经末端比较薄弱，却是身体能量循环的必经之路，极易受风寒，气血很容易发生堵塞，影响身体的血液循环。所以手脚以及耳朵要注意保暖，经常泡脚才能保持全身血液循环顺畅。

人常说十指连心，所以心脑血管出现问题，手指就会僵硬麻木。经常运动手指，手指灵活有助于大脑健康。双掌在合起来时内心自然就会瞬间平静下来。

手印很简单，只要两手相合，或五指随意组合，就能结成不同的手印。结成手印，体会身体的感觉，就可以领悟手印给身体带来的益处。心理放松大师保罗·麦肯纳博士介绍了一个更简单的让人快乐的方法，就是用左手握住右手的拇指和中指，连续回忆快乐的场景，并相应做五次按压练习，人的情绪立刻就平静了。

虽然依靠手印不可能医治百病，但是做些手印的练习却有可能让人平静。经常按揉手指、脚趾，可以辅助治疗疾病。要有决心，通过方方面面的方法，从饮食、环境到睡眠、运动、放松、医疗、兴趣、学习生活方式，系统完整地调整身心，进而祛除各种疾病。

9. 增强生命意识

感官与意识相互关联。手握拳时意识就集中在手上，全身放松或用力时意识就散布全身。意识通过语言或肢体行为可以操纵机器，指挥千军万马。意识强者充满信心、希望；意识弱者内心充满烦躁、焦虑，甚至感觉活着都没有意思。

意识可以控制大脑，却不属于大脑，大脑属于身体的一部分。意识存在于人的精神灵魂之中，是生命宝贵的能量，属于大自然。如同气体，但又不是空气，而是生命之气。

意识是真正的生命，在躯体里透过双眸看世界，感知万事万物。我们之所以感受不到意识，就是因为意识无法感知意识本身。当生命之气与自然合为一体，与宇宙意识结合，不再被身体束缚，个体意识就会上升，与万事万物成为一个整体。千百年来，无论是中国的道士、印度的瑜伽士，还是僧侣、先知，修行的最终目的，也只在于此。

意识是守恒的能量，不会随身体消亡。古今太多的圣人、智者用不可辩驳的实证早已证明了这一点，这里只想强调个体意识控制感官，达到身心合一的重要性。

10. 摄心法的概况总结

并不是每个修行者或者好人都能长命百岁，也许是他们修行不到家，也许是领悟得片面。但是修行了，至少能让人安心。修行虽然延长不了人生的长度，却可以增加人生的宽度，会让人心变得宽敞明亮。守住生命之气至少活一刻会快乐一刻。控制感官把向外扩张的意识向内收敛。

全身放松，只要双腿一盘，身体就被固定住了。用瑜伽契合法手指结成手印，注意力就集中到了身体。两肩放松，全身就跟着放松下来了。下颌一收，脊柱与头就形成了一条直线，生命能量立刻贯通全身。舌顶上腭，生命的甘露滋润全身，口就不能乱讲话，没有了吸烟、喝酒、乱吃东西的欲望。眼观鼻，呼吸开始平稳连续、似有似无地转向内心。鼻观心，注意力就集中于全身。收腹、提肛、收缩会阴、生殖器，向下运行的意识转而向上运行，从而净化了意识行为，守住了生命之气。意识得到增强，这时感官就不易受到外界的影响。

如果坚持循序渐进地去练习，意识会更加清醒地观察自己，对控制感官起到积极的作用。但切记：控制感官，身体要放松，呼吸要平静。

11. 驯服感官

印度人把感官比喻成野马，越是鞭打越是反抗。感官又像一个不懂事、倔强的傻孩子，你越是批评、责备，越是与你作对。感官不能强行控制，更不能放纵，而需正确地引导。让感官得到快乐满足，只要学会放松、休息、运动、调养。有耐心、信心、爱心、恒心，有奉爱生命这条准绳就可以让感官随心而动。生命像风一样自由，控制住感官，所有疾病都能自愈，所有事情都有望成功。成为感官的主人（斯瓦米），死神也会望而却步。

第二章
专注让你拥有更多

Q♠ 涣散

Q♣ 觉知

Q♥ 专注力

Q♦ 内观

Q♠ 涣散

导读：涣散是因为意识过于活跃，欲望太多。涣散会对生命之气造成伤害，有损健康。消除涣散的方法有很多，最关键的是要控制意识。

1. 意识的作用

《三字经》说："性相近，习相远。"每个人的生理结构以及天性都大致相同，随着环境的影响，习性渐渐产生了差距，而之所以会产生差距，是因为每个人都有各自的意识。

相由心生。能量随着意识不断变化，努力把周围的一切变成意识想象的样子。人类的躯壳如同大理石一般，意识像名艺术家，意识控制能量，把身体塑造成不同的形态。身体和生活都随着这名艺术家想法的改变而不断发生改变。

2. 涣散是因为欲望太多

内心随着眼、耳、鼻、舌、身、意的波动，不断地做出调整，以平衡感官，收获宁静。有新的发现就会触发灵感，意识开始活跃起来，如果调节不当，感官失衡，就会痛苦，为了满足感官，就会发现更多，随着更多的发现，意识越发活跃，这些活跃的意识就是各种无名的欲望。精神涣散就是因为意识过分活跃，欲望太多。

3. 涣散影响生命之气

生命之气支撑着人的肉体。生命之气充足、旺盛，肉体就会健康，当生命之气耗尽了，肉体就成了尸体。

生命之气就是意识，包括理解力、思考力、审视力、意志力、忍耐力、创造力、想象力、沟通力等思维形式。

意识过分活跃，欲望太多，精力不能集中，处在涣散状态，生命之气就会变弱。意识控制在正常的范围，精力集中，不涣散，生命之气就会达到最高点，变得旺盛。

4. 将意识控制在合理的区间

精神涣散、不能集中，不但身体素质会下降，意识也将堕落或被分解得支离破碎。意识混乱，将削弱乃至失去生命之气。

执迷于表相、很容易受物欲干扰而分心的人，他的意识是脆弱的，很容易受到影响，陷入混乱。旅行途中，我们掌控着汽车，车坏了并不代表就此终止了旅程，依然可换乘一辆更好的车到达终点。但有一个前提就是，那辆车坏了的时候，我们必须保护好自己不能受伤，意识清醒，否则就没有办法转乘另一辆车。只有保持意识在合理的区间内活动，生命才有可能不断地得到完善。

5. 摒弃涣散，就能找回最强大的自己

我们来自哪儿？我们虽是妈妈生的，却是从爸爸那里来的。可我们在爸爸那里之前又在哪儿？我们并不单是血肉之躯，在没有降生前，生命之气就存在于自然之中。

我们不记得小时候的事，但那段时光中我们却真实存在过，只是如今忘了那时的一些事。所以，每个婴儿也都是一个个古老的灵魂，只是借用了肉体来

到了这个世界。

人的肉体死亡不代表生命就此结束，并非所有不运动的物体就不是生命。冻鱼解冻依然可以复活，精子和卵子没有大脑、肺、心脏，也同样是活着的生命。活着不仅仅是心在跳、嘴在呼吸。

在我们还是精子，没有和卵子结合前，我们的生命也是存在的。我们生而为人，都是最强大的生命，在无数的精子中奋力奔跑，才脱颖而出，和卵子结合在一起，形成了现在的我们。

大自然公平地给予人类同样的身体和无所不知、无所不能的智慧，可人内心的境界却有着天壤之别，这个区别受着周围环境的影响。然而，人在思想集中、专注于内心、深度平静时，就会具有相同的智慧。他人是伟大的，因此我们也是伟大的，他人富有、健康，我们也会富有、健康，因为我们都是相同的生命体。

6. 顺从爱的力量

人的生活之所以飘摇不定，满是痛苦，只因为人的意识总在左右摇摆，横冲直撞。意识不了解大自然中的正义和谐，不了解爱是宇宙中至高无上的法则，没有顺从，自然就会造成痛苦。

生活中偶尔遇点挫折，也都是帮人调整身心，及时回到自然法则的轨道上的契机。回首往事，我们曾经历过无数的坎坷，哪一次遇到挫折，都是把内心调整到纯粹爱的法则上，才活到了今天。

没有一个人能一辈子在抱怨、嗔恨中健康地活着。即使有一天，挫折再一次重现，也只要把内心带回到什么也没有发生之前就可以了。当听到爱的召唤，回到内心深处，就不会受到任何伤害。在内心中，爱的能量是最强大的，它与宇宙的能量是一体的，取之不完，用之不竭。

7. 尊重内心想要改变命运的力量

人崇尚金钱就会一切以金钱为重，满脑子都是钱的事，变得利欲熏心，唯利是图。人崇拜木头偶像就会一心想着木头偶像，意识里全是木头偶像，就失去了自我。人依赖别人就会随着别人的喜悲而喜而悲，不能掌控自己，就会痛苦。意识停留在什么物体上，就会转化成什么样的意识。

人活着就要保持清醒的意识，克制无止的欲望，最大限度地防止被奴役。只要发自内心地想做某件事，就有了能力去做，不再需要外在的约束。相信并尊重内心想要改变命运的力量，唯有爱才是一种坚不可摧的力量。

8. 简单生活

清晨的宁静将为忙碌的一天带来莫大的祝福，把每一天都当成生命中崭新的开始，用一颗欢喜的心赞美、歌颂美好的人生，简单地生活，做好分内之事。少思、少念、少欲、少事、少语、少愁、少些七情六欲，顺应自然，守住内心即守住了一切。不损害自己，也不做损人利己的事，发自内心地去做应该做的事情。

9. 全神贯注

思想集中时，你做任何事情都能做好。但是，勉强地集中精力、专注自身时，效果会适得其反，变得更加紧张。

在注意力涣散时，先闭上双眼，深吸气，让注意力集中自身，然后呼气，凝视远方，让身体完全放松，把肉体交还给宇宙。当肉体凝聚了宇宙力量，做任何事都能获得最大的力量。

无论做什么，全神贯注就会得到快乐。如果只在某一件事上能全神贯注，离开这件事就会心不在焉、精神恍惚，表明对所做的事已经成瘾了，需要戒掉。健康的心理状态下做任何事都能全神贯注。

10. 消除涣散

减少人造化合物带来的损害，减少生活中的琐事所导致的不必要的能量浪费，重新认识大自然，才能摄取到纯粹的能量，滋养内在的精神，重获凝聚力，消除涣散。

纯粹的爱、纯天然新鲜的食物、清新的空气、宁静的思想、优雅的言行、自由的心灵、合理的生活方式和睡眠习惯，都是消除涣散的良方。

11. 拒绝涣散

如果精神紧张，很难集中，就洗个热水澡，吃点儿水果，喝杯牛奶或酸奶，美美地睡上一觉。醒来后适当地活动一下身体，听听音乐。这对于放松心情、整理能量是再简单不过的事。但是，睡得过多会变得懒惰，精神会更加涣散。

喝水可以给身体补水，洗澡同样可以让皮肤吸收到水分。但是洗澡一定要根据身体状况、气候条件确定洗浴的时间，否则也会造成能量的消耗。洗浴时水温过高、时间过长会消耗身体大量的水分和能量，要及时地喝水，为身体补水。

除了洗澡，整理一下头发，清理一下个人卫生，打扫一下生活空间，这些有意义的事可以很快地汇聚到新鲜的能量，让内心平静下来，让精力更加集中。

12. 静坐、观心

精神涣散在于心。定心，令心不动；安心，令心不危；静心，令心不乱；正心，令心不邪；清心，令心不浊；净心，令心不秽。心平，无高下之分；心通，无窒碍之分。不分心于任何事物，涣散的意识就能专注在生命的品质上。

常常静坐，排除一切念头，最后连排除杂念的念头也不复存在，即可以安于内心，从此精神不再涣散。

♀♣ 觉知

导读：觉知是既处在生活中，又能跳出生活外，能在生活外冷静地观察生活中的点点滴滴。觉知的核心是要保持意识的清醒。

一位少年向古鲁（印度的精神导师）请教幸福的秘密，古鲁并未立刻回答，而是递给他一碗水，让他四处走走，并嘱咐他不要把水洒在地上，过几个小时再回来见他。少年小心翼翼地端着水绕着古鲁的住处转了好长时间，一滴水也没洒在地上，开心地回到古鲁面前。

古鲁问："你看见周围的园林都有些什么花、什么树？"少年坦白说："我只顾把水端平，什么也没看。"古鲁说："那你就再去看一看，如果你不关心周围的一切，我又怎么能跟你谈论幸福？"

少年领会了古鲁的意思，端着水重新开始四处漫步，这次少年被周围的美景深深地吸引住了。正当他沉醉其中之时，古鲁走到他面前，少年这才发现端在手里的水早已洒得所剩无几了。

古鲁说："幸福的秘密就在于向外追逐的同时不让内心落空，既要享受生活又不能忘记把内心这碗水端平。"

端平内心这碗水，需要的就是觉知。如果你没有觉知力，就会像一个"酒鬼"，永远不会认为自己喝醉了。没人能教会你怎么把内心这碗水端平，它不是摆个瑜伽姿势就能了解的。有觉知才能端平内心这碗水。觉知就是处于生活中又能跳出生活外，在生活外冷静地观察生活中的点点滴滴。

1. 觉知可以趋吉避凶

事物都在不断变化，没有一种关系是静止的。健康、财富、事业、家庭、朋友，都不是绝对安全可靠的，都存在着诸多不稳定因素。

生命都在运动，在运动中，尤其是高速运动中，很难看清运动的轨迹。要把握运动，就要持平内心这碗水，有觉知才能观察到运动中的事物状态，发现真实。

人生危机无处不在，容不得半点疏忽。危机像猛兽，在暗处悄然无声，常在不知不觉中向人发起攻击。觉知可以预料不祥之兆，避开风险，逆转危机。

2. 觉知生命意识

人总抱怨世界上有许多的不公平，但无论贫富贵贱，大自然又给了每个人一个公平的结局，虽然这个结局似乎听起来有些残酷，是所有人不想要的，但是无论如何，难免一死都是最终的结局。

大音希声，大象无形，道隐无名。你看不见或感受不到的力量才是最伟大的力量。意识就像光、热、量子、原子等，就像电话信号虽看不见却真实存在。所有生命由不同能量转化而来，又将转化为不同能量。所以生命是永远存在的。

身体每天都有不同的变化，但我还是我。能量有痛苦的能量场，也有快乐的能量场。虽然生前不知身后事，但若生前意识不清醒，生活痛苦混乱，又怎能妄想在死后得到解脱。所以，此生痛苦，这个痛苦的能量就将持续下去。

大自然给予每个生命相同的开端，由相同的物质结构组成了生命；但每个生命都有着不同的意识，生命中原子和分子发生了不同的振动，所以有了不同的生命形式。

人在意识平静时就能控制能量，把能量波动调到与自然相一致的状态，周而复始地运转，生命的形态就会不断向好的方向转变。这种有序的生命就是喜悦平静的心境。

3. 觉知快乐

上天公平地给了万物相同的生命、不同的分工，具体每个生命要做什么，成为什么，还取决于个体生命本身。每个人可以向大自然或别人索要钱财名利，但无人能给予别人快乐，决定别人要做什么。

如果一个人不快乐，那么拥有再多也不会快乐。一个不成功的人会因没达到目标而痛苦。不快乐的人即使他成功了，也会因没目标而更加的不快乐。所以快不快乐不在于拥有多少、是否成功。

对于一个快乐的人来说，多大苦难也夺不去他的快乐。人生难得就在于人能理解，生命中的苦难不过是化茧为蝶的过程，只要不放弃，生命就会借由苦难蜕变得近乎完美。

4. 觉知是意识清醒

中医有"心藏神、肺藏魄、肝藏魂、脾藏意、肾藏精志"之说。意识消沉，活着也意味着精神已经死亡，所以会感觉神魂颠倒。五脏六腑失去了中医讲的"神、魄、魂、意、志"的控制就会混乱失调，人就会患上抑郁症，感觉到的只有虚幻或病痛和黑暗，而且检测不出身体有什么疾病。因为隐藏在五脏的神志是无法用科技检测的。

有觉知的人，即使肉体衰老到极限，意识也是清醒的，即使心跳停止的最后一刻也是快乐的。这种死亡是一种解脱，能清醒地感觉身体从脚底慢慢变得很轻很轻，一直到头都极度放松。最后虽然放松得像其他临死前的人一样，会大小便失禁，可是会感觉到意识轻轻松松地从肉体里得到解脱，自由地转移出来，回到宇宙意识之中。没有任何痛苦，清醒的意识引领精神能量转向更完美的生命。

5. 有觉知才能保存生命

即使生命是永恒的，但人的生命只有一次，保存人的生命，不为所欲为，保持健康快乐，是人的第一要义。

事物都有对立的两面，只有身体与精神保持高度一致，才会健康快乐。越快乐越幸福，有时转变观念就能改变现状。

人生最大的危机就是认为没有危机。因此一步也不容马虎，每时每刻的抉择都足以影响一生，只有内心喜悦、充满觉知，才能像飞跃山崖的牡鹿一样从不失足。

6. 培养觉知的方法之一

动物的知觉、视觉、嗅觉、触觉，远远超出人的想象。相较动物，人类越来越依赖工具，随着智商的提高，自身的能力在减弱，知觉渐渐在退化，什么都需要仪器检测。但人不可能处处带着机器，更何况机器总愿与人开玩笑。

在这个时代，觉知力必不可少。迪帕克·乔普拉认为："如果因分心、抑郁、焦虑，而收起你的觉知，智能创造性和力量之流也就被切断了。大部分老年人身上常见的所谓'自然的'衰老和疾病，都是觉知力下降、影响并破坏了身体里的每个细胞而导致的。"

培养觉知最基本的方法之一，就是将自己的意念根植于身体。只要分心，就将意念拉回到知觉、视觉、嗅觉、触觉上来。

7. 在运动中培养觉知

将注意力拉回到知觉、视觉、嗅觉、触觉上，是静态地培养觉知。觉知的培养也有动态的一面，比如在运动中培养觉知。

（1）全身器官、一身之神皆宗于脑，养神先养脑，经常洗头，按摩头部，吃一些健脑的食物。

（2）经常搓揉鼻子两侧，使得呼吸更顺畅，预防鼻子的炎症，才能呼吸到新鲜的空气。

（3）"眼不开，心不明"，人的眼睛不适合长时间近距离地看物体，目光需要在广阔的空间中得到休息。当你抬头观看星空、眺望碧海蓝天的时候，你的眼睛就完全放松了，头脑、步伐、全身上下，包括内脏，无不变得轻松、灵活。

（4）经常叩齿，按摩牙龈，牙齿就不易松动。牙齿松动是纵欲过度伤肾导致的。保护好牙齿，就保护了胃和肾，会身体倍儿棒、吃嘛嘛香。

（5）舌头也要常运动，舌头不但主宰语言和饮食，还能从舌苔和舌质辨别身体状况，经常对着镜子做伸缩、翻转舌头的动作，灵活的舌头方能知觉人间百味。

（6）常按揉脸部、颈部，保持面色红润，就会神清气爽。在心情喜悦的状态下，心灵的感知能力最强，能应对各种处境。

找点时间享受一下一个人独处的时光，静静地品味一下大自然中芳香的滋味，在如梦如幻的时光中就可以感觉到古人清静无为的空谷幽兰之境。

闭上双眼像盲人一样感受一下生活，就会了解你的知觉多差；蒙上双眼重温一下孩童时代捉迷藏的游戏，就可以重新找到你的知觉。在注意力提高之后，能捕捉到任何细微的感觉。

知觉只有在大脑平静放松的状态下才最为灵敏，大脑能处理外在事物，协调身体内部器官，大脑比我们更会照顾自己，大脑在充分休息放松时就会发挥作用。

人在胡思乱想、睡得过多或过少时，都会头脑昏沉，失去对身体内部器官的控制。有用的能量流失会造成营养不良，累积多余的脂肪会成为胖子。大脑如同一个管家，在休息好、健康的状态下会把身体内部环境整理得井然有序。

8. 摄入健康的能量

有时能量可以转化为意识，吃了壮阳的食物，性欲会增强；吃荤腥的食物，脾气会暴躁；总吃甜食，视力、记忆力会下降；吃得过咸，血压会升高。意志力只能在大脑没受损伤、没接触不良的事物前，意识清醒时，才能控制身体，避免接触不良的事物。

如果大脑受损，意志力减弱，身体再强大也将无能为力，只能接受现实，记住教训。这时意志力只能帮人忍受痛苦，慢慢修复身体。就像一台车，在性能好时可以避开危险，遭损坏时司机也无法控制，只有修好才能继续使用。

人生没有如果，只有后果和结果。我们能够选择起因（这是人类的自由意志），但我们却无法选择改变、逃避后果（这是宿命）。因此，自由意志代表着起因最初的力量，而人们的命运则是在后果作用下得到的不同结果。

9. 少食少欲

食少病少，食少欲也少。少欲则少麻烦、困惑，无欲则意志力刚强。欲望来源于太多的杂食，饮食过多、过杂的不良食物，会导致亢奋或懒惰，以及肥胖或消化不良。食在精，不在多。偶尔让胃肠休息一下，少吃点儿更有益于恢复胃肠的知觉，提高觉知力。

10. 改变饮食

大蒜、大葱、洋葱、韭菜等刺激性食物虽然有杀菌、抑制癌细胞、壮阳等效果，但是，若不吃油腻的食物，身体健康，又何须防癌。这些食物能勾起人的性欲、不良的情绪及欲望，没有过多的欲望又哪里来的烦恼。

烦恼、痛苦等许多负面意识也都潜藏在一些食物的能量中。当意识形成，身陷其中，意志力也很难抗拒，即使读了很多书，修行了很长时间，不改变饮食，意识也很难改变不良的习惯、性格。正确地摄取食物非常重要，意识混乱，忠劝也无济于事，清醒的人无须劝，糊涂的人劝也白劝。

11. 给欲望减肥

管住嘴就是给欲望减肥。因为欲望是从吃开始的，人类一切行为的最初目的，就是获得食物，生存下去。就像饥饿时所有欲望都会集中在吃这一种欲望上一样，把所有的欲望变成一个欲望就称不上欲望，把所有的烦恼变成一个烦恼就称不上烦恼。管住嘴，但也没有必要因此而绝对禁食，对于经常吃零食的人来说，不吃垃圾食品就是禁食。

五颜六色的零食、饮料对于没有节制的人来说就是毒药。杜绝或减少小食品，油炸、熏烤、腌制等刺激食物，含有人工色素、防腐剂、化学添加剂的不健康食物饮料的摄入，就会对悦性食物开始感兴趣。

悦性食物就是清淡可口、营养均衡的天然食物。为了减肥而失去理性、变得偏激，绝对的断食或饥一餐饱一顿的不规律饮食，都有害身心健康。

12. 简单生活

简单的生活和单纯的思想才可以获得灵敏的知觉，而内心深处的知觉就是觉知，拥有觉知才能免于陷入欲望的泥潭。意识不只受食物中能量的影响，还受环境、成长的文化、生活的气候、看的报纸、日常生活的压力的影响和制约。

生活中每个微小的细节以及吸收的能量都会波动意识。意识平静才是最美的，要获得平静的意识，就要过简单的生活。觉知到简单的生活，简单使人宁静，宁静就是幸福的秘密。

觉知会让人在任何时候都处在宁静美好的状态中。一个自由自在、放松的好心情就是由直觉力、专注力、判断力等强大的力量而成的。

♤♥ 专注力

导读：专注力是继瑜伽八支分法持戒、精进、体式、呼吸、摄心之后的第六步。这一节介绍了什么是专注力、专注力的功用，以及如何培养专注力。

无论多么结实的锁，只需一把相称的钥匙就能打开。内心犹如收藏着无限宝藏的金库，意识犹如一把钥匙，插入正确的位置，只要集中精神向正确的方向一转，稍加努力闭锁的内心就被打开了，内心储藏着的富足的一切就自然地流露出来。

内心的富足是物质换不来的。内心富足，精神饱满，必将带来物质上的富足。精力充沛，条理清晰，集中精神，才会有事半功倍的效果。

1. 开启幸福之门的一把金钥匙

专注力是开启幸福之门的一把金钥匙。专注没有大小事之分，是一种良好的思维习惯。不应推迟任何一件事，在任何时候都要把现在应做的事做好。

专注可获得成功的力量，我们所有的兴趣、爱好，例如练太极、瑜伽、琴棋书画都是为了修身养性达到专心一志的境界。

印度瑜伽士认为，通过体式规范身体，用呼吸清理意识，当身体与意识洁净后自控力就会增强。瑜伽行者就是通过提高自控力，持续放松地将意识从外部世界收回来，进入专注阶段，达到凝神与内省的状态。

专注是难能可贵的品质、良知、道德修养。教人更要育人，培育人的觉知能力，爱护生命的意识，胜过所有的知识。因为，所有的知识经验也不过是为了除去人的无知。

觉知来自意识观念，意识的速度过慢、过快，注意力都不是最佳状态。只有意识既不超前，也不拖延，每时每刻处在平静、放松、平和的状态，才是专注的最理想状态。

2. 看着心中最亮的那颗星

"适者生存"是一条最公正的法则，适应环境就要觉知生活环境中潜在的危险。对于无知的人，不幸是他们的恩人，能让他们重新认识自己，获得觉知。除了自己的无知，没有什么能真正伤害到我们。

从前有对父子出海，父亲让儿子独自掌舵，并再三叮嘱儿子："孩子，你定睛注视前面那颗北极星，一切就没事了。"孩子答应了父亲，可不一会儿，男孩喊他的父亲："爸爸快看，我已超过那颗星星了。"

如今，像这个孩子一样无知的人太多了，将心中的明星抛在脑后，在人生的旅途中盲目地奔跑，自我意识不断膨胀，忘了生命高于一切，脱离生命的航道，难免碰到暗礁。

人生的旅途中要保障安全，就要让熟悉每一条路况的清醒的内心掌舵，看着心中指引方向的那颗最亮的星星，穿越烟雾笼罩的失望之谷、狭窄的痛苦之谷，驶向通往健康幸福的彼岸。这颗星就是最闪亮的爱心，内心无法专注在爱上，无论何时都是痛苦的、危险的。

3. 聆听生命的声音

> 经常练习专注地聆听就可以做到随时随地的全神贯注，尽可能减少分神的机会。
>
> ——【美国】巴克提·提尔塔·斯瓦米

在浩瀚的生命之海中，停止庞杂的思绪，风浪就平息了。把注意力集中在事物上，不必努力集中意识，只是聆听波涛的声音，头脑就会像海洋一样广阔，你会发现内心发生了惊人的变化，欲望的声音就此消失了。

欲望的声音一旦消失，就能听到围绕在你周围的美妙声音，它们与你内心的声音是一致的。海鸥的叫声、海豚的歌声、不平静的大海声，一切声音都变得非常动听，就连电闪雷鸣、疾风骤雨的声音也宛若彼岸飘来的悦耳钟声。

倾听一切都像倾听最喜爱人的声音，完全摆脱了游离不定的意识，所有的焦灼、恐惧、仇恨、假想、妄念处在警觉而被动的状态，自由、放松、专心地倾听就能清楚地理解所有的语言、声音中蕴含着的美妙真实的意识。

4. 通过有氧的食物、运动提高专注力

意识不只存在于声音中，意识是一种精细的元素，存在于食物、空气、

水、光、环境等大自然的一切，每天在肉体这个载体中进进出出。肉体就像一台能量转换器，不断把身体不需要的能量转换为适合其他生命需要的能量。

意识是能量的集合体，其中动物的意识主要依靠氧气。腐朽的、不流通的东西很容易被氧化分解，在土壤里被植物吸收生长出新鲜的食物。但是，施了化学肥料、添加了抗氧化和防变质的化学制剂的食物，以及含氧量少的食物，却很难被分解，很难把能量转化成人的精神意识，会影响意识的纯度。

氧气促进新陈代谢，让新生的细胞更有活力。及时分解衰老的细胞，身体就不会因堆积太多脂肪、垃圾情绪而产生肿块发生癌变。经常吃含防腐剂、添加剂的食物和无氧的食物就会使人发胖、生病、情绪失调。

五感集中就是专注的状态。视觉、听觉、嗅觉、味觉、触觉合为一体，觉知越强越能发挥功能，越能选到新鲜的食物、空气，避开污染。

端正身心，与人为善，内心平和，语言美、心灵美，喜悦的心境能使五感更加敏锐，从而收获一个全新的生命。经常在空气质量好的环境下做一些轻松的有氧运动，摄取新鲜的食物，头脑充分放松，随着身体吸收的氧气越来越多，多余的脂肪、毒素也会很快被氧化分解，形成良好的新陈代谢。不但能减肥、治愈顽症，更能恢复青春活力，让意识更清醒，专注力更强大。

达到专注，就要纯净意识，清理能量。清理能量就是通过劳动、学习、感恩、鼓励、赞美、有氧运动、饮食习惯、生活方式等给灵魂补养。

能量纯、强、精，人就有了精气神，就能愉快地做好每一件事情。高原地带的空气稀薄，但氧气纯度非常高。所以，人更喜欢到山上修行，生活在空气没有被污染的、开阔的高原地带的人身心更健康。

5. 专注的最佳状态

专注的意识给人带来的是全神贯注的快乐，一种纯粹的能量、宇宙的力量、空气中纯而又纯的气体。我们是宇宙意识的一部分，能量、纯粹意识在专注的那一刻就脱离了因果，与宇宙强大的意识合为一体了。

认识到我们的意识与宇宙的意识是一体的，才有可能找到生命的源头。一切顺其自然，人的意识与宇宙的意识处在同一个频率，就是专注的最佳状态，也就是天人合一。

6. 命由心造

构成世界的原始能量，科学家称之为量子，宗教称为灵魂。对于生命这门科学，人类就好似盲人摸象，无论谁都不过是想象，各持己见，无人能彻底了解生命的奥秘。只有在专注的状态下，我们才能真切地感觉到生命的存在，生命能量在流动。

命字由"人""一""叩"叠加组成，是指"人"在专"一"的状态下才能"叩"开生命之门。生命由许许多多精微元素构成。

生命要接近完美，内心就要觉知生命中每一个微小的细节，依照大自然的原则生活，摒弃涣散、粗心、懒惰无知的内心，不任性地按照自己的情绪生活。

7. 叩响生命之门

一有空就有节奏地拍拍你的身体，跺跺脚，感觉一下意识的存在。通过拍打的节奏，就能听出你的心境，轻松的节奏就是一种有序的意识。

单纯的波动会产生强大的能量。当手拍腹部，意识就集中在腹部，气就到了腹部，也就是气沉丹田；拍头部，意识就到了头顶；拍腰部，意识就到达腰部。所以，从腿到腰背、手臂，全身每个部位都拍到了，就能提高全身各部位的知觉。

随着意识力、觉知力的增强，产生了强大的能量，人的意志力、身体素质也不断提升，自然而然就形成了健壮的身躯。真正的武功就是这样简简单单练成的。反之，没有知觉、硬练成的功夫迟早会损害身体。

拍打身体，叩响生命之门。生命力发出强大的声音，敲醒自己，身体开始强壮，精神饱满，生命能量舒缓、和谐地流动起来，每一天都会感觉到生命充满平和的力量。

8. 集中精神

每一天都是很普通的一天。平庸与非凡、喜悦与悲伤都只是思想。任何事都伤害不到人的意识、灵魂，因为它太小了，没有什么能触碰到它；同时，它又太强大了，与宇宙同为一体，没有人能完全了解它。

当我们专注地做每一件事时，意识就在每一件事情中，任何事都与它无关。意识集中在让人快乐并且健康的事物上就能免于痛苦。专注就是注意力全神贯注地集中于内心快乐的生活状态。我们的意识是一个什么样的状态，生活就是什么样的状态。

9. 你是你认为的样子

内心的意识就像一个巨大的丛林，里面有各种飞禽走兽，有你有我，有好有坏，三教九流，尽在其中。在意识的丛林中只要你想到谁，你就会成为谁。你给自己贴上一个标签，你就会扮演你标注的角色。

曾经一个喜爱唱歌的年轻人，别人劝告他不适合唱歌，应该开卡车。他若听了别人的劝告，现在我们就听不到猫王的歌了。我们的生活就是我们在不知不觉中想象的样子。

你的内心想的是谁，你就是谁，你就是你认为的样子。你若认为你是好人，不断努力就会成为一个正直的人。你如果认为自己是个不可救药的人，堕落沉沦，终究会无药可救。

10. 幸运总是围绕着幸运的人

在这个丛林中有讲不完的故事，其中不幸的人总会说自己如何不幸。他们的生活就像着了魔一样，不幸总是缠绕着他们，这个魔咒就是他们对生活的抱怨、对不幸的认同。然而幸运的人即使受到了伤害，也会庆幸不幸中的万幸。

幸运总是围绕着幸运的人，专注在积极的生活态度上，乐观的想法让幸运的人随时感受到快乐，好运也在不远处迎接他们。

11. 大猩猩的后代永远是大猩猩

意识随时在变化。一滴水里存在着意识，在被树吸收后意识就转变了，树被火烧成灰，变成土，土里丰富的金矿元素构成不同的生物体，形成了不同的意识形态，就像人吃了酸甜苦辣的食物，意识也将对应不同的变化。

水生木，木生火，火生土，土生金，意识也是这样不断进化，大猩猩的后代永远是大猩猩，除非意识发生了彻底的变化，生命体才能发生转化。只有意识被净化，生物才跟着进化。

12. 净化心灵

人的意识混浊，渐渐也会转化成兽性。拥有清醒的意识，就会倍加珍惜生命。在探索生命的意义中，要不断沉淀意识，净化心灵。当意识达到非常有力、强壮、专心的状态，持续导向更高的境界，意识就发生了质的转变，真正的幸福生活也就不远了。

Q ◆ 内观

导读：内观是培养专注力的途径之一，这一节主要介绍内观是什么、内观观什么、通过什么方式内观等内容。

射手面对飞跑的猎物，只有内心专注、心无杂念、身体和内心调整到平静放松的状态，才有可能射到猎物。

把眼、耳、鼻、舌、身、意都收敛，专注于内在，时刻都能全神贯注地做每件事且不计结果，能真心去感谢生活中所发生的一切，无论好与坏都能坦然接受，才能逆转人生，把一切向好的方向转化。

1. 我们需要什么？

自我是杂念和欲望的混合体，大自然中最初的元意识不是自我，而是人的初心。初心本是一种纯净的能量；在有血、有肉、想看、想听、想说话后，就有了身体，成了我；我又想要名车、豪宅，拥有一切的想法、欲望，就是自我。

自我就像身体的赘肉，欲望越多越臃肿。如果堆积得像山一样，那么迟早会把身体压扁。没有了身体，一切都无从谈起。你看别人有名车、飞机，你会忌妒吗？如果回答是 yes，你就一定不知道你自己有多值钱。

人能创造一切，一切都是为人服务的。珍藏一个完整真实的自己，比拥有一切更有价值。只要有一个身心健康的身体就有了一切，如果没有得到想要的东西，那东西一定是没有用处的，甚至是有害的。如果强迫自己努力得到，最后必然会追悔莫及。

对于人有用处的，只有利于生命的必需品：健康的饮食，劳动创造的舒适环境，对他人的鼓励、支持，一个人的品德修养、意志力、平衡力、觉知力、注意力、洞察力、专注力，维护生命的一切力量。

2. 在生活中内观

调整饮食、呼吸来清理意识、情绪，完善自我、获取一切力量来提高生命力，才是人生所要追求的一项伟大目标。生命力稍有松懈就会下降，在空气污浊的环境下逗留、不良的生活习惯、无用的思考、闲聊都是在浪费光阴、浪费生命。太多的浪费始于人的杂念，在你向内看，看到杂念的实质时，就知道它们是多么无聊。

认真地工作、学习、休息、娱乐，每一件事都是为了构建伟大的生命力，这才是一种真实而快乐的生活。对于名利、地位过度的追求，只是在浪费光阴。然而，这句话对于没有得到名利、地位的人来说，是很难理解的。但事实却是，名利、地位、金钱无法换来宝贵的生命力。

3. 内观是观精、气、神

内观就是从外向内认识生命的过程，从外观看一个人的精、气、神（在瑜伽里指身、心、灵），能看出人的内在修养。

"精、气、神"中的"精"是指食物、热量。外观是身体的温度、饱满的热情、微笑。人常开玩笑说，手脚凉没人疼，这并非没有道理，手脚凉常是自己不知疼爱自己。

温度决定人的健康。所以，不要忽视温度，不要等到浑身发冷或全身打战、发高烧时再补充热量。良好的生活习惯，合理的饮食、休息、运动，都能起到暖身的作用。

"精、气、神"中的"气"，在内指情绪、内心，以及从食物和空气中吸收的能量；在外显现为人的力量、气节、气度、底气。

"精、气、神"中的"神"是指内在的思想、精神、意识之光、心灵。外观表现为人的气场、红润光泽的面容。如果面色暗淡无光，就是疾病、堕落、衰老和死亡的征兆。

经常照镜子，看看自己的面色，就能看出命运好坏以及大致的健康状况。如果面色苍白或者手无血色，就需要活动一下身体，否则长此以往，体内虚寒就会生病。如果运动后气色很差，那就是运动过度，身体透支，要及时补充能量，需要安静休息。

人的面色红润、有光泽是最佳的状态。如果面色潮红、局部微热，再伴有身体不舒适，也许就是肺热或者身体某些部位有炎症，需要仔细观察。命运跟身体的健康状况有着很深的联系。总之，外观看上去精满气足神旺者，百病不生。

身体健康好运连连，还能给周围的人带来光明、温暖与力量。如果面色灰暗、无精打采、懒惰涣散，就要整体进行微调——外调姿态，内调心态。

4. 静坐

内观最简单的方法从静坐开始。静坐没有任何玄妙，只是放松地坐着，想象天空落下一条银线，将你头顶轻轻地垂直吊起，让肩部放松下垂。

想象你最放松的状态，静静地呼吸，无须别人教你怎样做，不要受任何人的思想干扰。别人的经验与你静坐的感受没有任何关系，更不要被自己的妄想、杂念所动摇。只要循序渐进、持之以恒，就可以感受到静坐的妙处，不去追求什么特异功能，就不会因心乱而走火入魔。

如果心太乱，实在静不下来，就活动一下筋骨，调整一下身体姿势，练习瑜伽体式，或者换个环境、时间重新练习。

静坐最好是观察呼吸，因为呼吸没有任何的含义，是人的本能，无须思考，是内心与宇宙意识相连的唯一通道。

其他修身的方法不过是辅助意识集中到呼吸上，最终达到无念无息，就是什么也不想，甚至感觉不到呼吸的状态。实际上，我们平时也会有这样的状态，就是呆呆地坐着。突然有人问："你想什么呢？"才意识到什么也没想，只是在发呆。

其实，那就是无念无思的极高境界。幽幽冥冥，昏昏默默，毫无烦恼。就其外观，似乎失其知觉，殊不知内心知觉更为灵通。看似在浪费光阴的静坐，对于修养丹田，实在有着无法形容的好处。它还能让人体会到有如皓月当空、一尘不染、清澈透明的心境，这种境界是一颗躁动的心所无法体会的。

5. 静坐前后要活动身体

静坐前一定要活动一下筋骨，做一下准备活动。看一下面色有了光泽，手掌红润，说明血液循环良好。这样会坐得更舒服、更容易入静。

静坐要在臀部垫上座垫，让脊椎保持最舒服、最自然的状态。否则脊椎就会变形，长此以往，即使微小的变化也会给脊椎带来很大的伤害。

静坐后要适度地运动一下身体。生活中也应这样，做任何事都要事先做好准备，事后放松一下。动前先静一下，静前动一下。

动静结合就能调整阴阳的平衡。所以，睡前要放松，起床要运动。搓手、脚、头、脸、耳朵、腰、肚子、手臂、大腿还有生殖器，这样简单的暖身运动，最适合在静坐前后、起床和睡前练习，能够提高睡眠和静坐的质量。

现在，人们把冬虫夏草视为名贵的中药，是因为它能调节阴阳。其实，冬虫夏草并非什么灵丹妙药，药用价值与静坐的功效不相上下。冬虫夏草的功效不是吃一次就能体会得到的，需要长期坚持食用，静坐也是如此。两者的功效大同小异，而付出的代价却天差地别，该做怎样的选择，我想每个人都会算这笔账。

6. 静坐是一种功夫

千万不要说你太忙没有时间静坐。静坐可以与睡眠的时间联系在一起，早上起床后，晚上睡觉前，都可以静坐。睡不着时，静坐一会儿，还能调整失眠。工作、学习前后，出门回家前后，都可以静坐。总之，可以抽出太多的时间静坐调息。

如果一个人连静坐这么简单的事都做不到，终将一事无成。无法静坐，也正是心神不宁、身心出现问题的表征。静坐能体会到心与身、与宇宙意识的连接。只有静坐时，身心才会平静下来，与真实联系在一起。静坐时蕴藏着的是生命力，是所有成功必须具备的创造力。

生活中的兴趣、锻炼都是为了在静坐时能安静下来。达摩祖师在静坐之余创出了少林武功。而现代人的静坐却是为了练成什么功夫，妄想混到点儿名利。这完全是本末倒置，是杂念作祟。

7. 捆不住的猴子

内观就是排除杂念。杂念最不易束缚，它的自然习性就是游离不定。意识稍有松懈，注意力就会被杂念分散。重获注意力就要把自己从琐碎的事情中分离出来，把杂念收回为一念，做一个观察者。

杂念像绳索捆住人的内心，思想的绳索无人能解开，只有停止一切活动，静下心来，才能打开思想的锁链。在静坐中从头至脚去观察身体的所有部位，看看哪里还处在紧张状态，一个一个去松绑，直到身体紧张的疙瘩全部被解开。

杂念又像一只活跃的猴子，一个思绪接着一个思绪，在悲伤、痛苦、羞耻、失落、恐惧的念头中上蹿下跳。放松全身，观察一呼一吸，呼吸平稳顺畅时，这只猴子也就安静下来，情绪也跟着平和下来。平和反过来念就是和平，每个人都能够平和下来，世界就和平了。

8. 好声音

内观需要自我暗示，通过声音的力量，不断用语言暗示自我，直到这种暗示像蝴蝶效应一样改变了你的整个生活，把你的思想带到积极向上的人生轨道。

早上起床时就对自己说："我得现在醒了，听到一切的声音都是美好的，这又将是愉快的一天。"洗脸时在心里对自己说："我此时正在洗脸。"

在进食、谈话、学习、工作的每时每刻都告诉自己当下正在做什么，把注意力集中到正在发生的事情上，直到上床睡觉时告诉自己："我正在睡觉，一会儿就进入美妙的梦境，明天醒来又将是美好的一天。"

9. 观察情绪

如果你的处境很艰难，感受到的都是愤怒、恐惧、忌妒、悲伤等负面情绪，因愚昧、激情、善良而导致内心纠结，这时要心里默想：我正在经受自己思维上的混乱，但是这一切不过是迷惑和欲望的苦受。

愚昧是指思考一些无关紧要的事，激情是愤怒、亢奋、悲喜交加的情绪，善良是指过多地考虑别人，疏忽自己。总之情绪过于混乱、不稳定，就要在心里不断默念"迷惑和欲望的苦受"，直到内心平静下来。

自然放松地观察你的杂念，不要试图控制它或指引它。观察这些杂念就像看电影一样，也许出现的是美丽的画面，或许有不愉快的感受，但对于任何情景都要不为所动。

无关己事就不要想，只做一个沉默冷静的见证者、观察者，觉察下去。负面的感觉出现就对自己说："我自觉到感觉很不好，只是迷惑和欲望的苦受。"当心情愉快就对自己说："我感觉很好。"时刻观察自己正在做的事情。

当你看到自己的缺点，只要你有改变的信心，时刻都能提醒自己正在做什么，只要你相信，一定能改变，有一颗不断学习的心就能改变。掌握改变的智慧和机会，渐渐就会得到一颗有觉知的心灵。只要有信心就一定能找到问题的根源，找到解决问题的方法。

10. 杂乱的意识

杂乱的意识如同飞奔的野马，意识稍有停滞就会焦躁不安。那些沉迷于上网、读书的人让忙碌的大脑一刻都不能空闲，这样每天看似充实的生活，实则是精神空虚、堕落意识超负荷运转造成的。

杂乱的意识思维总是在超越，并无法回到当下。这是杂念病，离成功的目标也许看似很近，可是也如同没有刹车的汽车一样，离危险也更近了。如果不放慢意识、了解自己，也许永远找不到生活的坐标。即使找到了一个避风港湾，焦灼的心也不会停留太久。

11. 婚姻就是修行

修行未必就非要削发为僧，婚姻也是修行。如果每天面对一个人都无法集中注意力，这个能力都丧失了，我不相信到了寺庙就能安心。

如果一个人都不敬，敬拜一块木头偶像有什么意义。婚姻生活甚至胜过在寺庙的修行。生活中一对夫妻本应该就像结婚典礼时那样，每天夫妻对拜，相敬如宾，敬畏本身就是获得专注力、自制力最有效的修行方法。

许多人离婚也并非感情不和，而是高速运转的意识，无法在一个地方安静下来，与人长时间共处。由于意识总是过于亢奋，思想过于活跃复杂，思虑过多，家人朋友很难跟上他的思维，渐渐产生了隔阂，就形成了矛盾。

12. 爱的力量

注意力完全集中在你所做的每一件事上，观察不断向前流动的意识，在纷杂的自我意识中就可以分离出一股强大的爱的力量，作为主导意识。

当你的主导意识像一名旁观者一样，细心地观察自己，就能看清落在心灵表面上的尘埃，停止对往事无聊的追忆、对前途无休止的思考，就能自由健康地生活。

爱的主导意识与内心结合时，会感觉到一种温柔、温顺、谦卑、纯净、澄明的力量，将思绪导向平和、快乐。事物皆有反有正、有阴有阳、有正有负，就像激动和悲伤、痛苦和快乐。负面和正面意识波动的频率是一样的。所以，中医讲喜、怒、悲、思、恐过度都会使人生病。

调和心中的各种情绪化为一种平静的力量，不再有二心，才能达到专心的境界。内观既不努力也不松懈，无我无心地看自己，跳出凡尘看世界。只有内观才会看得更远更清。在喜悦、平静的状态下，就可以感受到专注的力量，与真实的自己相遇。

第三章
活出完美的自己

K♠   破除烦恼

K♣   美的真谛

K♥   冥想的秘密

K♦   我是谁?

K♠   破除烦恼

> 导读：烦恼是负面情绪的累积，它来自妄念。过有序的生活，培养自知力，调养身体，祛除坏习惯，这些都有助于破除烦恼。

烦恼不过是一种虚幻的能量，把身体理顺了，烦恼自然而然就减少了，少到你可以掌控它们，也就没有了浮躁的欲望、苛求、分别。

1. 烦恼是负面情绪的累积

成人之所以脸上布满皱纹、身上留有伤疤，是因为对痛苦遭遇的抱怨，让受损的细胞无法再恢复。伤疤在天真无邪的孩子身上很少会留下痕迹，就像他们对创伤的记忆一样，很快就消失了。

孩子伤心就哭，哭完了就全忘了伤心的事。成年人伤心不哭，却永远忘不了伤痛，彼此即使早已忘记了对方的模样，却也忘不了陈年旧事，若干年后依稀记得彼此带来的伤害。

生活的烦恼、难治愈的病都是由内而外引发的，是积累了很久的负面情绪导致的结果。在忘我的工作、忘我的享乐中，人们常常忽略自己的内心与情绪，忽略了生命中最重要的事情应该是管理好自己的能量。

2. 烦恼来自妄念

人有万千种的妄念，就有万千种的烦恼。如果妄想把自私自大带来的种种烦恼，在竞争和攀比中加以释放，在别人的痛苦中找到安慰，其结果就是，若无处发泄，就会自虐、自残、堕落，甚至产生自杀的想法。

疯狂的念头扰乱人的内心，撕裂身体的每个细胞，痛苦从心灵渐渐转向肉体。当重病缠身时，高科技虽然可以延长人的寿命，同时也延长了痛苦。

虽说"好死不如赖活着"，但是，没有质量地活着比起自然的死亡不知要痛苦多少倍。如今的高科技可以使脑死亡的植物人依然保持心脏跳动，这不过是活着的人自欺欺人。

3. 说《西游记》谈妄念

《西游记》中唐僧师徒四人取经遇到的妖魔鬼怪，有一些源自他们自身的妄念，比如白骨精。白骨精是唐僧师徒四人刚刚踏上征程时，在他们骨子里根深蒂固不愿意改变的妄念幻化成的虚相。这些妄念有八戒的色欲、悟空的武断、沙僧的呆板、唐僧的愚善，等等。所以，孙悟空三打白骨精也打不死它。最后师徒被自己所有的妄念（白骨精）拆散，分道扬镳，身心经受百般痛苦（白骨精抓到唐僧）后，才幡然醒悟，最终师徒同归一心（专心的状态），凝聚所有力量，才祛除了妄念（白骨精）。西天取经讲的就是师徒四人改变智性，不断放下妄念的心路历程。

《西游记》里的红孩儿因妄想吃唐僧肉被观音引到莲花宝座，他越是想逃脱，被控制得越牢固，最后顺服观音菩萨，才得到了解脱，成了善财童子。红孩儿的寓意是，人的妄念越多越痛苦，而且越想束缚妄念，妄念的力量越强。

观音菩萨象征着平静柔和、无为而无不为的智慧，静下心来，观音、观自在，从千丝万缕的妄念中抽出一缕正念来观察自己的存在，慢慢地，正念的力量就会逐渐增强，直至打败妄念。

4. 祛除妄念

连续地观看自己的想法、反应、思维模式，来认识妄念真实的样子，把心中的莲花台让给它，看着它在莲花台上玩耍，更好地了解它，认准它的动机和目标，为自己的思维把脉。不加批判、评论，静静地看着你的妄念，它最终会疲劳。倾听呼吸的声音、心跳的声音、身体的声音，随着周围真实的声音越来越强大，妄念就会随之渐渐消失。

5. 过有序的生活

行为意识超前、拖延都将打破生命的秩序，灾难往往源于人或疯狂或懒惰的意识。小鸟不种不收，仍然终日歌唱，而勤劳智慧的人类本应该更加无忧无虑。烦恼来自躁动的内心，不知足、不自知，妄念不断上升，才会受欲望和诱惑的苦受。

命运的好坏全靠自知，不幸无人能抗拒，如同幸运一样，迟早会落在每个人身上。运气好时就平静地享受生活，运气不好也没必要烦恼，因为好运迟早会来。人没必要因运气的好坏而叹息、执着，只有平静的生活才会让人时刻都感受到幸福。

意识清醒、健康优雅地过一生，就要过人一样的生活。该吃时吃，该睡时睡。如果认为睡觉是浪费生命，代价就是省下了多少睡眠时间，寿命也将缩短多少时间。

6. 获取自知力

人不贪就没有烦恼，心安理得过一生，是维持内心的安宁、获取自知力的唯一途径。根据日常生活习惯、环境、言行就可以推断出福祸降临的时日。

如今身体健壮、英年早逝者越来越多，说明有太多的病用最高端的医疗设备也未必能检测出来。而且，麻木的人又很少检查身体。

烦恼就是病根，也是沉迷堕落的根，除了自知，无人能知，医疗设备更是无法检测。烦恼是情绪，也是气，百病由气生，每种烦恼都有相对的心理问题，都会引发不同的疾病。人有万千种烦恼，所以也有了万千种疾病。

7.“扫描”身心状态

命运的好坏靠自知，身体的好坏靠调养。有时烦恼是因为不自知。从下到上，犹如做体检一样扫描全身，就能察觉到身体哪个部位正处在紧张僵硬的状态，哪些部位功能正在退化，哪里有麻木肿痛的感觉，察觉到自己手、脚、脸的气色、温度和每一道皱纹。

从内而外地扫描自己的心理状态、生活态度，是否还存在着挂虑、猜忌、悔恨、自私，还有多少负面情绪和妄念，生活中是否遵守自然规律，是否节俭，是否还在破坏生命、破坏环境。在你了解了自己之后，也就能了解自己的命运。

从古至今，奢侈浪费的人多短命。这并非危言耸听。生活中就可以看到许许多多奢侈浪费造成的悲剧。其实，狭隘、吝啬也会使得生活贫穷痛苦，与浪费之人有着同样的结局。

没钱的人常常幻想有一天能一夜暴富。然而，突如其来的幸运，如同不幸一样，会让人手足无措，因狂喜而冲昏头脑、堕落、失去理性、奢侈浪费，最终招致厄运。

心中有数的是那些自知的人。自知的人，既不会节俭到吝啬，也不会慷慨到浪费，更不会做一些不正当的交易，害人害己。无论幸与不幸，对于自知的人来说，任何时候都能够保持一颗平常心。

8. 下决心祛除一个坏习惯

烦恼有时是因为执迷金钱，有时是因为恐惧，有时是因为跟别人比较，有时甚至只因为一句话，太多的烦恼都是由贪嗔痴、欲望和诱惑造成的。

生活中有太多的诱惑，让人在不经意间就形成不良的生活习惯。在深刻省思时才发现，这些坏习惯已经根深蒂固，一时很难清理干净。

试着把自己的缺点公之于众。掩盖缺点，缺点在阴暗的环境下更容易滋生，变得越来越强大。坏习惯就像黑暗一样，害怕光明。把能说出来的坏习惯统统拿出来晒一晒，它们就消失了，埋在深处的坏习惯也就像杂草，叶子枯萎了，根也很快就腐烂了。

当下决心祛除一个坏习惯，就可以接二连三地取得胜利，摆脱更多坏习惯的困扰，从而有力量去避免各种诱惑。反之，一个坏习惯的形成将招致更多棘手的问题，从而陷入生活的困境，没有力量拒绝诱惑，混乱的头脑也将失去辨别是非的能力。

9. 把烦恼看得可爱一点儿

人常因得不到什么（荣誉、幸福、名利、地位、金钱）而烦恼，烦恼时转换一下想法，把烦恼想得可爱一点儿，就像一个孩子与你捉迷藏，这样烦恼给你带来的也许是惊喜。

实际上，烦恼本来很可爱，就像玩电玩一样。太简单的游戏，又有谁愿意玩，只有在不断地闯关中突破自我才能得到快乐。想想看，在网络游戏中随着闯关的难度升级，会感觉越来越刺激、越来越上瘾。于是，闯关失败就会沮丧、堕落，久而久之就错把儿戏当成了生命。在游戏前就应该预料到，游戏只是游戏，一定会有输赢。

烦恼如同网络游戏，只是虚拟的，不要因为没有实现妄想而变得痛苦，如果意志力薄弱，禁受不住诱惑，就趁早退出游戏；只要参与了，无论什么结果都必须面对。

10. 无我

烦恼是每个人都存在的无法回避的事实。烦恼来自自我，我若不开心，无人能让我开心；我若快乐，无人能阻止我快乐。古人云："欲除烦恼须无我，历尽艰难好做人。"烦恼皆因一个"我"或"我们"，才有了对立争执。

生活中的烦恼或者争吵都是无法避免的，同时对生活又是有益的。解决烦恼会让人倍感快乐，争吵则能释放压力。生活中，压抑的性格会生病，压抑的夫妻过不长。发泄有度，把烦恼、争吵当作儿戏，对事不对人，争吵不动心，则有益身心。

凡事不在意结果、不期望过高，能柔和地处理问题，想玩就玩，不玩就放下。而且，做什么都能轻拿轻放，带着一颗爱心，没有野心，没有傲慢心，就不会让人伤心。否则，烦恼就一定会成为挥之不去的烦恼，吵架则会升级为打架。

11. 把烦恼化整为零

烦恼是欲望和迷惑的苦受，是压力和野心的苦受，是激情、善良、愚昧的情绪带来的苦受。放慢意识，将注意力集中在当下所做的事情上。例如，在吃饭时，把注意力集中在美味上。在这片刻的平静中，也许有可能清醒，恢复力量，走出烦恼。或从琐碎的事物中找到一件有意义的事情，也许会找回迷失的自我。

你只要能集中注意力，关注周围的一切，或正在做的事情，或你的身体、呼吸的节奏，放慢语速与人聊聊天，或运动一下身体，减少欲望，就能忘记烦恼。

在烦心事中不断地抽出更多的时间，去享受简单的生活带来的快乐，烦恼将被淡化。重新回到平静的生活，不再被任何自私的念头蒙住双眼，就能看清生活中的所有烦恼。只有平静的内心才能解决烦恼。

> 你需要将生活中的困难和挑战看成是机遇。如果你将某件事看成是一个麻烦，那毫无疑问它真的会变成一个负担。将生活中的每一个障碍看成是一种独特的学习经验，它们是你心灵得到改变的催化剂。
>
> ——【美国】理查德·A.辛格

12. 不增不减地看烦恼

不要执着于烦恼，要跳出烦恼看烦恼。行动起来让身体感觉到舒服，可能就会减少烦恼。但是，切记，不能依赖任何不当的方法，比如喝酒麻醉自己、赌博忘记自己、放纵毁掉自己。

人生的乐趣何其多，又怎能抵挡不了烦恼？泡澡，洗脸，洁净一下身体，整理一下环境，恰当地运动，做做瑜伽体操、眼操，看看电影，只要你动起来，让自己舒服的事很多，可以用各种既快乐又健康的方法来照顾你的身体，让你的身体快乐起来。

你重视你的身体时，其他的一切就不重要了。如果你对自己不好，又凭什么让别人对你好。如果你认为连身体都不重要，就没什么更重要的事，就一点儿烦恼也没有了。

13. 快乐秘方

人有烦恼，快乐就少了。快乐多了，烦恼就少了。

（1）做个抬头族。烦恼表象背后隐藏着许多快乐的可能，因为快乐的思考能从最糟糕的事情中找到快乐。感到沮丧时，想象一些快乐的事、回忆或是希望，联想开心的事。比如你有魅力的微笑、举止、行动，你的优点是可爱、自信、大方、善良。挺直身体，看看蓝天或者顺着眉间看天花板，数30个数，做个抬头族。

（2）工作休息不断交替。发现自己有点儿焦虑，就找一点儿事情做。工作时精力不集中，仿佛做白日梦，就立刻停下手头的工作，休息片刻。舒缓有节奏的放松状态和紧张忙碌的工作、生活不断地交替，才能保持身心健康。

（3）活动手指。大脑过于紧张、无法放松时，就把注意力转向心脏，摸摸脉搏，身体会瞬间变得放松。心脏布满了神经，堪称人类的第二大脑。十指连心，活动手指就能让大脑、心脏都得到调整。

五指张开，弯曲伸直，依次运动每个手指。脉搏正常了，全身也就放松了。所以身心不安时，号号脉，保持心脏平稳、有节奏的跳动，身心就会平静下来。

（4）闭目养神。目不乱视，神返于心，乃静之本。中医讲"肝主目"，眼睛疲劳可能与肝有关，肝受损会损害人的情绪，身体和心理会产生一系列波动。所以，要常闭目养神。

如果不快乐的情绪总是挥之不去，就可以把注意力集中到眼睛上，眼球左右转动，分散烦恼。

保持头部不动，缓慢转动左右眼球，左上右下，不停转动20次；同样，右上左下，转动20次。记住这个感觉，当感觉渐好，再转动眼球，画阿拉伯数字"8"20次；同样，反方向20次。然后闭目休息片刻，感觉一下情绪。如果未起作用就再重复几次。

（5）丢弃消极的自我评价。不要对事物有过高的预期，平静下来重新审视自己，任何事都能向好的方向改变。每一刻都是倒计时，如果生命即将结束，还有什么放不下的？还有什么烦恼？你唯一的事就是抓紧拯救自己。

快乐能互相感染，与快乐的人相处，接受一些非语言信号的影响，如环境、微笑、相貌、举止。感觉接触某人或环境会情绪低落，请远离。自身快乐才能与周围的人建立持久的关系，时刻去爱、欢笑、感恩、奉献，别人看到你快乐，也就会把快乐带给你。有快乐才会有创造力，创造一个不为烦恼困扰的世界。

K ♣ 美的真谛

导读：人的相貌有美丑之分，相貌的美丑取决于内心，即生命意识。要想获得美的相貌，就要有美的灵魂。

1. 内心的声音

生命起初的形态是接近的，在不断的进化过程中，随着环境的变化，形成了形态各异的食物链，每一种生命吸收的能量不同，有了不同的意识，渐渐衍生出不同的生命，每种生命看似独立存在，实则相互依存。

人类复杂的生命体上布满了神经，神经就像控制感官的缰绳。意识可以控制神经，随意支配感官，让感官为它服务，按自己想象的样子装扮，按自己的想法去创造想要的生活。感官像马一样听从意识的口令。

有觉知的生命跟着内心成长。谁也没有看见过内心，但是当我们发自内心地感动时，会哭、会笑。那些伟大的思想也都是有感而发，在自然平静的状态下从内心自然流露出来的。

身体跟着内心，而不是内心顺从身体的感官意识。灵魂一步不能离开身体，只要稍有松懈，感官就会把灵魂抛在身后。贪婪的感官一经物质刺激，只要一次得到满足，就会不断索取，越是满足它，它会越疯狂，最终犹如脱缰的野马，把你拖入受苦和分裂的噩梦中。

2. 觉知生命

生命是从觉知到生命的那一刻开始的。有限的世界、无限的生命是无法用年龄来衡量的。每个婴儿都是一个古老的灵魂，只是借由父母的肉体来到这个世界。觉知不在年龄大小、智商高低、身体好坏，而是在热爱生命的那一刻。此时此刻在历史的长河中，每一秒都是新的开始，觉醒即是永恒。

3. 有生命意识才有生命

如果明天是生命的最后一天，如果有机会挽回生命，谁都会舍弃与生命无关的一切。如果感官完全支配了人，它要什么，我们都会不惜一切代价取悦于它，从而失去了美丽的灵魂。

谁也没有见过灵魂，但所有的创造都离不开内心平静时那一瞬间灵魂深处的灵光乍现。万物都是一个整体，生命不分高低贵贱，灵魂来自万有的静默源头与本体：宇宙之魂。

世间万物都不过是宇宙强大能量的碎片，所以破坏大自然就是损害自己。无论浪费什么，都是在浪费自己的生命。扰乱生命秩序，打破平衡，就会导致人体细胞排列不整齐，发生重大疾病。因此，变得形态丑陋。

生命体的形态，美与丑，高与低，完全依靠人内心的生命意识。有生命意识才有生命。如果活着生命意识却时刻感受到的是痛苦，意味着永远痛苦。

如果你的意识处在无知的状态，你的生命力就会降低。无论怎样，如果不尽力呵护内心，不提高你的觉知力、生命力，你都无法拥有一个更好的意识形态。

"朝闻道，夕死可矣。"就是在意识到生命的美好后，不断提升灵魂，持久地保持平和安详，意味着把这种意境带入灵魂的深处。人生的苦与痛皆因无知贪婪，远离了大自然，远离了自己的灵魂。

4. 对自己的相貌负责

修行圆满的灵魂离开肉体，满面霞光，面容慈祥。孩童的脸流露出的是天真无邪的可爱，很多人死时却变得面目狰狞。人的相貌虽由父母所生，但长大成人后的相貌必须要由自己负责。

脸上的伤疤常是在没有觉知到危险时碰的，脸上的皱纹也是在忧虑愤怒中不知不觉留下的。现在有多少人年纪轻轻却精神颓废、面貌憔悴，哭丧的表情，灰暗的肌肤，扭曲病弱的身躯，看着一副可怜兮兮的模样，这些难道都是因为生活条件不好造成的吗？

可怜之人必有可恨之处，就因为他们的懦弱、自私，从不爱惜自己的生命，总是妄想改变，所以忽视了内心。内心若不能燃起对生命的热忱，这个世界就永远是冰冷的，每个人的面目就都是狰狞的。

每个人的精神面貌都是生活的缩影，折射出了一个人的情趣、心态、生活习惯。每个人都应对自己的相貌负责。真正的美容从净化灵魂、装饰内在的格局开始。

从人的相貌一眼便能看出一个人的修为，修为是一个人良好的生活习惯、性格、情趣、爱好。内心的格局像房间一样，有宽敞明亮的，也有阴冷黑暗的。日常的所言所行所思都写在人的脸上，一个和颜悦色、气度非凡的人，基本是一个幸运者、一个对生命负责的人。

5. 接纳生命中的一切力量

幸与不幸，只是人的看法。往往人生一个小小的挫折就会改变人对美好事物的认识，甚至失去对生命的热忱。天总要下雨，再幸运的人也会遇到不幸的事。人生最黑暗的时刻也意味着幸运即将降临。

一只毛毛虫在把自己变成蝴蝶之前，先把自己捆绑得一丝光亮也看不到。人若没有了约束力，不能忍受黑暗，就永远不能像蝴蝶一样自由飞翔。没有经受过大的挫折，才会把无聊的小事当成不幸，挫折只能增强人的意志力、生命力，彻底摧毁、吞噬人生命的是种种妄念。

妄念总是在人遭遇痛苦、意志软弱时，一刻不停地在头脑中盘旋，而人只有在安静的状态中才能发挥潜在超常的能力。

妄念总是想改变自己的物质条件，改变周围的一切。在这个世界上，不要妄想改变任何人、任何事。当你不再妄想改变什么，认识和接纳生命中的一切力量时，内心就会强大起来，自然而然地会发生一种深刻的改变。

6. 看清自己

妄念在头脑中产生时，努力让自己不再有妄念，这本身就是妄念。做个有实质的人，不急于消灭妄念，平静地观察自己的真实想法，才可能看清妄念的本质和根源。

很少有人能看到自己真实的样子，只有在观念、人群、事物的关系中才能辨清哪些是虚伪的，哪些是真实的生活。人们总是评论别人的美与丑，却疏忽了自己的面容，或是抱怨老天的不公，没有给自己一个让人忌妒的面孔，却不明白自己就是因抱怨才变得如此丑陋。

如果有一天发现自己变丑了，那么在开心和堕落、鄙视和咒骂时，为什么不想想为何会变成现在这副模样？抱怨就是丑陋的根源，看不到自己的缺点就是最致命的弱点。

缺点会掩饰起来，装扮得强大或者善良去抨击别人的缺点。总喜欢饶舌、抱怨、评论别人，本身品质就是丑陋的，正如搬弄是非之人就是祸根。照着镜子看看自己，看到自己真实的样子，才有可能找回自己、挽救灵魂。

7. 珍视自己

开始珍视自己的那一刻，身体就会像一棵老树，即使被锯掉了树干，留下的根也会发出新芽。人只要唤醒内在的能量、灵魂，只要有一口生命之气，生命依然可以重新变得美丽起来。

8. 保养好自己的面容

"人之初，性本善。"然而物欲嘈杂的声音让人迷失了本性，妄想改变身体细胞的排列秩序。贪婪时，身体每个细胞也跟着贪婪，最后完全失衡，一片混乱，自私的细胞只顾自己吞噬所有的有益健康的细胞，变成了癌细胞，最终随着肉体消亡。

人的审美观是不断变化的，唐朝以胖为美，现在以瘦为美。美受群体意识的影响，也受个人情绪左右，更在光与影的变化中。这个世界美不美，除了你怎么看这个世界，最重要的是，你如果不摘下有色眼镜，永远看不清这个世界。别人看你美不美，除了别人对你的看法，最重要的还在于你的内在，对任何人没有恶意、心怀仁爱。否则，你即使长得美若天仙，也会让人感到厌恶。

人最美的状态就是情绪平和、身心健康、面带笑容，以及风度翩翩的高雅姿态。每个人既不是最丑的，也不是最美的。世界上没有最美，只有我们没有看到的更美的事物。接受你现在的样子，渐渐地完善自我，调整好生活的舞步，才能跳出人生高贵优美的舞姿。

保养好自己的面容，察言观色，从脸、手、脚、头发、眼睛、舌头的颜色就可以判断出人的身心健康状态。而不是学一些读心术，看别人的脸色。当你看清自己时，就可以读懂别人。

9. 内心美，一切皆美

你的内心是美好的，看到的一切就都是美好的。你的内心是阴暗的，这个世界就是冷酷的。看清存留在头脑中的所有妄念，转变认识，获得知觉，才能医治身心，变得美丽。

10. 无须用现在的时光为过去买单

妄念如梦，一会儿就消失了，不必强迫自己停止妄念，更不要因为有妄念而懊悔，那只是想法，在没付诸行动前不会产生外在的影响。即使错过了你认为最好的事情，也千万不要后悔，那不过是教训，属于过去，与现在无关。人没有必要斤斤计较已经过去的事情，因为好运在前面等着你。

11. 洁净内心

做事不后悔会增加自信，不再重复过去所犯的错误，清新快乐的新能量能驱除所有陈旧的妄念。妄念不可能消除，倒像苍蝇越打越多。苍蝇只是提醒你应注意环境卫生，清理掉身边的污秽物，你不养它们，它们就飞跑了。妄念也不喜欢在洁净的内心、全新的生命体中生存。

12. 站在云端

如实地看待妄念，承认事实。头脑中没有了矛盾，就没有了不合理的欲望。灵魂不断上升，到了一定的高度，污秽的浊气、诱惑、低级意识，就很难触碰得到。

13. 最美的灵魂来自感恩的心

每件事都能以感恩的心去领悟，内心充满良善、仁慈、诚实与关怀，停止抱怨，清除自私自大的所有妄念，只要没有了妄念，灵魂得到净化，身体每个细胞都会变得美丽，整个生命也会因此美丽。

你的面容无须外在的装饰也会犹如天然的宝石一般光鲜亮丽。美丽的姿色就像一朵鲜花，可以吸引无数美丽的蝴蝶。美丽可以吸引更多美丽的事物。

> 一个正直诚实的人身上具有一种令人敬畏、敬佩的力量，这种力量让人们在不知不觉中感觉到他的了不起。
>
> ——【英国】詹姆斯·艾伦

K♥ 冥想的秘密

> 导读：瑜伽八支分法的第七支是冥想，冥想是为了找回初心，冥想是静心、放松。

1. 冥想

冥想是与内心对话、与宇宙沟通，清空头脑中的垃圾妄念，深度放松。

我们每个人每天每时每刻都在思考，只是思考的内容不同而已。而冥想就是从胡思乱想、混乱的思绪中走出来，走进清爽宁静的画面，从无所不想到冥想，再从想无所想到此时此刻无所冥想，一直冥想下去。

思想很容易误入某一领域，发生偏执。比如一味追求气感，用意念领气，就会由静变成动，如果意念不稳，气感混乱，就会给精神造成严重伤害。所以，冥想时要谨慎，莫偏执，做好充分的身心准备，只要不带任何的妄想，不追求荒诞离奇的气感、心境，冥想就不会造成伤害。

盘腿打坐的姿势是人在冥想时的经典造型。但坐姿只要舒适，就可以不必囿于形式。最重要的是坐姿要安稳，不能干扰集中于内心的注意力。所以，要穿宽松的衣服，先活动筋骨，让身体舒适、洁净，在清净的地方练习。

2. 在生活中冥想

冥想先要让意识安静下来，首先要做到口安稳，对一切感觉都不妄加评论，约束想象力，才会进入一种持续的寂静状态。对于沉思默想后的想法，也要审慎地看其是否合理。如果每次静下心，都有着同样的想法，而且没有违背自然规律，就是出于内心。

那些出自表面的宁静，使人忧郁或过分扬扬自得的突发奇想，没有经过内心沉淀，往往经不住考验。就像有些冥想者身体不动，心乱如麻或心不在焉。这样的冥想既浪费时间，又易误入歧途。

冥想就是生活中的此时此刻，没有时间的限定。冥想离开生活就是幻想，将一无所获。

无论是冥想还是修行，每一刻都要谨守自然规律，以恕己之心恕人，以责人之心责己。关注自己的身心呼吸，控制感官，心无旁骛，没有杂念。工作时认真工作，休息时彻底休息。

放慢生活节奏，喝水时慢慢喝，吃饭时慢慢吃，就像放慢镜头一样，细细品味生活就是冥想。走路时可以冥想，喝茶时可以冥想，随时随地都可以冥想，冥想就是生活。而荒诞离奇的修行只能害人害己。在平静的生活中才能随时冥想。

3. 脚下的路都很美

若把一杯苦水倒在一盆清澈的水中，再把这一盆水倒在河流中，尝尝河水，还会有苦涩的味道吗？

中医讲苦味益于心，生活中的苦也同样有益于身心。如果生下来就非常富有，用不了多长时间就会厌倦生活，而失去这样的生活又会无法生存。少年得志极易因不知天高地厚招致不幸。脚下的路每一步都很美，又何必走得太急，一步一个脚印，一步一叩首，虔诚地向前走，哪怕走错了路，也不会走得太远。如果急匆匆走过了一生，乱了方寸，留下过多遗憾，也领会不到什么。

"一忍可以支百勇，一静可以制百动。"无论遇到什么样的困难，都能隐忍沉静地过日子，就总会化险为夷，多大的苦难都会化为甘甜。冥想也是这样，把什么事情都往好处想、都想得很美。

4. 找回初心

冥想就是在呼吸间帮助人找回初心——没有房子，没有车子，没有老婆孩子的童年。穿越时空，回归到没有血、没有宇宙的意识中，无人、无我、无息，绵绵若存，至心离境，回归自然纯朴的状态。

夫妻间争吵时总是想找对方的原因，认为对方变了心，越想把事情弄清楚，越混乱。实际上，这一切不过是两个人在融洽相处时，兴奋之余，忘记了保守自己的意识，失去了初心，因爱欲不断膨胀，无法满足而产生了隔阂。

如果始终能保持相见如初的平静，就不会因为太多的欲望去关注一些无用的琐事而产生矛盾。即使夫妻关系再怎么亲密也要保持些距离，哪怕每周保持一天的沉默。给爱降一下温，才不会被爱烫伤。用一天的时间冷静地管理一下自己的欲望，彼此就不会失去初心。

爱情永远像初恋似的新鲜，用内心去对话，这样深入内心的爱情要比刻骨铭心的爱更浪漫更温馨，永远不会让人感到厌倦或者惆怅。夫妻共同拥有一颗心，且日日更新，犹如一颗初心，这颗初心就会永远流淌着新鲜的血液。

对任何事情都要保持一颗初心。每周要休息一天，用来放松、沉思。做每件事前后都能反思，就可以做到口安稳；生活有规律，就会做到身安稳。意识总是保持口安稳、身安稳，心自然安稳。维护好内心就能捕获到创造幸福的灵感。

5. 安稳身心

保持平和的心态是冥想的关键。仔细观察一下你身边那些见过大世面的人，或者真正成熟的人，无论取得了多大的荣誉，或是受了多大的打击，他们都会平静地看待。

成熟与涵养取决于人对情绪的控制力，情绪很难控制，也不是一天就可以改变得了的。只有你时刻观察情绪，才有可能慢慢地认识到它对你命运的重要，在不断观察、思考的过程中，情绪才有望真正地得到改善。

如果难以控制自己情绪的波动，那么在上网、吸烟、购物、放纵之前，先反思一下或忍耐片刻，静坐一会儿后再行动，即使没能阻止不良的嗜好，也不至于彻底丧失了良知。

不良的言行在没有成为无意识的习惯之前，随着良知加深，不断地触动内心深处的觉知，意识逐渐清醒，一切坏习惯都有改正的可能。

6. 观察杂念

人在静坐时经常会有许多杂念窜来窜去。让这些杂念在头脑中任意游荡，其实无关紧要，这些杂念只是每个人很平常的一种心理活动。

观察这些想法，如果是恨，就想象更可恨的人，处境不佳就想象最艰苦时是怎样走过来的，凡事往深处思考，分别心就慢慢抚平了，让自己没有什么可以再胡思乱想的。

梳理情绪，再把意识转移到自己的身体状态上，如果还有些杂念，只要像旁观者一样观察它，心里默默提示自己："我又在胡思乱想。"慢慢把意识温和地引向现状。

7. 静心

冥想要从静心开始。开始时，站、坐、卧、行都可以，最常用的是选择一个舒适的环境、姿势，静坐下来，感受呼吸。全身放松，头上顶，脊椎伸直，下颌微收，收腹，收阴，提肛，舌顶上腭，肩背放松，两手选择一个合适的手印摆好，静下心来，倾听身边的声音、身体的声音、呼吸声、心跳声。

静心前要意识到，无论在这个过程中听到什么声音，都不要影响情绪。如果感觉听到的远处声音非常清晰，说明已经渐入平静的状态。凝视某物，如一幅美丽的画、曼陀罗、一根蜡烛、远处的景色。然后，闭上双眼，继续凝视停在头脑中的影像，专注地凝视，反复练习，时间逐渐加长。但是，不要使眼疲劳，眼前看到的是什么并不重要，只是要起到集中视线的作用。

8. 心灵光合作用

冥想时，意识完全集中在呼吸上，想象吸入的天地之气、日月精华，如一股洁净清明的甘泉，从喉咙顺着任脉（身体前中线）直达脐下四指的丹田穴，腹部略有鼓起。然后，呼气，收腹，意念停留在腹部，自然呼吸，意守丹田。心想"炼精化气"，就是食物消化为能量的过程。感觉腹部有些发热，有气生成，收阴，提肛，收肛，气不外泄，任督二脉就连在一起了。

把丹田气送至尾椎，就是意识转移到尾椎，丹田气顺着背部脊椎督脉（背部脊椎）升至头顶，凝聚成精神力，也就是"炼气化神"。最后心里默想"炼神还虚"，就是放松精神。精神放松，如入虚空之境。两眉外展，两眼放松，看似目光呆滞，内心却无比地警醒舒畅。自然呼吸就是不用特意调整呼吸，处于"无息可调"、"心息相依"、内心和呼吸合二为一的自然状态。

面部肌肉、两唇、下颌全都很放松，同时舌尖轻搭上腭，头部的任脉就与督脉相通了。这股纯净之气由头顶、面部而下，顺着任脉自然流向丹田，收腹，收阴，提肛，想象丹田气散布于全身，感觉全身充满了喜悦与平静。再重复以上的动作，反复"炼精化气，炼气化神，炼神还虚"，渐渐与浩瀚虚空的宇宙、强大的能量相结合。最后，深呼吸，收腹，收阴，提肛。

虚则寒，寒则湿，湿则凝，百病都由虚寒而起，通过静坐驱走了体内的寒气，把混浊的热毒、湿气化成纯净祥和的爱，散布到空气中，供给有需要的植物，经光合作用，转化为新鲜的空气，传送给所有人。

吸气时感觉到一丝清凉，呼气时有一丝暖意，感觉一呼一吸间平稳有序地进入了深一层的宁静，宁静时体内就会自然升起阳气，形成一股暖流，温暖全身。

9. 放松身体

精力集中后，让意识停留在身体的各个部位上，让全身的能量流动起来，每个部位都得到滋养、放松。

放松身体的两侧。从左手开始放松每个手指，顺手臂到左腋下，顺身体左侧面到左脚趾。再从右脚趾，顺右腿、身体右侧，向上到右腋下，顺右臂到右手指。左右两侧做放松练习。

放松身体背面。从后脑勺向下到颈部、左背、右背、脊椎，向下放松身体背面的每个部位，顺着双腿直到脚趾的每一块肌肉，再从下到上，放松回到后脑勺。

放松身体内部器官。从后脑勺向前想象头皮、头顶、前额、眉毛、眼皮、眼睛、鼻子、脸的每个部位，上下牙齿、舌头、喉咙、五脏六腑的每个循环系统，每个细胞都得到放松。

放松身体前面。从后脑勺开始想象头顶、脸颊、头两侧、耳朵、五官、脸的每个部位，再到前额，往下到胸腹、腿、脚、脚趾，身体前面的每个部位肌肉都得到了放松。

放松身体的整个过程是从身体两侧到身体背面，再由身体内部器官到身体前面，慢慢体会各部位放松的感觉，顺便全身扫描一下，对全身做个全面的检查。如果身体哪些部位已经放松不下来了，说明出现了问题，需要更多的呵护和调养。

10. 放松思想

继续观察身体状态，每个部位从轻变重，到非常重，重得犹如沉到了地下；再从重变得很轻，轻到如同羽毛般飘离地面，像棉花糖一样被融化。从冷到冰天雪地，热到如同在炽热的沙漠中行走，再回到犹如春风拂面的感觉，体会身体的不同感受。

11. 放松身心

想象美丽的景色、曼陀罗、美好的时光。想象山、水、花草、树木以及蕴含的精神，想象山有着稳定、坚固、庄严的本质，能包容一切，象征智慧的水清澈透明、碧波万顷，云朵像棉花糖轻轻在空中飘过，自己的身体像云朵一样消失在空中，无忧无虑，无人，无我，心息相依，与宇宙同为一体。

12. 放松语音

内心感受到的是安详喜悦，想象头顶内部的声音"噢姆"，与心跳血脉流动的声音融为一体，遍布全身。感觉头脑清醒，精神振奋，犹如重生一样，唤醒无穷无尽的全新生命能量。

最后擦热双手，按摩头部、耳部、眼睛、鼻子、颈部，深呼吸，慢慢睁开双眼，看着鼻尖。先是一丝光亮进入眼帘，渐渐明亮起来，普照内心深处，消除内心的黑暗，体会你此刻刚刚苏醒的初心，感觉这个世界也都是全新的，接下来慢慢活动一下身体。

把意识带入身体，搓热双手，深呼吸，按顺序按摩头、脸、身、肩、手臂、腰、生殖器、臀部、大腿、膝盖、小腿、脚踝、脚。口微微张开，缓缓吐出一口气，想象把放松的感觉带入新的生活中。放松紧张的面部表情，眼睛微睁，眼神恍惚木讷，实则内心清醒，知觉敏锐，时刻厚积薄发。就像乌龟虽显笨拙，但是捕食速度却非同寻常。

13. 清净释然

人的精神能量是有限的，养精蓄锐，在做事情时才能立刻提起精神，这就是大智若愚的一种状态。若生活中总是精神亢奋，瞪着双眼，真正做事时就会分心，心有余而力不足。生活中养成沉思、放松的习惯，才能洗涤内心的污垢。在你亲近大自然的时候，经常想象大自然的良辰美景，就达到了天人合一的境界。

冥想时，当人的内心真正地平静下来，心如止水，平静透彻时，就能看懂世间万物拥有的智慧和力量。一切愿望通过想象都可能达成。

K♦ 我是谁？

导读：我们的生活混乱、失衡，满是烦恼与妄念，在很大程度上是因为我们忘了我们是谁，来自哪里，将去向何方。

> 一个小雪人问海浪："我是谁？"海浪告诉它："你跳到海里就知道了。"
>
> ——【印度】安东尼·德·梅勒

1. 卸下浓妆

"我是谁？"自古及今，多有人问，少有人觉。我们什么都明白，为什么活得不明不白，就是因为我们并不明白"我们是谁"。婆娑世界的一切不过是我们编造的一个虚无的故事，在自编自导的故事中，每个角色都是自己安排的，无论好坏。

如果是在别人编的故事中，安排你扮演一个坏人的角色，无论你喜不喜欢这个角色，都无关紧要，因为在别人的故事中你仅仅是个演员，不可能阻止别人怎么导戏。人生如戏，一场戏散去就意味着另一场戏又要开始了，在每段戏与戏之间，卸下脸上浓妆艳抹的油彩，那个我才是真实的我。

2. 唤醒自我

传说巫师能知道人的前世来生，巫师念念有词，会让被催眠者在恍惚中，隐隐约约看到许多景象，巫师就按照人的描述告诉他前世来生。对生命进行深入的探索时，会发现许多事情就像巫师胡乱描述的前世来生一样，都不是我们想象的那个样子。信念、言论，今生我所看到的、听到的、感觉到的，都不真实，又何谈前世来生？今天只是昨天的延续，瞬间也就成了过去、成了梦。

过去就如同梦。你不停地寻找已经过去的找不到的东西，你就失去了你真正需要的东西，停留在过去，就丢掉了转变命运的机会。

如果无法走出过去的阴影，那么就像在梦魇中不断温柔地提示自己那样，告诉自己："这一切并不真实，只是在做梦。"把意识带入梦中，唤醒自己，回到你看书的这一刻。

清晨从梦中醒来，重新开始按照宇宙至高的法则——"爱"去生活，带着爱和勇敢处理发生的每一件事。保持这样真实的生活，时间越久，你的梦越少、意识越清醒。

每天从忙碌中哪怕只抽出 5 分钟的时间，把注意力完全轻松地集中在自己所做的事情上，渐渐也会把自我从挥霍生命的不归路领回到你现实的生活轨迹上。

3. 心中除了仁慈，空无一物

物质躯体在时间中轮回变化，心灵却活在时间之外，自由的灵魂存在于每时每刻，来生前世都不存在。身体以及身体外的事物不过是在意识中显现出来的各种形态。

从前心怀不平、憎恶或怨恨，现在梦到的也大抵如此。只有活在此时此刻，在平静中才能感受到生命的实相。万物是相互联系的，想象力会把所有的事联系到一起。人要想成功必须要有坚定的信心，如果能把所有不好的事情都能想象成对自己是有益的，那么所有的一切都会向着好的方向转变，这样的人就是传说中神奇的炼金术士。

想象力可以带我们去任何想去的地方，没有时间和空间的限制，可以到身体的各个部位，也可以穿梭在过去和未来……对生命认识越深，越会放下回忆、忧虑、幻想，放下自恋产生的自怜、自爱的情绪，放下自我防御的种种障碍，心中除了仁慈，空无一物。此时真实的我，不显自现。

4. 知梦无所迷

对生命认识越深，越能看破那些荒谬的认识。很多人都有这样的经历，看到一个陌生的地方或陌生的人，突然觉得似曾相识，有些诡异，就会胡乱地联想到一些离奇的事情或者想象出一个浪漫的故事。

人生本来就好似一场梦，又有谁能记起一夜到底梦到了多少人情世故。每个人的相遇并非偶然，也许像浪漫的小说写的那样，经历了前世千百次的回眸才换来今生彼此的相遇。也许千百年前也曾同眠共枕，历经了多少次的生死轮回，今世又得以再度重逢。

在宇宙中人的一生不过是一念之间。生死轮回也不过是一个个梦而已。人每时每刻都在头脑里不断地闪现不同的念头，有些记住了，有些很快就忘记了。一些人在无数个闪念中，有过相似的印象，就像天天做梦，有时类似的梦就会浮现。人见多了就会看见许多相似的面孔，事做多了偶尔会有相同的感受，总之在时间的长河中我们难免会遇到一些看似离奇的相似事情。

如果对生命没有一个真正的认识，就会把一些荒诞的事情看作事实。其实，错觉就像人的梦。一夜之中不知做了多少，也只能记住醒前的那几个。在身体健康时，甚至第二天醒来什么都记不起来，因为健康的身体脑波非常平静，与宇宙的频率非常接近。小我的意识完全停止了，潜意识与大自然的意识合而为一，进入了深睡眠状态，早晨起来仿佛带着宇宙的能量一样，浑身充满了力量。

身体虚弱时很难集中精神，不是回忆从前，就是挂虑明天。人的身体越虚弱，越容易做梦。做梦时，身体、头脑依然处在工作状态，思考过去烦心的琐事，总是噩梦不断，这根本就称不上是睡眠，只不过是在昏昏沉沉中胡思乱想。虚到一定程度，白天都会出现幻觉。最滑稽的是，这时有些人明明是大脑出现了问题，却以为自己有了特异功能。

5. 放空冥想

活跃的思维消耗大量的葡萄糖、氨基酸、卵磷脂等能量物质，渐渐引起大脑功能衰退，意识混乱。每个人观察别人会看得很透彻，自己遇到问题却很难解决，这是因为自我与问题已经成为一体，我就是问题，问题就是我，我与问题混为一体，就很难发现问题。就像你兜里揣着门钥匙，却到别处找，又如何找得到。

在苦思冥想、实在找不到答案时，试着放弃问题或者跳出这个问题，放下思想负担，刹那间就会有一种轻松的感觉，这时就能很容易地看清自己，以及与自己紧紧连在一起的问题，把问题找出来。这就像找东西一样，越紧张越找不到，当你认为找不到时，放松下来，不再想这个事情，不经意就会发现它就在你脚下。

在无我的状态下，视线放宽，像帮助别人一样解决自己的问题，会很轻松地得到答案。身体若在痛苦中，心灵要保持在痛苦之外，像个长者似的关注自己，就能看清自我沉思的过程。

注意力全神贯注在特定的主题和对象上，完美地集中起来，产生一种内在的力量，最终会放空自我，看到完整的自己。

没有经过沉思的苦思冥想，是无法体会内心得到充分释放后轻松自在的感受的。所以，在寻找"我是谁"这个答案时，可以尽情发挥你的想象力，无论找到与否，当彻底放下这个想法时，从轻松自在的感觉中，就能体会到真我就站在面前。

6. 中肯的认识

肯定现在，与现在的自己做朋友。深入思考"我是谁"，就要先认定我、接受现在的我，让现在的我快乐自由。真正的快乐感受取决于人的想法和生理分泌的内啡肽，不在于物质的丰富。

人生是一个不断调和身心平衡的过程，一味追求物质，一味追求解脱的心，永远不能自由。欲望过于膨胀就会爆炸。延迟满足，先苦后甜对于幸福是有益的。

周星驰在接受电视采访时感慨地说："假如能重来，我就希望不要再那么忙了！"现在有多少人有着和他相似的感慨。努力也是要有限度的，为了生命努力地活着是值得的，除此以外，世间的攀比、竞争、吃喝玩乐都是无用的，最后受伤的还是自己。正面地看待事物，能思考欲望和迷恋的本质，对内心造成的后果做出中肯的认识，就是探讨"我是谁"的意义。

7. 什么是灵魂？

过去的我在追求快乐时白白浪费了力气。现在是时候把注意力集中在身体上，做一些自己真正喜欢的、彰显生命本质的事了。

电视剧演得真实，收视率会更高。当人们看到真实的幸福，就会被爱和善的品质感动，而停止抱怨，不再因心怀不满而疯狂地追求刺激。

现代高科技可以把病人所有生病的器官切除，再移植上健康的器官。当身体的器官被一个个换掉时，我还是我吗？我的存在是因为有思想、意识，是物质能量构成了我的身体，知觉把身体的各个部位连在一起。生命中最重要的就是意识、能量、知觉，这三个元素构成了一个整体。

强大的物体只是一个粗糙体，由极小的精微能量、精微体所控制，就像巨大的游轮是由小小的人掌舵。越是微小、浓缩的，威力越大，比如核武器。

灵魂就是生命，有生命就有灵魂。飞虫虽小也有灵魂，只是意识、知觉、能量太弱，弱到只有一天的生命。欲望膨胀，意识就会迟钝松散。所以人要不断提升自己的灵魂，才能成为有生命力的强大的人或更完美的生命。

8. 意识、觉知、能量

万物的生命是相同的，只是意识、觉知、能量组成的灵魂不同。瑜伽导师认为生命由善良、激情、愚昧三种形态组成，认为人通过智性改变愚昧、激情，提高能量，达到纯粹的善良意识，得到的平静，最终去除善良、激情、愚昧三种形态，生命才能得以升华。

瑜伽的这三种形态就是身、心、灵，在道教中指精、气、神。"精"是生命中的热、能量，身体五脏六腑的温度，把吸收的日月精华转化为物质元素，提升为生命之气（气），成为人的精神（神）意志。

"谷生精，炼精化气。"就是把吃的谷物转化为气，"气"是力量、知觉、意识。所以，人气血不通就会感觉没有了知觉。"炼气化神"就是把生命之气转化为人所需要的力量，将意志力、判断力、想象力、吸引力、仁慈力凝聚成为一种精神力。

精、气、神中的"神"指光、觉知，通过放松，把精神力化为虚无，让神经彻底放松，想象肉体幻化成利于宇宙万物的生命之光，就是"炼神还虚"。

弗洛伊德理解的意识、觉知、能量就是：现在这个我（自我）放下自我的物质欲望；不断净化自我，提升灵魂，做回平和的自己（本我）；彰显本我，再净化能量，化为空性觉醒（超我）。

9. 心灵呼唤

通过以下冥想练习，就可以觉察到"我是谁"。

（1）意识自我的存在。盘起双腿，让身心安静下来。想象身体的所有部位、器官，像冰雕一样融化了。捂住耳朵，闭目塞听，这时能听到呼吸声、心跳声，除了体虚者外，还可以听到耳鸣声，精神虚弱者则有幻听的现象，其他什么声音也听不到。过于虚弱有幻听者不适合沉思冥想，待身体健康时再尝试。

（2）调整能量。把呼吸、心跳调整到最慢的状态，连呼吸声都听不到，就会听到脑子里只有连绵不断"噢姆"的声音。最原始的生命能量就来自这个声音。它是宇宙最初的动因，整个宇宙由它展开，然后回到它的里面。

（3）唤醒意识。在生活中必须允许别人看到的你和真正的你不一样，接受别人看到的你和他希望看到的你不一样。入世的声音是凌乱的，意识随着声音波动，听多了就不清楚自己是谁了。如果没有灵魂地活着，只装扮这具肉体跟装扮尸体就没什么区别。

生命力强大的人，生命迹象即使都消失了，也可以被唤醒，就是他还尚存有宝贵的生命意识。生理机能全部停止代表身体的死亡，并不证明生命意识完全消失。

生命意识再顽强的肉体也终要慢慢风化腐蚀，灵魂不舍去陈旧的生命体，永远不会获得新的生命，只能变成一具可怕的僵尸。肉体只能维持短暂的数十年，意识、能量、觉知组成的灵魂则是大自然中永恒存在的事物。

10. 觉知力

人贵在有良知，净化灵魂的过程就是一知、二调、三放下。静心感知心跳，觉知周围美好的一切。觉知生命不断净化，灵魂、生命才可能得到延伸。就好似一段幸福的结束意味着新的生活即将开始，又好比精彩的电影散场是真实生活的继续。

觉知力就是视觉、味觉、听觉、嗅觉、知觉，觉无所觉，无所不觉，自由自在、开放包容的状态，把自己与周围的一切和谐地连在一起。天为意识，地是能量，人即知觉。三者合一，就是天人合一。

觉知力可以让人活得健康，到了老年肉体寿终之际，顺着自然的轨迹获得良好的知觉，捕捉到大自然中与自身能量相等的生命气息，从这个逝去的肉体融入大自然，转向新的生命。就像小雪人跳到海里时，才会知道自己也是大海。

> 我即是自性，与生我养我的大自然是一个整体。
>
> ——【印度】《广林奥义书》

11. 喧嚣过后即宁静

我有虚实。虚幻的我想入非非，张大嘴劝人行善、与人为善，实则利欲熏心。不是每个有善心的人都了悟生命之道。

西方的箴言说："大张嘴的，必至败亡"。中国歇后语："真人不露相，露相不真人。"真实的我如同旁观者安住于内心，观看着我的表演、张扬、炫耀，不论我说什么、怎么做，它都如如不动，只是用心去知觉万物的变化。

它太了解我，知道我有一天会一无所获，精疲力竭时会放下自我。这个世界假的真不了，真的假不了。如同浑水终会平静，变得清澈，当虚幻的我表演得精疲力竭，平静下来就剩下真实的我。在身心极度放松时就找到了"我是谁"这个问题的真实答案。

12. 我就是你，你就是我

我曾是个天真无邪的孩子，无忧无虑，喜欢在大自然中玩耍奔跑。如今我还是我，从未改变。我既没有起点，也没有终点，无生也无死，如同空气，不穿上这血肉做的外衣，谁也看不到我。

我和你都没有什么区别，都存在于大我之中，就像咖啡伴侣混在一起，在空气中散发出来浓厚幸福的滋味。我和你同宇宙本是一个整体，我是宇宙的眼睛，当我闭上双眼时，世界上的一切都消失了，我却依然存在，沐浴在光明和纯洁的宇宙之中。

　　我以及一切不过是虚妄的名头，终将化为乌有。每个生命的外表皮相，本从无中来，又往无中去。放下虚幻的我就是真实的我，我是永恒的生命，是任意穿梭于真实与梦想中的自由人。

13. 你从何处而来

　　"我自何方而来，你又在何处寻得我？"孩子满是疑惑地问他的父亲。
　　父亲轻柔地将孩子拥入怀中，含泪带笑地诉说：

　　　你曾是我梦中闪耀的星辰，我的挚爱。
　　　你曾潜藏在我儿时翻阅的童话书里，每一页故事都是你的身影。
　　　你曾伴随我年少时吹奏的笛音，那悠扬的旋律便是你。
　　　你曾伴随故乡的炊烟袅袅升起，那缕缕青烟便是你。
　　　你曾融于我全部的梦想与憧憬，融于我和我父亲的岁月中。
　　　在庇佑着我们家族的神灵身旁，你已然被呵护了无数春秋。
　　　早在我还是一个少年郎的时候，我的心湖泛起涟漪，你恰似一阵清风般拂来。
　　　你的天真无邪，像繁星一样点缀在我成长的路途，像日落之后天幕中的一缕月光。
　　　上天的无瑕珍宝，晨曦的亲密伙伴，
　　　你从生命的长河悠悠漂来，最终停靠在我的心间。
　　　当我凝视你的眼眸，奇妙之感将我环绕。
　　　你本应属于整个世界，却独独成了我的。
　　　为了把你留在身边，我将你紧紧相拥。
　　　是怎样的奇迹把你这世间的珍奇引到我这并不宽阔的胸膛里来了呢？

第四章
谦卑的力量

A♠ 亚健康的心就是"恶"

A♣ 选择爱与感谢，你的世界就没有病痛

A♥ 谦卑与姿态

A♦ 人为什么要谦卑？

A♠ 亚健康的心就是"恶"

> 导读："人之初，性本善"，善恶本出一源，之差也在一念，"恶"不过是亚健康的心。

> 天下皆知美之为美，斯恶已；皆知善之为善，斯不善已。故有无相生，难易相成，长短相形，高下相倾，音声相和，前后相随。
>
> ——【中国】老子

● 善恶本为一物

"人之初，性本善。"所谓恶的初衷也都是源于善，善恶本为一物，只是一念之差，在愚昧的欲望驱动下迷失了方向，善就变成了恶。善恶本为一物。石头在地上就是石头，摆在商店里就是工艺品，是美是善，但砸向别人就是凶器。

理解了善恶的本然，也就能够理解中国台湾作家张德芬所说："如果你对恶行特别痛恨，那就表示你曾经也有过这样的行为，虽然表面上没有觉察到，可某个部分是心知肚明的，所以，那份对自己的谴责就会力道加大地转向别人。"

● 何为恶

善恶只在一念间，恶字上面是"亚"字，下面是"心"字，从字面理解就是，亚健康的心理状态为"恶"。"恶"是亚健康的心理，是生老病死自然现象中的病态。可人吃五谷杂粮，谁又能不生病呢？

未病时及时察觉，小病可调，大病就必须看医生，有些恶病还得劳烦警察，重病的话，警察也无能为力，只能靠自然愈疗。无论是善是恶，都要反思自己，最无聊的人才会对别人的善恶妄加评论。

● 没有觉知的善＝恶

生活中，往往是那些被认为"可恨"的人在催促着我们前行。而那些娇宠我们的人可能在不知不觉中断送了我们的前程。

由善引发的恶数不胜数。比如出于善而娇惯孩子，孩子要什么就给他什么，来得太容易，丧失的不仅是他获取的能力，还有感恩的心。缺乏感恩导致了家庭纠纷、社会冷漠、甚至是流血事件。

没有觉知的善也如同恶，这样的善行越多危害越大。比如买鸟放生，放生是一种善，然而买鸟却导致了商人为获利而大肆捕鸟，其间，又有多少鸟死在了被捕的过程中。以牺牲鸟的生命为代价的善，怎能算善？它就是恶。

● 无贪就无恶

恶由贪起，无论贪什么都会心生恶念。所以斯宾诺莎认为恶的产生，是由于一切快乐和痛苦全都系于我们所贪爱的事物的性质上。因为凡是不为人所贪爱的东西，就不会引起争夺，不会引起心神的烦忧。所以《道德经偈颂解》中认为："不崇贤，民无争，心清神明莫夸圣。不举贵货民无乱，狂欲息止天下正。虚其心，实其腹，志弱骨强拒诱蛊。无知无欲闲袅袅，治世不为虚怀谷。"

贪善也是贪，与善良是两回事。善良是有着良好觉知的善，恩威并俱，充满着智性力量。贪善是过度地追求完美，总会对事物不满、抱怨。无论恨的初衷是什么，只要是亚健康的心态，就组成了恶字。放下善恶的观念，内心平和，就能直达纯净纯善的境界。

保持意识清醒就不会做糊涂事。敞开内心世界，承认自己内在的黑暗，没有任何批判、看法，当阳光照亮了黑暗，超越了好坏、对错的二元观念，开始觉醒合一，在意识、能量、觉知完全被唤醒时，善恶纷争就结束了，展现在你眼前的就是一个有序而美丽的世界。

所有的恶都是贪造成的。贪就是不爱惜生命，每个人都能崇尚自然、敬畏生命，头脑不被狂热弄得颠倒错乱，追求正当的享乐，这个世界上就没有了恶。

如果我们追求的享乐要以损害美德如自由或仁爱为代价，那就确实是恶行；同样，如果为了享乐，一个人毁了自己的前程，把自己弄到一贫如洗甚至四处求乞的地步，那就是愚蠢的行为。如果这些享乐并不损害美德，而是给朋友和家庭以宽裕豁达的关怀，是各种各样适当的慷慨和同情，它们就是完全无害的。

——【英国】休谟

A♣ 选择爱与感谢，你的世界就没有病痛

导读：善恶只是一念，向善避恶的关键就在于：1.隐恶扬善；2.平生莫做皱眉事；3.慈悲心。

> 你是选择到处充溢着爱与感谢的世界，还是选择充斥着不满与病痛的世界？全都在你的一念之间。
>
> ——【日本】江本胜

● 隐恶扬善

逢人说话，切莫谈论自己或他人。隐恶扬善，不说负面的事，把丑事、恶事、陈年旧事全都留在过去。即使与你的闺中密友也不要推心置腹地互相交换秘密。

你都不能为自己保守秘密，更不要指望别人为你保守秘密。因为其中若有一个是愚人，秘密迟早会大白于天下。况且说出自己隐私的人和喜欢听的人都是愚人，日后必然会产生猜疑，给内心留下阴影，带来烦恼、危害。

> 最能帮助你的还是保持沉默。与别人的交谈要尽可能地少……没有人能对自己听到的东西守口如瓶，也没有人在转述自己所听来的东西时毫不添油加醋。不能对传说内容保密的人，也决不能保证不泄露传言者的姓名。每个人都有自己可以无话不谈的人，都会把别人信托给自己的一切向这个人泄露。
>
> ——【古罗马】塞涅卡

"若要人不知，除非己莫为。"行奸作恶必自毙，保护自己的方法就是说不出的事不做。不做使他人受屈的亏心事，足以使人心绪宁静。如果不约束自己的不恰当行为，在生活中难免会给自己和他人带来伤害。

● 平生莫做皱眉事

观察自己的两眉，两眉一皱就说明在思考不好的事情或者是精神紧张。眉头紧锁时，深深地做个吸气吐气，集中全部精力呼吸，瞬间两眉就会舒展开，感觉全身立刻放松，内心深处的良知被唤醒。

遇到可恨的人也不要皱眉仇恨，甚至他们遭到公正的惩罚时，也要抱有看客心态或怜悯之心。因为恶也同样在路上招呼我们，恶人的恶果提醒了人们哪条道路更危险，从反面教育了人的思想，提升了人的美德。

恶像画上的小污点，你只看着污渍，就错过了欣赏整幅画的美丽。大自然中无处不是鸟语花香，人又何必盯着令人作呕的污垢抱怨。

活在与万物合一的强烈感受中，并不断觉知生命，平等地看待所有人，想象他们都已经开悟，认识到恶只是严重的心理缺陷问题，可怜那些患有心理恶疾的痛苦病人，因为他们更需要人们的关爱。

如果自以为我是善、别人是恶，存在着二元对立思维就会陷入永远的纷争。蚊虫可恶，但没有了它们，可爱的小鸟、青蛙就少了一种食物。受到蚊虫的骚扰说明你去错了地方或者应该清理环境。

万物没有一种只为自己而活。万物皆为一物，没有分别。你若认为别人比你条件好，同样比你条件差者，也比比皆是。这个世界没有绝对的公平，所谓的公平就是大公无私，就是爱。

● **慈悲心**

爱是情绪的主宰者，是生命的源泉。混乱的爱、糊涂的善，必然会带来不幸，就像爱情不专一会导致生活混乱。爱是慈悲，是医治心病最好的清热解毒妙方，在慈悲面前，再恶的人也会变得善良。拥有一颗慈悲心，内心即刻会平静下来，身体细胞也会排列整齐，面貌无须整容也会漂亮。慈悲因此也是一剂排毒养颜的良药。

马太效应讲，拥有得越多得到的也会越多。慈悲心会让健康的细胞越来越多，恶细胞也会被转化成健康的细胞，心理也随之健康。慈悲心之所以是一剂良药，是因为人的同脑感，即血清素能神经元可以调节大脑，让大脑保持平静，获得健康。

人的压力、烦恼都是大脑中的血清素失调导致的，通过刺激同脑感才能平衡血清素。简单地说，就是慈悲平和的内心会让你的内分泌更加协调。

生活中并不是所有的笑都比哭好，五种情绪和五味是一样的，都可以把人的情绪调节得平和，五味杂陈各有不同的益处。健康的情绪并不在于笑或哭，而是在于慈悲心。所以，有一颗慈悲心才可以如一剂良药一样治愈抑郁。治病找到了病因，养成追求美好事物的习惯，恶就失去了生存的养分。

不要直接根除自己的缺点和恶念，我们不妨培养正面的品质。古人言：养正以驱邪。只要保持这种积极的品质，那些邪恶的东西自然就会消失。

——【美国】奥里森·马登

A ♥ 谦卑与姿态

导读：谦卑在外是一种姿态，在内是一种美德。因为谦卑，因为在下，我们可以看到更多、看得更清、活得更好。

说话时一定要真挚，不要欺骗他人、诽谤他人，谣言就像致命的毒蛇，总有一天，将你紧紧缠住，喜欢重伤他人的人永远也找不到平静。不要谴责那些行得不正、走得不端的人，要宽容地对待一切恶意的攻击。说话要谦逊，不要参与到混乱中，不要说一些无意义的话，不要开不得体的玩笑，庄严与敬畏是纯洁与智慧的表现。

——【英国】詹姆斯·艾伦

● 谦卑是一种姿态

谦卑是一种姿态，是低下头，是弯下腰。见到每个人都先鞠个躬，给人的感觉是有礼貌，也能顺便低头看看犹如一粒微尘的自己，就不会忘记自己是谁。与人交谈时，倾一下身，平心静气地倾听，不妄加评论，会得到更多的智慧。

微微低下头，轻轻弯下腰，才能看清自己，看清前面的路，身体会站得更直，重心更稳。人在不同地方看人会有不同的感觉，在宽敞的地方人的视线宽，会觉得人比在狭小的地方看时矮许多，同时也会感觉自己很高大。所以，你看别人很渺小时，别人看你也是一样的。同样，你看别人很高大时，别人感觉你也很高大。

谦卑是一种高姿态，是谦让、礼让、忍让，是一种力量。犹如匍匐前行的猛兽，能悄无声息地杀死心焦气躁的猎物。趾高气扬的动物永远是那些蜷缩在暗处、低头匍匐前行的猛兽的美味。谦卑的人有觉知，会在无声无息中杀死欲望、妄念，稳重踏实地迈出每一步，举手投足都不会干扰到任何人，他们走的是一条觉醒宽敞、通往敬畏的道路。

● 谦卑与健康

健康不是指发达的肌肉或身体超常的能力。一些运动员患有职业病，肌肉过于发达反会增加内脏的负担。如果运动量不够、营养不足，发达的肌肉就会变成无用的脂肪。为了名利不断挑战身体的极限，必然会损害健康。

动物无论吃的是荤还是素，行动的速度过快都会减少它们的寿命。身体的损耗是有限的，耗费能量越多，使用寿命越短。相反，慢吞吞的乌龟则是长寿之王。

人之所以健康是因为懂得谦卑，明白身体以及我们的灵魂都来自大自然。常言道"好借好还"，人没有权力任意放纵挥霍自己的身体。爱惜别人借你的东西，别人才能放心地把东西放在你那儿保管，否则人家就会要回去。所以，要把身体视为上天借给你的宝贝，去爱护，去珍惜。

若要身心健康首先要给欲望减肥。身体过胖、过瘦，增减体重都不易，胖瘦都是贪婪造成的，没有了贪念就有了智性，有了智性，谦卑的品性不显自现。

● 谦卑与道歉

道歉是为了让别人透过你的行动来接受你、了解你。道歉不必多言，关键是有一颗谦卑的心。因为谦卑，所以真诚。喋喋不休的致谦则令人质疑你的诚意，反倒容易引起争执。但是无论犯错的原因是什么，都必须要首先道歉，而不是习惯性地找理由。

道歉无关谁对谁错，只要是说出的话，做过的事，就没有绝对的正确或错误，每件事都有好与坏两个方面。诡辩乍看似乎有理却只会损害自己的名誉。

反复强调自己如何正确，甚至谴责别人，展示的只是懦弱、狡诈、无知，以及丑陋的傲慢，即使真的没错，看上去也不体面，令人鄙视。

家长向孩子认错，孩子才会真正认识自己的错误，上级向下级认错会更令人钦佩，政府向百姓认错会更受人民的爱戴拥护。道歉不是一定认为自己做错了才要认错。盲目地看到什么就主观地判定对错，才是真正的错误。

凡事错了就是错了，对于智者而言，身边所发生的每一件事都是好事，在错误中也能发现错误里固有的价值。错与对无须表白，时间自有公断。错了也没有必要把伤疤公之于众，而是要真诚地向当事人致谦，并真心地改过。

谦卑是不带任何选择和评判地看待一切，不断觉知每一个疯狂的念头、周围的人和事物。

无论是与非，都要保持沉默，静观聆听，渐渐就看清事物的本质。身外的是是非非只能锻炼人的心智。无论什么都能以一颗感恩的心去接受，谦卑的气息就自然散发出来。任何事情都会向着尽善尽美的方向发展。受人欢迎之道就是时时刻刻保持和颜悦色。

A♦　人为什么要谦卑？

　　导读：谦卑是一种美德，更是一种力量。谦卑源自敬畏、真诚与一颗平常心。

● 谦卑源自敬畏

谦卑弯下的是柔软的身躯，拾起的是尊严，树起的是品格，它来自敬畏的心。敬畏不是迷信某人或某物、盲目崇拜，而是对万物的爱，从内心油然升起的敬佩之情。

宗教所举行的各种仪式就是在培养人的敬畏心。谦卑成为一种很自然的习惯，就会得到一种力量。在内心发生深刻的转变，做到能虔诚地敬畏所有生命，就会得到所有人的尊重爱戴，以及神秘的大自然赐予你的能获得幸福的吸引力。

对生命的敬畏不是通过约束、恐吓、散布迷信、末日论等能达到的。令人畏惧的敬畏只能给心灵抹上一层阴影，唤起内心一种阴暗恐怖的力量，带来一系列不安稳的负面影响。

无论有没有信仰，做每件事时也都有必要掌握让自己平静的方法。例如，吃饭、睡觉都是神圣的，都一定要做足准备，让情绪稳定平和。而达到平和的方法就是赞美、感谢以及一些生活礼节。对于大事更要举办一个庄重的仪式，这样内心会更重视，更有力量达成愿望。

● 谦卑与真诚

《三国演义》中的刘备，谋不及诸葛亮，武不及关羽、赵云，却能让一众大智大勇者甘愿为其效力，是因为他谦卑。他能够三顾茅庐，他能够礼贤下士。刘备的谦卑来自真诚。他真诚地待人，能与文士推心置腹，能与武将同甘共苦；他真诚地爱民，出兵交战，时时刻刻想着百姓的安危。

真诚是发自内心的。内心被渐渐清理得玲珑剔透，折射出的光是最耀眼的，发自内心的话是最具说服力的，发自内心所做的事是最高雅的、最有力量的。一个真诚的人做什么都会倍感轻松。

● 谦卑源于平常心

谦卑不是佯装出来的，是从卑微的心态中领悟到的。只有在深刻认识到万物皆为一物、生命是永恒的那一刻，才会萌发大爱，才不会像明天就要逝去一样疯狂地挥霍，与人攀比竞争，贪婪地想把所有东西都据为己有，把子孙后代的资源都开发得所剩无几，或因自卑恐惧去反对社会，破坏生命。

谦卑心源于平常心，平常心是没有一丝的贪婪、忌妒、抱怨、自私，直至谦到虚无的境界，心中空无一物，如入禅境。谦卑才能使心与身合为一体，才能使心与周围的人、事、物融洽地聚集在一起。

决定人生的不是扭转乾坤的大事，而是每天发生在周围的小事，是我们的一言一行、一颦一笑。试着做个笑逐颜开的人，说话和气，待人和蔼。甚至是简简单单的"谢谢""对不起""多亏你"等这样的表达，都会让自己和身边的人心里变得亮堂。

如果能谦卑地为人处事一天，就会感到心情的变化。如果能坚持一周，一些烦心事就可能消失。当心性稳定平和，真正达到谦恭和顺、真诚淳朴、平易近人、和善可亲的境界，就是谦卑。

第五章
纯洁的爱

2♠　淫瘾之心

　　导读：淫是什么？是多余的占有，是废寝忘食的工作，是无节制的生活，是过度的自尊。凡事失度皆为淫，再进一步，彻底地失了意识，任凭摆布，就是瘾。一旦成瘾，就是病。

1. 淫

　　凡事过度皆为淫，淫是因为控制不了欲望，任凭欲望的驱使，不顾自己的身心承受能力。一味地满足欲望，就失了度。

　　本来三双鞋刚好够穿，却在欲望的驱使下买了三十双。这三十双鞋，花费了大价钱，还要专门对它们进行保养、贮藏，但在实际生活中却穿不了一次两次，甚至还造成了选择上的苦恼，这就是淫。生活中我们买多余的衣物，囤积多余的东西，统统都是淫。看看我们的吃穿用度，那些多余的过度的拥有，是我们真正需要的吗？那都是因为欲望，都是淫。

　　废寝忘食地学习、锻炼、工作，得到越来越多的肯定，但这些真的值得表扬和推崇吗？夜以继日的学习、没日没夜的锻炼、不分昼夜的工作，所有的时间、精力都用在了学习、锻炼或工作上，其实是失了度，失了度便是淫。它打破的是日夜的分界，破坏的是劳逸的分工，占用的是睡眠的时间，毁坏的是身体的健康。

无节制的生活就是淫。该吃时不吃，该睡时不睡；不该吃的乱吃，不该睡时大睡。这种打破规律、无节制的生活就是淫。其结果，轻则身体不适，重则大病难治，更有甚者染上黄、赌、毒，断送一生。

自尊心过强也是淫。自尊心过强的人会因为过于爱面子，执着于某些事，不达目的不罢休，或者因执迷于一些事而不能自拔。其结果就是不爱惜生命。

一个爱惜生命的人为了生命随时可以放下自尊。如果他有一天吃不上饭，宁可乞讨，也不会偷或抢。一个不爱惜生命的人有强烈的自尊心宁可饿死也不会乞讨，或者会藐视别人的生命，剥夺别人的生存权，去偷去抢以赢得自尊。

一个爱惜生命的人有自尊心，不会在意别人的诽谤，他宁可经历漫长的等待，等待诽谤、谣言的死去，也不会让流言蜚语给淹死。不爱惜生命的人，自尊心又过强，常会因别人的一句诽谤就断送彼此的生命。

2. 瘾

任何事情失了度，就是淫，而淫再进一步，就成了瘾。淫是越过雷池，但我们还有残存的意识，知道自己越过了雷池。而瘾是我们连残存的意识都没了，只能如木偶般任凭摆布。

如果上瘾，就会利用各种方式寻找精神刺激，当找到一种能得到快乐的方法，就会被身体记忆下来，成为下意识的行为，无论有没有需要，都会不由自主地去做同样的事情，如果不去做就会感觉浑身难受，这就是成瘾。

无论对什么上了瘾，都是一种病症，很难医治，只能到医院进行系统的治疗；要么就是在没有成瘾前，认识到依赖症将造成的严重后果，及时调整，避免发展到上瘾的地步。

如果已经发展到了对某些事情上瘾的程度，就要积极治疗，治疗越早越及时，越有助于康复。一些人类意志力无法抵抗的事情，坚决不能碰。

2♣ 纯洁的爱

导读：男女相爱，首先是因为真爱，真爱是大爱，是尊重，是自由，是无忧无虑。男女因真爱而有性爱，性爱是自然本能，是正常的生理活动，不应压抑，而要合理而节制。

1. 真爱

● 真爱的声音

爱的箴言："爱是恒久忍耐，又有恩慈。爱是不忌妒，不自夸，不张狂，不做害羞的事，不求自己的益处，不轻易发怒，不计算人的恶，不喜欢不义，只喜欢真理。凡事包容，凡事相信，凡事盼望，凡事忍耐，爱是永不止息。"这就是真爱的声音。

● 真爱的要素

真爱有两个基本要素：尊重和接纳。如果你认为你是真爱，没有拿爱情当儿戏，那就要尊重和接纳你爱的人的选择，给他（她）自由，真爱就是能让你爱的人幸福。

如果他（她）跟你幸福，你们就在一起。如果有一天他（她）要得到更多的幸福和自由，就应该去祝福，要么你就好好爱惜自己，提高自己让他（她）幸福。

一切都有着最好的安排。如果两个人勉强地维持幸福，并不是心甘情愿地同甘共苦，那么又何必难为自己。如果什么都想抱着不放手，痛苦的只有自己，并且将失去上天本应该给予你的更好的生活。

世界上没有谁必须爱谁，即使是夫妻。只有自己要爱自己，不爱自己就无法真正被爱。无论何时何地都不要像乞丐一样乞求别人的爱。

● 真爱追求自由

哪里有真爱，哪里就应该有宽恕、慈悲、自律，也因此有了自由。真爱是自由的，不是约束，不是被婚约束缚，更不是山盟海誓。只有在不信任别人的情况下才会起誓发愿，才会立下约定。

在有些爱情里，别人越反对越阻挠，两个人反而会爱得越深。这是因为人在心里渴望着自由，用一种无知的抵抗来争取自由。

● 真爱是无忧无虑

真爱首先是真实，而人生最大的真实就是我们自己。真爱中我们爱自己，也爱对方。如果两个人对彼此的爱，越过了爱自己，就会同时失去对方和自己。两个人彼此挂念，即使两个人天天在一起，也不是真实的爱。失去了自己必定不会快乐，相互思念就会忧虑，不管两个人忧虑的是什么，只要是忧虑，就不会有快乐。

两个人在一起感觉痛苦，就算不上什么真爱，真爱就是两个人无忧无虑、自由地在一起，无论多苦多累也会感到快乐。两个快乐的人在一起，无论在哪儿，都会像在一起一样，哪怕彼此一个天涯一个海角，不在一起，也不会感觉到不快乐。

当我看不到你时，你在我心里，因此我并不孤单。当我见到你时，你就在我眼前，因此我不再寂寞。无论彼此在与不在，都在彼此的生命中，无忧无虑，才是真爱。

2. 性爱

性，作为一种深入骨髓的自然本能，是生命的基本驱动力，是一种纯粹而强大的爱的体现，它在宇宙的永恒韵律中占据着核心地位。它不仅决定了物种的繁衍能力，而且在很大程度上影响着个体的生命力。

在寻求提升生命力的道路上，瑜伽通过独特的体式法、呼吸控制、冥想和打坐来深化对自我的认识和控制，提升个体的性能力，从而增强生命的活力。

性不仅是生命的物理延续，也是情感和精神交流的桥梁。它是一种能量，一种意识，一种宇宙间永恒的爱。通过对性的深入理解和修炼，我们不仅能够增强生命力，还能够提升自我意识，达到身心的和谐统一。这样的修炼，是对生命最深刻的尊重和赞美。

性是一种极为自然、本能的生理活动。所以，性是一种纯粹的爱、能量意识，永远存在于宇宙的繁衍生息之中。

性不能压抑，越压抑，内心越混乱。断掉性欲，就如同泯灭了人性。回避性，只会因好奇而对性报以更多的幻想，或者无知鲁莽地探索性。卖弄性感，在意识不清醒时发生性关系，通过不当的读物、视频了解性常识或通过不正当的途径来满足性欲，只会把自己引向歧途。

人们常常把性行为称之为性爱，性与爱是密不可分的，没有爱的性行为是导致身体损害的最基本原因，甚至会引发犯罪。爱是纯洁的，在对生命的热爱与尊重的条件下发生的性行为才能称之为性爱，在对性欲的渴望下发生的性行为只是做爱，违背他人意愿发生的性行为就是犯罪。

性冲动并不是一种负面的反应，性行为是极为正常的生理行为。但是性爱掌握不好对身心都会造成损害，较早了解性，是有益于健康的。只有了解性才能知道怎样控制性的冲动和情绪，知道什么年龄、什么时间、什么样的性爱更健康、卫生、安全。性行为要有所节制。在下雨天不要发生性行为，因为身体很容易受风寒。身体过于疲劳、受伤、女性月经期都不要有性生活。性行为前后都要认真清洗。性生活过后不要立刻喝冷饮，因为这些不经意的行为都会给身体带来不小的损害。

2♥　爱的教育

导读：没有哪个父母是不爱孩子的，但我们对爱孩子有着太多的误解，我们认为满足孩子对衣食住行玩的要求就是爱孩子，我们以为给孩子更多更好的物质就是爱孩子。但却总是事与愿违。其实，我们对孩子最大的爱是对孩子的教育，而不是对孩子的满足。

1. 我们该教给孩子什么?

● 富足的内心

教育孩子不仅仅是训练他们的智能,让他们成为一个如同机器一样有效率的人。最重要的是教他们成为一个了解自己且富有爱心的人。

人是为了生命而活着,生命是第一位的。首先要教给孩子的就是生命二字。生命是用来感恩的,不是用来挑战的,生活过得刚好,才是真好。

你拥有多了别人就少了,你拥有再多,能用到的也微乎其微,更多的将被白白地浪费。最重要的是浪费多了,损耗的是你自己的生命,与别人无关。

生命只要存在,就是奇迹,人没有必要与其他人攀比。总是瞪大双眼盯着别人,就忽略了自己的天赋。

爱孩子就要言传身教,培养他的自信心、感恩心、敬畏心、勇于直面人生的勇气和力量,让他们拥有一颗富足的内心。

富足的内心就是对生命的爱,如果一个人拥有富足的内心,即使有一天他一无所有,也不会失去对生命的热爱。尊重生命是所有道德的准则,所以成功的人常常是遵守道德的人,因为他们的生命力强,运气更好。

无论一个人拥有多少财富,都不如拥有强大的生命力和有良知的内心更为珍贵。因为这些可以让你拥有获得一切的勇气、爱的力量。

● 平和的性格

> 不论你是一个男子还是一个女人,待人温和宽大才配得上人的名称。一个人的真正的英勇果敢,决不等于用拳头制止别人发言。
>
> ——【波斯】萨迪

孩子的性格是最容易受环境影响的,在性格的教育中,只有父母或者是直接的监护者才是最好的老师。在孩子面前,无论遇到什么情况、什么时候,都能保持一个平和的语气、语调与孩子交谈,孩子渐渐就会形成一个良好的性格。

大人的说话语气、语调很重要。如果生气时对孩子喊,他有一天就会和你喊。如果你打孩子,有一天他就有可能打你或打别人出气。你教会他合理地解决争执，就能最大限度地避免危险。

● 与人沟通的能力

我们要教育孩子如何与人沟通，遇有挑衅的行为最好通过警告的方式避免冲突升级，忠告对方将为他不得当的行为承担什么法律后果，你所说的都是为对方着想或听听对方有什么诉求。

这样教育孩子同时也提示他，不可以伤害别人，什么样的事不可以做，做了以后对自己有什么损害，这比直接的警告会更容易让孩子接受。既可以保护孩子，又可以避免孩子犯错。最重要的是要告诉孩子：如果能避开的冲突就尽量躲避，而不是教他摆出决斗的架势或者试图报复。

● 性教育

对孩子，尤其是青春期的孩子进行性教育，让他能够正视性行为，让他们知道性教育是一个关于爱护生命的严肃话题，让他们知道为什么有些事情不可以去做，做了以后将造成什么样的后果。

青少年更应该知道什么是正当的性行为，发生正当的性行为应该做些什么准备，才能使得身体不受伤害。对于青少年，关于性方面的知识了解得越早越全面越彻底，就可能避免被一些不良的信息误导，比如误认为性解放是时尚，或者出于对性的恐惧而认为男生与女生握手会怀孕。

青少年若知道性行为是生命中重要的、神圣的行为，在尊重生命的同时就能正确地看待性行为，树立正确的性观念。

2. 我们该怎么爱孩子?

● 关注孩子的琐事

对于不听话的孩子，不要随意给他贴上"坏孩子"的标签，应该更多地关注他的心理和身体的健康状况，为人父母不能忽视孩子在生活中的琐事。

人的变化往往从一些小事开始，注意这些小事，可以使更多的孩子在青春期不至于误入歧途。让孩子拥有正确的判断力，就要透过他的情绪，了解他的意志力和忍耐力，并去培养。这样孩子在成长中就可以获得判断力、意志力、忍耐力这三种人生不可缺少的力量。

我们爱孩子就是要观察、培养、尊重孩子的学习兴趣、生活习惯以及身心状态。仅仅是为了考试、升学、就业而学习，会使孩子丧失学习兴趣、缺乏自主学习的动力，不利于其综合能力和长期学习能力的发展。

● 尊重孩子的意愿

当一个人不爱孩子的时候，才会把理想强加在孩子身上。培养孩子的兴趣就要尊重孩子，不去做他们的编剧，只在孩子站不稳或摔倒时给出自己的建议，做一个忠实的观众，欣赏他的成长。

如果你想让孩子接受什么，就要允许孩子对你想强加给他的观念予以排斥或否定。做什么都有一个缓冲的过程，尊重孩子的意愿，给孩子充足的时间和空间去适应。

你想让孩子做你认为对他有益的事，就要让他真正地了解你用心良苦是为什么，发自内心地接受你的想法，这样他才能感兴趣。父母如果能做到宽人律己，以身作则，以实际行动教会孩子应该如何生活、独立，还有最重要的爱，比单纯地用语言劝导更具有说服力。

2♦ 修身养性

> 导读：中国传统讲求要修身先要养性，弗洛伊德则把一切行为的根源归结为性，可见东西方对性的重视由来已久。这一节介绍了养性的两种方法：瑜伽收束法和观想能量中心法。

修身养性意味着提升自我的性情与素养。其中，"修身"主要是对自身行为举止进行修炼，以克服不良习惯；"养性"则着重于涵养内在的性情，比如培养平和、豁达等优良品质。然而，我所阐述的"修身养性"，是从生理层面逐步去完善身体，只有当身体获得完善之后，才能够具备控制自身行为举止的能力，进而实现品质的提升。

1. 瑜伽收束法

（1）性器官收缩练习。开始以舒适的瑜伽姿势坐定，闭上双眼，放松眼睑，正常呼吸，性器官（男性睾丸和阴茎、女性阴道）稍微向内向上抽动收缩。保持几秒时间，可长可短，然后放松这个部位，重复练习没有时间限制。

配合呼吸练习性器官收缩。吸气时，放松性器官，呼气时，收缩性器官，并且收缩腹部保持1—3秒或更长时间。然后，吸气放松休息数秒，再重新练习收缩。

（2）会阴收缩练习。练习收缩性器官后，再用同样的方法练习收缩会阴（肛门与生殖器之间区域）。吸气时放松会阴，呼气时收缩会阴，保持1—3秒或更长时间。然后再重复练习。

（3）肛门收缩练习。接下来用练习收缩性器官的同样方法，再练习收缩肛门，也叫提肛。吸气时放松肛门，呼气时收缩肛门，保持1—3秒或更长时间。然后重复练习。

（4）生殖器、会阴、肛门三个部位同时练习。生殖器、会阴、肛门收缩逐一练习熟练后，再对这三个部位进行同时练习，就是这三个部位在吸气时同时放松，呼气时同时收缩。然后重复练习。

2. 观想能量中心法

● 能量中心

古印度瑜伽士认为身体内有72000条微细脉，最重要的是左、中、右三脉，左脉代表月亮，中脉就是脊椎，右脉象征着太阳。三脉的枢纽位置是能量中心，从脊椎底部到头顶百会穴，从下到上分布着七个能量中心。瑜伽把能量中心称作气轮，我更喜欢称之为穴。它们分别是脊根气穴（海底穴）、力源气穴（生殖穴）、脐穴、心穴、喉穴、眉心穴、太阴穴和梵穴（顶穴）。

脊根气穴，对应物质元素土（是物质的固态，特征是稳定性。体内土元素指骨骼、软骨、肌肉、皮肤、指甲、头发）。男性在生殖器和肛门之间的会阴处，女性在子宫和阴道相交的子宫颈处。脊根气穴的腺体净化强壮，人会非常乐观。

力源气穴，对应物质元素水（是物质的液态，特征是流动性。体内水元素有消化液、唾液、各种体液等）。在脊椎末端的小骨头对应的腹腔中。力源气穴的腺体净化强壮，则人不会受物欲困扰。

脐穴，对应物质元素火（是一种力量，有形象无实质，特征是将固态转化为液态、气态。掌控体内的新陈代谢，与消化、思考、视力有关）。在肚脐部位的腹腔中，是身体元气和健康体力的中心。向上十二指的距离是心穴。

心穴，对应物质元素风（是物质的气态，无形无色，具有行动和爆发力。风引发动作，例如肌肉运动、心脏跳动、肺脏收缩、胃肠蠕动、神经传导运动等）。在胸腔内，与心脏同一高度的脊椎中。这部分腺体强壮，能增加人的自制力，稳定情绪。向上十二指的距离是喉穴。

喉穴，对应物质元素空（简单讲就是空间，以人体为例，就是口腔、消化道、呼吸道等）。在喉核背后的脊椎部位，是起洁净作用的中心，能提高思考力和集中力，让心灵平静。向上十二指的距离是眉心穴。

眉心穴，在两眉之间的中点，能提高人的智性，产生天才。

太阴穴，在头颅后边的最高部位，梵穴在头顶的最高处，也是中医传说里医得了百病的百会穴。这些腺体特别强健的人，常是一些伟大的人物。

● 觉知能量中心的色彩

能量中心就像宇宙天体，以心穴为界上下划分三个部分。下三穴就像地球从里向外的剖面图，分为脊根气穴（地核）、力源气穴（地幔）、脐穴（地表）；心穴就像我们生活的空间；上三穴就像太空，从喉穴（天空）到眉心穴（宇宙），至太阴穴（太阳）和梵穴（宇宙深处）。

七穴有七种颜色，赤、橙、黄、绿、蓝、靛、紫。把能量从下滚动着推送到大脑，大脑依靠这些能量控制全身的七色，把人装扮得像宇宙一样炫丽。

脊根气穴是赤红色，是能量的源泉，如同地核里火红的岩浆，向上到了力源气穴，颜色渐渐柔和，成了犹如地幔颜色的橙色，是储存能量的重要位置。前三个穴关乎食物、性、意志力。再向上到脐穴，能量经过过滤、洁净，颜色渐浅，成了黄色，如同金灿灿的大地。继续向上是关乎情感的心穴，能量进一步净化，颜色转化成绿色，犹如大自然中的青山绿水，是物质向精神意识转化的必经之路。心穴以下脊根气穴、力源气穴、脐穴，象征物质。心穴以上喉穴、眉心穴、顶穴，象征着精神领域。关乎沟通的喉穴，颜色犹如美丽的蓝天，润泽净化万物。喉穴向上至眉心穴，被净化的精神能量增强，色泽由浅变深，像是太空中深深的靛色，就是蓝色和紫色混合而成的一种色。最后到了顶穴，完全变成了紫色，一种神秘梦幻的颜色。

● 冥想气穴颜色

气穴就是气场，它的颜色就是气场散发出的光，它的颜色过强、过弱都预示着身体健康出了问题，健康的气场应该散发出柔美祥和的光。所有颜色都是人的意识，也是人的欲望。关于气穴颜色的冥想，建议每周练习一到两次，不宜过多练习，什么事情适可而止，对人才有好处。

对气穴颜色的冥想不过是辅助净化意识的一种方法，这些颜色并不是真实存在的。但透过对这些颜色的冥想，就如同描绘曼陀罗，美丽有序的画面能够调整大脑的腺体，保持腺体分泌正常，让内心平静，情绪平和稳定。

顽固

导读：生而为人，我们拥有自由的生命意识，但若失去健康，自由也无从谈起！健康最大的阻碍莫过于顽固！很少有人承认自己是顽固的，而我们不承认顽固本身就是顽固。越是这样，越要了解什么是顽固，为什么顽固，如何面对顽固。

● 顽固的心

人经历了一生，即使心再小，也会变宽容。因为渐渐就会知道，如果做不到宽容，就不能活到老，就没前途。人类自古就懂得宽容，否则就不能发展到现在。只有那些不能宽容的人，才会堕落，变得顽固。

顽固就像个丑陋的拼图，把贪执、怨恨、愚痴、忌妒、傲慢等组合在一起。每个人的回忆中都曾有过许多因为顽固而让人懊悔的事情。

顽固一词似乎仅限于别人和你的过去，无人能察觉自己现在是否存在着顽固的念头。即使已经感受到潜在的危害，惯性思维也不愿面对现实，总会抱着侥幸心理去试探。当因顽固受了沉痛的教训，仍不愿停止或者放下，这就是典型的顽固心理。

● 人生最大的顽固

人生最大的顽固是因对成功的刻板印象和对金钱的一味追求，而忽略了健康。成功不是你拥有多少，更不是拥有多少钱。什么是钱？钱就是用于方便流通的货币。有物才有钱，没有物钱就不值钱。

物与物永远不存在等价交换，而是根据双方的需要进行交易。你认为什么重要，什么才重要，什么就有价值。据说闹饥荒时，一个馒头就可换来一枚足金的大戒指，因为那时人认为活着最重要。

人在丰衣足食的情况下就会认为金钱更重要，为了钱可以不要命，美其名曰奋斗、努力，结果成了钱的奴隶。钱绝对不与你的努力成正比。

你越需要什么，什么就越昂贵。你若是需要钱，你就不值钱了。所以你想要借钱就要装作有钱人，显得钱对于你并不重要，别人认为你值钱，才有可能借给你钱。

许许多多你想要的，未必是真正有用的，甚至是有害的，就像你每天忙忙碌碌地不知道做了些什么一样，你现在认为有价值的，不久以后也许你就会发现这些根本就是没有必要的东西，甚至是有害的东西。所以，投资什么都不如投资健康。

健康既不是购买昂贵的补品，也不存在于你奢侈的保养运动中，想拥有健康很简单，就是简单的生活。你不再追求一些徒劳的事情，不再依靠别人，做健康的自己，你就增值了。你值钱，有潜力，才有人愿意与你合作，愿意给你投资；反之，别人对你的帮助要么是因为爱、慈悲、怜悯，要么就是炫耀。

人要时刻专注健康。不要把自己的身体当作奴隶那样去做一些能力以外的事情，逼迫它酗酒，应该睡觉时不让它睡觉，在空气不好的天气、地方运动，为了追求口感的刺激去让它吃那些身体承受不了的垃圾食品，为了应酬让它在外乱吃乱喝。

● 顽固是过度的思考

人在思考问题时会触动大脑的腺体，大脑会不间断地分泌各种元素。当思考过度时腺体分泌的元素大量排出，人就会感觉异常兴奋或者出现幻觉；分泌变得紊乱时就会喜怒无常。

顽固是过度的思考，是身体的腺体分泌出现了问题，解决的方法就是重新整理能量，让你的身体能够快速放松下来，大脑能尽快恢复平静。

思虑过度时就活动活动身体，或者转移一下思考的问题，不断调整情绪，毕竟有喜怒悲思恐等多种情绪可供你调整。这本书已经介绍了足够多控制情绪的方法，从头至尾仔细阅读一遍，一定会让你的情绪恢复平和。

如果实在控制不了自己的情绪就要及时就医，就医越及时越不容易导致严重的精神疾病。治疗及时的话，去看一次心理医生就可痊愈。切勿迷信鬼神而耽误治疗，导致终身都得借用药物调理。

修炼平和的功夫是真正的正能量。正即是平和、平衡、不偏不倚。而现在的一些励志大师一味地煽动人的激情，如同思想的麻醉剂，不过是一种群体心理催眠术，把一群人变得疯狂固执，任由他摆布。

如果一个人的思想经常处在亢奋紧张的状态，大脑必然会受到损伤，迟早会导致精神上的崩溃。做任何事都应像跳舞一样优雅，掌握好韵律节拍，有急有缓，张弛有度，有既定的秩序和轨迹，循序渐进地发展才能真正地有所提高。

做任何事情都不要急于求成，慢慢去改变，就像锻炼身体一样，不追求极限而追求舒适度，感觉呼吸顺畅、心情愉快即可。这是一种平和的功夫，也是应对顽固的方法。

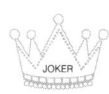 # 瑜伽之果

导读：修炼瑜伽最终要收获的果实就是三摩地！三摩地意味着放下与生命无关的一切，在生命之树上结出的瑜伽之果，我们的人生就是一个不断放下的过程。我们放下是因为我们了悟生死；我们放下了，才能找回自己。

● **人生是不断放下**

古人云："放下屠刀，立地成佛。"不放下与生命无关的负累，不放下岁

月沉积的思想，岁月这把杀猪刀就会在你的内心留下一道道痕迹，让你无法平静，永远觉悟不到生命的真谛。

偏财喜物者会不断地想尽办法高筑围墙守护财产，最终把心灵和钱财埋葬在一起。热爱生命的人会不断拆掉思想的围墙，敞开心扉，与大自然中的万事万物融合在一起。轻轻地抛开不真实的东西，顺应自然规律，就会像冬天过后高高兴兴地脱下厚厚的棉衣迎向春天一样轻快。

有觉知的人会不断地轻轻拿起生命的必需品，在不需要时会带着尊重和感激把它们轻轻放下。犹如蛇蜕皮一样完整，把原有的旧皮囊轻轻褪去，穿上新衣，自由地穿梭在丛林中。放下的过程如此完美、轻松、自在，没有任何痛苦，并不是撕心裂肺的挣脱。

● 我们为什么放下？

心脏的跳动每次都有一个停歇的瞬间，但是那并不代表死亡，而是生命延伸的另一个起点。生命瞬息万变，一起一落就是一生一世，起起落落就是生生世世。死亡不过是从已知中解脱，接受无常的存在，真正地生活。

死亡就是身体的生理功能停止了，灵魂换了个外套，意识能量转化为另一种形式，如同经历了一夜的深睡眠，醒来你依然是你。睡眠是在原有的身体里进行了一次新旧交替的新陈代谢，而死亡也不过是一个生命体的新旧交替的过程，一个生命体消失，另一个生命体形成，仅此而已。就如同太阳在西边落下，又从东方升起；如同把泥做成陶瓷，再把陶瓷化为泥，泥又有什么变化呢？

我们总习惯把现在的生命体认定为生命，可在胎儿形成之前，虽看不到生命体，但若没有生命，又哪里有胎儿？在胎儿未形成之前看不到形体是因为，生命与整个宇宙是一体的，从宇宙中分离出的那个极其微小的部分，才是如今我们认定的现在这个生命体的前身。

我们现在的生命体就像散落在沙滩上的浪花，浪花如果认为它单独存在而不愿意回到大海，终究会枯干，如果它很爱惜自己，不断地保存水分，终有一天会回到大海里。

● 放下是回归自然

放下尘封已久的记忆，冲刷掉内心的尘埃，剔除生活中无关紧要的一切，方能觉知到"淡泊以清心，宁静而致远"之真意。内心不再轻狂，不再迷惑，方能显露真心，找回自己，悟到一切如梦，唯有健康的身体最真实、最重要。

不断回归初始的状态，才有望在遭遇困境时找到出路，在人生得意之时不会迷失自己。现在就放下一切，体会一下这个你生活了许久的世界。

随着呼吸，慢慢回到你趴在松软的土地上玩耍的年代，那时你发现了刚刚发芽的小草，但并不知道什么叫春天，内心却总会升起一种奇妙的喜悦，并全身心地融入这个美好的世界。

这份喜悦，天地初始时就已拥有，是人与自然的那种和谐统一，是赋予生命的动因，是深藏在内心而我们却一直四处寻找的爱。用我们的眼睛、耳朵、手指的温度，以及无限的想象，就可以感受到它，小到如尘埃一样的自我，大到不可思议、孕育在大自然中的充满无限的力量。

● 生命片刻不曾离开

身体的完整更有助于灵魂的提升，而身体损害也不可能损伤到灵魂。就像中国西汉时期的刘安在《人间训》一文写到的那样：癞病生在人的身上，但是人的精神依然存在；可是得疯病的人，身体虽然完好，而精神却早已远离他而去。

有时形态已消灭，而精神却不曾死去，这就是不曾变化的精神和已化为灰土的形骸的相对应。一千一万次的轮回转化，从未有过终点。已经死掉的形体又回到无形之中去，而不变的精神则会和天地同生共死。

当树木枯死时，便不再葱翠，是因为青色离开了它。那么，使树木生长的是树木自身吗？当然不是，使树木生长的是天地。促使世间万物生存的"道"，就像大气一样，片刻也不曾死去，然而，它所产生的世间万物却已经死掉了。

使世间万物都发生变化的"道"，从未发生过变化，然而，由它所化生出来的一切却都已变过千次万次了。笑看世间的权势，那么思想就不会受到它们的诱惑；把生死等同起来，意志就会越发坚定；把世间万物的变化都等同起来，这么一来，智慧也就不会再发生什么祸乱。

生命也许不能以相同的形式重来，但会在大自然中无穷无尽地变化，以不同的生命形式相互转化，也许在无数次的变化中会变成与现在一样的生命模式，这就是轮回或者说是重生。所以当你明白了生死轮回，在生命的长河中这世间的权势也就微不足道了。

● 不可思议的生命

婴儿出生时身体的所有组织与长大成人后的组织完全不一样，意识也在不断改变，但却一直存在，甚至儿时的阴影也会存留。人生就是破茧成蝶的蜕变过程，对于任何痛苦，若不能坚持、忍耐，而是逃避、堕落，甚至违背生死、自我了断，存留在生命中痛苦的意识就不可能消除。

违背自然规律的死亡会使生命意识永无止境地受苦。蛹在没有成熟前，人为地把它从茧中取出，它就无法成为蝴蝶，终究还是一条臃肿的大虫子。再大的不幸、灾难，都不过是在帮助人从生命的一个阶段破茧而出，以最自然的方式进入到另一个不可思议的阶段。

此生悟到快乐的真谛，也意味着永远能得到快乐；此生痛苦，也意味着永远痛苦。就像每个人都睡觉，可睡眠的质量不一样。睡前身心愉快，自然会睡得香甜，醒来后神清气爽。如果你睡前忧心忡忡，必定会彻夜难眠。睡眠不好是因为过于自大、焦虑、纵欲过度而导致阴虚火旺，所以才无法安心入睡。今世来生假若是今天明天，那死亡就是睡觉。那么，人这一生能自由快乐，若有来世，一定也是自由快乐的。所以要获得自由的灵魂，就要控制好你的欲望，培养觉知力，让每一天都能过得轻松快乐。

万物都是宇宙意识中的一部分，任何事物都存在于宇宙的自由意识之中，犹如梦幻、泡影、过往烟云。虽然意识也曾停留在由凝固的情绪能量所形成的硬壳里，阻碍了自由一段时间，但不会困住时刻觉知的自由意识。

"赏花不沾襟，爱物不执着。"自由的意识就是从不会过分认同、沉迷于某些事物，不会被束缚、被转化，不会因依赖而失去自由。自由即生命，自由的意识能把恐惧转化为敬畏，痛苦转化为力量，自我转化为大我，在完善肉身中，升华为永恒的生命之光，即瑜伽三摩地的不生不灭、不增不减、自由的生命意识。

三摩地是瑜伽修行中的一个重要概念，代表着一种深度的冥想状态和内心的平静与专注。它被视为瑜伽修行的最终目标，通过放下与生命无关的事物，超越世俗的欲望和执着，达到内心的平静和觉悟，与自我和宇宙合一。在人生的道路上，我们常常会被各种事务所困扰，忘记了自己的初心和真正想要的东西。通过放下与生命无关的一切，我们可以更加专注于内心的成长和发展，找回自己的本真和自由。同时，了悟生死也是一种重要的人生智慧。当我们意识到生命的短暂和无常，就不再为琐碎的事情而烦恼和纠结。放下过去的遗憾和未来的担忧，我们可以更好地活下去，享受生命的美好。拥有一颗自由的生命意识是非常宝贵的，它让我们能够独立思考、自主选择，不受外界的干扰和束缚。在瑜伽的修行中，我们可以通过冥想、呼吸法等练习，培养内心的平静和专注力，从而更好地掌控自己的生命。总之，瑜伽的修行不仅仅是身体的锻炼，更是一种心灵的修炼。通过不断地放下和内省，我们可以在生命之树上结出瑜伽之果，实现内心的平静和自由。